Paul Wilson ist Direktor einer Werbeagentur und Unternehmensberater für australische Konzerne. 1995 gründete er das *Calm Centre* in Sydney, in dem Psychologen und Therapeuten die unterschiedlichsten Entspannungstechniken erforschen. Er ist Autor einer Reihe internationaler Bestseller zum Thema Ruhe und Ausgeglichenheit und arbeitet außerdem als Meditationslehrer und Musikproduzent. Seine Bücher haben sich weltweit millionenfach verkauft und wurden in viele Sprachen übersetzt.

Zahlreiche Tricks und Techniken verhelfen Ihnen zur schnellen Entspannung. Und für besonders Ungeduldige und Gestreßte gibt es effektive Hilfe für den Notfall. «Ruhe-Guru» Paul Wilson stellt viele überraschende Wege zur schnellen Ruhe und Entspannung auf originelle, amüsante und informative Weise zusammen: ein kurzweiliger Reader für hektische Zeiten!

Paul Wilson

RUHE.
BLITZSCHNELL ENTSPANNT

100 Tricks und Techniken

Deutsch von Susanne Warmuth

Rowohlt Taschenbuch Verlag

Für Ron Wilson und Peter O'Brien

Neuausgabe Juli 2010

Die deutsche Erstausgabe erschien 1996 unter dem Titel
«Wege zur Ruhe» im Rowohlt Taschenbuch Verlag GmbH,
Reinbek bei Hamburg.

Veröffentlicht im Rowohlt Taschenbuch Verlag,
Reinbek bei Hamburg, August 1996
Copyright © 1996/2010 by
Rowohlt Verlag GmbH, Reinbek bei Hamburg
Die englische Originalausgabe erschien 1995 unter
dem Titel «Instant Calm» bei Penguin Books Australia Ltd.
«Instant Calm» Copyright © 1995 by Paul Wilson
Umschlaggestaltung ZERO Werbeagentur, München
(Illustration: © FinePic, München)
Satz Sabon PostScript
Gesamtherstellung CPI – Clausen & Bosse, Leck
Printed in Germany
ISBN 978 3 499 62645 6

Inhalt

Einleitung: Auf der Suche nach Ruhe

Es scheint eine halbe Ewigkeit her zu sein, daß ich mein Buch *The Calm Technique** schrieb. Es sollte ein Leitfaden zur Meditation werden, seriös und ohne mystische Verbrämung, ein Weg zur Entspannung für Leute wie du und ich, eine einfache Methode, mit dem Streß und den Ängsten unserer Zeit zurechtzukommen.

Es wurde viel mehr daraus.

Zwar war ich stets sicher, daß für ein solches Buch einiger Bedarf bestünde, doch die Nachfrage nach *The Calm Technique* übertraf alle meine Erwartungen – und das nicht nur für Australien, sondern für den gesamten englischsprachigen Bereich.

Vermutlich hätte ich dankbar sein sollen. Doch ich wurde das Gefühl nicht los, daß die Geschichte anders gelaufen war, als ich es beabsichtigt hatte:

Zu jedem erfolgreichen Selbsthilfebuch gehören Lesereisen landauf, landab. In meinem Fall waren dies nicht nur zahllose Vorträge vor streßgeplagten Führungskräften, sondern auch überraschend viele Einladungen zu alternativen Gruppierungen unterschiedlichster Art. Ich schätze, es gibt nicht viele Autoren, die bei einer Veranstaltung gemeinsam mit indischen Mystikern und einem Abgesandten des Dalai-Lama auftreten und bei der nächsten mit hochrangigen Vertretern der zehn größten australischen Konzerne. Genau das ist mir passiert.

Nach mehreren dieser Veranstaltungen wurde mir klar, daß die, die *The Calm Technique* am nötigsten brauchten, nicht die im Dauerstreß stehenden Führungschargen von großen Unternehmen waren (die für nichts Zeit hatten, das länger dauerte, als eine Beruhigungspille einzuwerfen). Es waren auch nicht die, die nach einem höheren Bewußtsein suchten (und damit mehr spiri-

---

* Das Buch liegt auf deutsch nicht vor (Anm. d. Red.).

tuelle oder mystische Tiefe, als ich hätte geben können). Ironischerweise brauchten die *The Calm Technique* am meisten, die sie wahrscheinlich am wenigsten anwenden würden.

Warum war das so?

Manchen fehlte die Geduld, ein Buch von vorne bis hinten zu lesen. Andere glaubten einfach nicht, daß ein Programm – gleich welcher Art – ihr Leben ändern könnte. Meistens jedoch lag es daran, daß sie es nicht schafften, in ihrem geschäftigen, streßbepackten Tagesablauf täglich eine halbe Stunde für Meditation freizuhalten.

«Eine halbe Stunde?» stammelte der Teilhaber einer Anwaltspraxis. «In einer halben Stunde kann ich einen halben Fall bearbeiten.»

Bei anderer Gelegenheit brach eine junge Sekretärin aus dem Geschäftsviertel, in dem ich arbeite, fast in Tränen aus, als sie mir erklärte: «Ich habe keine Zeit, neue Techniken zu lernen. Ich brauche etwas, das sofort wirkt.»

Das waren keine Einzelfälle.

Mit jedem Jahr, das vergeht, scheint unser Geduldsfaden dünner zu werden. Vielleicht ist das eine Nebenerscheinung des Fernsehzeitalters, der Überbetonung spektakulärer Erfolge oder die Folge unserer gehetzten und verkrampften Lebensweise. Vielleicht liegt es auch an der nicht enden wollenden Werbeflut mit ihrer «Hier-ist-was-du-willst-komm-und-hol-es-dir»-Mentalität. Was auch immer die Gründe sein mögen, soviel ist sicher: Ungeduld ist nicht nur weit verbreitet, sie arbeitet auch den Wirkungen entgegen, die wir mit *The Calm Technique* erzielen wollen.

Mir ist klargeworden, daß die Lösung, die so viele unruhige und gestreßte Leute suchen – ganz normale Menschen mit ganz normalen Ängsten und Problemen –, nicht so ausgefeilt und lebensverändernd sein muß wie *The Calm Technique*. Was sie brauchen, ist etwas Einfacheres mit Sofortwirkung. Sie brauchen *Instant Calm* (so der englische Titel dieses Buches) – Wege zur Ruhe.

Jahrelang habe ich unzählige Beruhigungstechniken erforscht und zusammengetragen. Und doch zögerte ich, ein Buch wie dieses zu schreiben.

Ein Leitfaden zur schnellen Entspannung, das heißt eine Sammlung von Patentrezepten, schien im völligen Gegensatz zu dem zu stehen, was *The Calm Technique* so ernsthaft zu erreichen versuchte: ganzheitlich mit Streß und Spannungen umzugehen. Bei dieser Herangehensweise betrachtet man die schmerzhaften Symptome lediglich als Signale des Körpers, als Hinweise auf Erkrankungen oder den Gesamtzustand des Organismus. Das Symptom zu behandeln, wäre gleichbedeutend mit einer Mißachtung des Geschehens, das es hervorrief. Müßten Streß, Ängste und innere Unruhe unter ganzheitlichen Gesichtspunkten nicht ähnlich behandelt werden?

Das ist das Paradoxe. Ganzheitlichkeit baut zum größten Teil auf die Selbstheilungskräfte des Organismus. Doch ein Selbstheilungsprozeß kann nicht in Gang kommen, solange er von Streß, Verspannungen und negativen Gefühlen behindert wird. Deshalb bin ich davon überzeugt, daß jedes Mittel, mit dem wir diese negativen Einflüsse beseitigen können – und seien es Patentrezepte, die selbst zu keinem dauerhaften Heilerfolg führen –, auf lange Sicht gut für uns sein müßte.

Wege zur Ruhe berücksichtigt beide Aspekte. Auch wenn es voll ist von schnellen Lösungen, widmet es doch einen eigenen Abschnitt (Teil III) den Möglichkeiten, sich langfristig von Streß, Verspannungen und negativen Gefühlen frei zu machen.

Sie können also davon ausgehen, nicht nur momentan, sondern auch dauerhaft Frieden zu finden.

Ich habe die in diesem Buch erwähnten Methoden nicht erfunden. Und obwohl manche aus Bereichen stammen, von denen Sie vielleicht noch nie gehört haben, sind sie doch alle seit Jahren erprobt und bewährt.

Seien Sie offen für das, was dieses Buch Ihnen sagen will, und die Techniken werden für Sie arbeiten.

Teil 1

Von Streß und Ruhe

Der schnelle Weg zur Ruhe

«Ruhe».

Wiederholen Sie es mehrmals. Allein der Klang des Wortes führt bereits dazu, daß Sie sich besser fühlen.

Stellen Sie sich vor, wie es wäre, wenn Sie völlig ruhig und entspannt durchs Leben gingen – ganz egal, was Ihre Mitmenschen auch tun, um Ihre Geduld auf die Probe zu stellen, welche Horrormeldungen die Zeitungen bringen oder welche Steuererhöhungen und Leistungskürzungen die Regierung beschließt. Wäre das nicht phantastisch?

Sie kämen nicht nur mit den Widrigkeiten des Alltags besser zurecht, Sie könnten auch Ihr Leben mehr genießen. Sie würden eine Lebensfreude entwickeln, die den meisten Menschen unbekannt ist, und voller Tatendrang sähen Sie jedem neuen Tag entgegen. Doch leider braucht es ernsthaftes Bemühen und harte Arbeit, um einen solchen Zustand dauerhaft zu erreichen.

Wege zur Ruhe ist eher für Krisensituationen gedacht. Es zeigt, wie Sie Ihr Gleichgewicht wiederherstellen, wenn etwas schiefgeht, wie Sie sich selbst in Situationen wieder aufbauen können, in denen Sie sich normalerweise furchtbar fühlen, und wie Sie mit den Widrigkeiten des Alltags fertig werden.

Das Ausmaß der Ruhe ist von Mensch zu Mensch verschieden. Und es hängt natürlich von der Situation ab, in der Sie sich befinden. Aber zumindest dessen können Sie gewiß sein: *Ihnen wird es schon deshalb bessergehen, weil Sie dieses Buch gelesen haben.*

Wie schnell ist «schnell»?

Sie können es gerne zugeben: Sie haben sich an der Nase herumführen lassen. Seit langem erzählen Ihnen die Medien, daß Sie nicht zu warten brauchen, daß Sie alles, was das Herz begehrt – von der Suppe über den Bankkredit bis zur ewigen Glückseligkeit –, im Handumdrehen haben können. Wir leben in einer Zeit der schnellen Lösungen.

Kürze war darum auch das Leitmotiv für Konzept und Auswahl bei *Wege zur Ruhe*. Wie ein Aspirin soll es schnell, wenn auch nur vorübergehend, Erleichterung verschaffen, von Symptomen wie Streß und Angst befreien.

Wirken diese «schnellen» Techniken in dreißig Sekunden?

In einigen Fällen ganz sicher. Wenn Sie sich gut vorbereiten, wirken viele von ihnen augenblicklich. Manchmal dauert es ein paar Minuten, ehe die maximale Wirkung eintritt. Es kann auch durchaus sein, daß Sie ein paar Methoden kombinieren müssen, um die gewünschte Wirkung zu erzielen – nicht zufällig enthält dieses Buch eine breite Palette verschiedenster Techniken, aus denen Sie auswählen können.

Natürlich liegt die eine Methode dem einen mehr, dem anderen weniger, doch jede hat das Potential, schnell und einfach von Streßsymptomen zu befreien. Und wenn Sie erst einmal einige kombinierte Techniken beherrschen, besitzen Sie damit ein ganzes Repertoire von wirksamen Mitteln zur Streßbekämpfung.

Woher kommen die Techniken?

Die meisten Techniken habe ich von Therapeuten gelernt, die die verschiedensten Naturheilverfahren anwenden. Andere wurden mir von Menschen berichtet, die ich bei den Vortragsreisen zu meinem Buch *The Calm Technique* kennengelernt hatte. Manche sind das Ergebnis von Seminarveranstaltungen, die ich bereits im

Hinblick auf dieses Buch durchgeführt habe. Und wieder andere entspringen schlicht dem gesunden Menschenverstand.

Es wäre falsch, an dieser Stelle nicht zuzugeben, daß es auch Skeptiker gab. Nicht wenige von denen, die ich um Rat gefragt hatte, waren der Auffassung, eine schnelle (oder sofortige) Befreiung von Streßsymptomen sei Illusion. Auch mein Hausarzt schwor Stein und Bein, daß es so etwas nicht gibt – zumindest nicht in nichtmedikamentöser Form.

Er hat sich geirrt.

Die Menschen tun dergleichen schon seit Jahrtausenden: zum Beispiel, wenn ein wütender Zeitgenosse zum Luftschnappen aus dem Haus stürmt, mit den Fäusten an die Wand trommelt, dreimal tief durchatmet und sich dabei sagt «Ich bin nicht wütend, ich bin nicht wütend, ich bin nicht wütend» oder wenn jemand dümmlich grinst, statt zu schreien, oder in Tränen ausbricht. In einem solchen Moment tut die betreffende Person etwas gegen ihre Streßsymptome. Mehr noch: Ich bin der festen Überzeugung, daß die durchschnittliche Lebenserwartung von uns sogenannten zivilisierten Menschen deutlich niedriger läge, wenn es diese Fähigkeit nicht gäbe.

Funktioniert es wirklich?

In diesem Buch sind mehr Techniken beschrieben, als Sie in Ihrem ganzen Leben anwenden werden. Einige sind einfach, bei anderen müssen Sie ein bißchen üben, bis es klappt.

Der Erfolg einer Therapie hängt fast immer davon ab, was Sie ihr zutrauen; oder besser, was Sie sich gestatten zu glauben.

Wie viele Menschen kennen Sie, die die Fähigkeit haben, etwas zu erreichen, aber nicht wagen, an ihr Talent zu glauben? Sehr wahrscheinlich ist es Ihnen auch schon hin und wieder so gegangen. Erinnern Sie sich an Ihre ersten Versuche im Rollschuhlaufen? Wenn Sie einfach nur den Gehweg entlang gerollt wären, voller Vertrauen in Kugellager und Schwerkraft, hätten die Chancen gar nicht schlecht gestanden, daß Sie ein gutes Stück weit gekommen wären, ohne zu stürzen. Aber was ist passiert? Sie sind losgerollt, dann sagte der Zweifler in Ihnen, beim ersten Mal könne das nicht gutgehen, und schon saßen Sie auf dem Allerwertesten. Oder Sie mußten sich irgendwo festhalten. Das heißt, der begrenzende Faktor beim Rollschuhlaufen war nicht Ihr Talent oder Ihre Sportlichkeit, sondern Ihr Glaube an sich selbst.

Es spielt keine Rolle, *was* Sie anpacken wollen: Wenn Sie Ihre Zweifel beiseite schieben können, wird es gelingen.

Welcher Typ sind Sie?

Die Einteilung von Menschen in bestimmte Typen mag altmodisch erscheinen, doch ich bin sicher, daß viele der Leser und Leserinnen dieses Buches Merkmale des sogenannten Typ-A-Verhaltens aufweisen. Nach dem Schema leiden Typ-A-Menschen häufiger als Typ-B-Menschen unter selbstverursachten Streßsymptomen.

Eines der Hauptkennzeichen eines Typ-A-Menschen ist seine Ungeduld. Ein Typ-A-Leser wird dieses Buch aller Wahrscheinlichkeit nach rasch durchblättern, mal hier, mal dort einen Absatz herauspicken, die darin beschriebene Methode für maximal dreißig Sekunden ausprobieren und dann zu etwas anderem übergehen.

Die Techniken dieses Buches so zu testen, bedeutet lediglich eine Fortsetzung des streßerzeugenden Verhaltens, für das die Typ-A-Menschen berühmt und berüchtigt sind.

Ein zweites Merkmal von Typ-A-Menschen ist ihre Überzeugung, sie hätten sich besser unter Kontrolle und sie wüßten mehr als andere. Ein Typ-A-Mensch wird mit hundertprozentiger Sicherheit für jede der hier vorgestellten Methoden einen schnelleren oder besseren Weg sehen.

Wenn Sie ein Typ A sind, ziehen Sie bitte alle nun folgenden Techniken in Zweifel. Denken Sie intensiv über sie nach. Wenn Sie, nachdem Sie sie ausprobiert haben, glauben, daß es noch einen besseren oder schnelleren Weg gibt, dann experimentieren Sie damit.

Die Suche nach Abkürzungen ist allerdings charakteristisches Typ-A-Verhalten und verschlimmert häufig nur die Probleme, die Sie loswerden wollen.

Wie Sie dieses Buch für sich nutzen können

Was dürfen Sie realistischerweise von diesem Buch erwarten? Sie lernen,

- sich von Spannungen, Ängsten und Müdigkeit zu befreien,
- besser mit Alltagsproblemen umzugehen,
- emotional stärker zu werden,
- Ihre Konzentration zu verbessern,
- positiver zu sein,
- toleranter zu sein,
- mehr vom Leben zu haben.

Ja, Sie können all das erwarten. Es ist einfach zu erreichen. Und es wird Ihnen wirklich schon bessergehen, wenn Sie das Buch zu Ende gelesen haben. Jedoch stehen die positiven Wirkungen, die Sie durch die Techniken in *Wege zur Ruhe* erzielen, in direktem Verhältnis zu Ihrem Bemühen, sie zu erlernen. Insofern gibt es keinen Unterschied zu anderen Formen des Trainings – je mehr Sie in die Vorbereitung investieren, desto mehr kommt am Ende dabei heraus.

Um das Beste für sich herauszuholen, sollten Sie vier Dinge tun:

- Lesen Sie das ganze Buch.
- Seien Sie bereit.
- Bemühen Sie sich um eine positive Grundeinstellung.
- Haben Sie Geduld.

Lesen Sie das ganze Buch

Wie Sie dieses Buch lesen, hat große Auswirkungen auf die Erfolge, die Sie damit erzielen.

Sie erwarten mit Sicherheit zuviel, wenn Sie glauben, daß eine beliebige Technik, die Sie nach dem Zufallsprinzip auswählen (was natürlich der einfachste Weg wäre), die für Sie beste darstellt. Das muß nicht unbedingt so sein.

Um die optimale Wirkung zu erzielen, müssen Sie unter Umständen mehrere dieser Techniken kombinieren. Das geht nur, wenn Sie sich mit vielen vertraut gemacht haben; denn Sie müssen wissen, wie sie funktionieren, *bevor* Sie sie wirklich brauchen. Nur dann können Sie entscheiden, welche Technik oder welche Kombination bei Ihnen am besten wirkt.

Seien Sie bereit

Haben Sie einmal beobachtet, wie man Kindern das Schwimmen beibringt? Als erstes lernen sie, sich zu orientieren: Wie komme ich zurück an den Beckenrand? Die Trainer üben diesen einfachen Vorgang immer und immer wieder, bis das Kind es automatisch macht. Erst viel später lernt das Kind, im Wasser Schwimmbewegungen auszuführen.

Wenn Sie selbst schwimmen können, wissen Sie, daß Sie überlegen müssen, wie Sie an den Beckenrand kommen. Sie tun es automatisch. Und genauso fangen Sie an, Schwimmbewegungen zu machen, sobald Sie im Meer oder im Pool keinen Grund mehr unter den Füßen spüren – ganz automatisch. Wenn Sie im Ernstfall innehalten und darüber nachdenken müßten, wie Sie das jetzt am besten anstellen, würden Sie vermutlich ziemlich rasch untergehen.

Das gleiche gilt für den Umgang mit Streß.

Wenn Sie warten, bis Sie bis zum Hals in Schwierigkeiten

stecken, bevor Sie ein paar Methoden aus diesem Buch durchprobieren, haben Sie den größten Teil ihrer positiven Wirkungen schon verschenkt. Am meisten profitieren Sie, wenn Sie die Techniken vorher geübt haben. Prägen Sie sich einige davon ein. Lernen Sie, richtig zu atmen. Lernen Sie, die erworbenen Fähigkeiten – automatisch – einzusetzen.

Wenn es dann ernst wird, können Sie sich auf die Lösung konzentrieren statt auf die Techniken.

Bemühen Sie sich um eine positive Grundeinstellung

Eine positive Einstellung ist der Schlüssel zu diesem Buch.

Bei allem, was mit Selbsterkenntnis und Veränderung zu tun hat (vor allem im Bereich der Emotionen), liegt der Schlüssel zum Erfolg in der Art, wie man sich den Dingen nähert.

Um aus den hier beschriebenen Techniken den größten Nutzen zu ziehen, müssen Sie mit einer positiven Grundeinstellung an sie herangehen. Es reicht nicht aus, sie nur für sich arbeiten lassen zu wollen – Sie müssen sicher sein, daß diese Techniken für Sie arbeiten werden. Denn Sie sind derjenige, der sie dazu bringt, für Sie zu arbeiten!

Entspannen Sie sich. Das klingt schwieriger, als es ist. Sie werden es schaffen, Sie werden ganz ruhig sein, und Sie werden Angst und Unsicherheit abschütteln, wann immer und wie Sie wollen... wenn Sie mit einer positiven Grundeinstellung darangehen.

Haben Sie Geduld

Stellen Sie sich folgende Situation vor:

Sie verspüren eine innere Unruhe oder eine unbestimmte Angst. Jemand sagt Ihnen, es gebe zwei Möglichkeiten, mit diesem Gefühl umzugehen. Methode A wirke nach zehn Minuten, Methode B nach elf.

Sie beginnen mit Methode A, doch bereits nach ein paar Minuten brechen Sie ungeduldig ab. Es funktioniert nicht. Sie müssen die andere Technik probieren. Abrupt gehen Sie zu Methode B über. Doch Sie werden Ihr Ziel mit keiner von beiden erreichen, weil Sie weder der einen noch der anderen die volle Aufmerksamkeit geschenkt haben.

Fast jeder legt von Zeit zu Zeit solche Ungeduld an den Tag. Die Ursache ist leicht auszumachen: Ruhelosigkeit ist ein klassisches Streßsymptom. Je mehr Streß oder je mehr innere Unruhe Sie empfinden, desto ungeduldiger werden Sie bei Ihrer Suche nach Entspannung (wenn Sie denn welche suchen). Es versteht sich von selbst, daß ein solches Verhalten kontraproduktiv ist.

Haben Sie Geduld, wenn Sie die beschriebenen Techniken anwenden. Nehmen Sie sich die Zeit, sie kennenzulernen. Nehmen Sie sich Zeit, wenn Sie sie einsetzen. Und wenn sie beim ersten Mal nicht so funktionieren, wie Sie es sich vorgestellt hatten, machen Sie einen Spaziergang, und starten Sie dann einen neuen Versuch.

Aber was ist, wenn...

Also gut, wir räumen alle Zweifel aus, bevor wir weitermachen. Funktionieren diese Methoden auch, wenn eine Boeing 747 bei Ihrem Nachbarn in den Vorgarten fällt?

Das hängt ganz von Ihnen ab. Mit der richtigen Einstellung können Sie diese Techniken in jeder Lebenslage wirksam anwenden – sogar im Katastrophenfall. Doch Sie werden am meisten davon profitieren, wenn Sie Ihre Erwartungen auf Normalmaß zurückschrauben. Lernen Sie, immer den größtmöglichen Erfolg zu erwarten, aber lernen Sie auch, nicht enttäuscht zu sein, wenn Sie an einem Tag nur fünfzig, an einem anderen neunzig Prozent der Wirkung erreichen.

Trösten Sie sich mit der Tatsache, daß Sie das umfassendste Buch besitzen, das jemals zu diesem Thema zusammengestellt wurde, daß Sie einige der wirkungsvollsten Methoden erlernt haben, die in den letzten 5000 Jahren entwickelt worden sind, und daß Sie noch bessere Ergebnisse erzielen werden, wenn Sie die Übungen in einer halben Stunde noch einmal wiederholen.

Und lassen Sie es sich gesagt sein: Danach wird es Ihnen *ganz sicher* bessergehen.

Die Schlüssel zu diesem Buch

Vorbereitung
Lesen Sie sich vorher durch, wie was gemacht wird. Üben Sie einige Techniken, die Ihnen liegen, und bleiben Sie dabei. Eventuell müssen Sie mehrere Techniken kombinieren, um die größtmögliche Wirkung zu erzielen.

Positive Grundeinstellung
Konzentrieren Sie sich auf die Lösung Ihres Problems, nicht darauf, ob die Methode funktioniert oder nicht; das können Sie noch überprüfen, *nachdem* Sie die Technik eine Zeitlang angewandt haben.

Geduld
Machen Sie sich bewußt, wie sich Streß äußert. Eines seiner Hauptmerkmale ist die Ruhelosigkeit, das Springen von einer Sache zur nächsten. Achten Sie darauf, daß die breite Palette an Techniken in diesem Buch für Sie nicht selbst zum Streßfaktor wird.

Realistische Erwartungen
Was können Sie realistischerweise erwarten, nachdem Sie das Buch einmal durchgelesen haben? Zu hohe Erwartungen stellen schon wieder Streß dar. In diesem Buch werden über hundert verschiedene Methoden vorgestellt; davon sind mit Sicherheit einige für Sie geeignet. Vertrauen Sie darauf.

Wie möchten Sie ruhig werden?

Im Grunde genommen ist es einfach, Streß und Unruhe aus Ihrem Leben zu beseitigen: Entweder Sie ändern die Umstände, die Ihnen Streß bereiten, oder Sie ändern Ihre Art, damit umzugehen. Viel mehr Möglichkeiten gibt es nicht.

Die stressigen Lebensumstände zu ändern, ist sehr viel leichter gesagt als getan. Den Arbeitsplatz zu wechseln, um nachts wieder schlafen zu können, ist heutzutage nicht gerade einfach. Sie können auch Ihren Partner verlassen, wenn er Sie wie eine unbezahlte Haushaltshilfe behandelt. Sie können per Gerichtsbeschluß durchsetzen, daß Ihr geschiedener Mann aufhört, sich in die Erziehung Ihrer Kinder einzumischen.

Derartige Lösungen sind in der Regel schwer zu verwirklichen und verursachen oft mehr Streß als die Umstände, denen Sie dadurch entfliehen.

Um Streß und innere Unruhe zu überwinden, ist es im allgemeinen einfacher, die Art und Weise zu ändern, wie Sie mit Ihren Lebensumständen umgehen, als diese selbst ändern zu wollen.

Sie können sich ändern

Einer der Wachstumsmärkte der letzten zehn Jahre ist die Selbsthilfebewegung. Ganz normale Leute mit ganz normalen Interessen stellten plötzlich fest, daß sie bei minimaler Anleitung ihre Persönlichkeit verändern können, und zwar in einer Art und Weise, die ihre Großeltern nie für möglich gehalten hätten.

Sie brauchen dazu nicht mehr als die Anleitung durch dieses Buch. Von einem von Streß und Unruhe geplagten Menschen können Sie sich in einen Menschen verwandeln, der dafür nicht mehr anfällg ist, sondern die meiste Zeit ruhig und streßfrei durchs Leben geht (sofern Sie das wollen).

Wie das möglich ist? Sie stehen wieder vor zwei klaren Alternativen. Entweder Sie verändern sich körperlich, oder Sie ändern Ihre Einstellung zu den Dingen.

Ideal ist eine Kombination aus beidem.

Körperliche Veränderungen

Im Gegensatz zu mancherlei Phantasiegestalten haben wir in der Regel nur begrenzte Möglichkeiten, unseren körperlichen Zustand zu verändern. Oder vielleicht doch? Sie können sich verändern, indem Sie eine Handvoll Valium schlucken. Oder eine Flasche Wodka auf einmal trinken. (Beides gehört nicht zu den empfehlenswerten Maßnahmen bei Streß und innerer Unruhe.)

Sie können jedoch auch vorteilhafte körperliche Veränderungen herbeiführen, um mit dem spannungsreichen modernen Leben fertig zu werden.

Als erstes können Sie Ihre körperliche Fitneß verbessern – je besser Ihre Kondition ist, desto besser sind Sie in der Lage, sich neuen Situationen anzupassen.

Sie können Ihre Ernährungsgewohnheiten verbessern. Wenn Sie nicht daran glauben, daß Nahrungsmittel Gemütszustände beeinflussen – und damit auch die Art, wie Sie mit äußeren Streßfaktoren umgehen –, machen Sie einen einfachen Versuch: Essen Sie zwei Tage lang nur stark proteinhaltige Nahrung (Fleisch, Fisch und ähnliches) und dann zwei Tage lang nur rohes Obst und Gemüse. An den beiden fleischlosen Tagen werden Sie sich deutlich besser in der Lage fühlen, schwierige Situationen zu managen und sich zu entspannen.

Auch ein Tag ohne Kaffee und Alkohol wird einen spürbaren Unterschied in Ihrem Befinden herbeiführen.

Sogar Ihre Körperhaltung hat Einfluß darauf, wie Sie mit Streß und Anspannung umgehen. Die Person in Abbildung 1 a hält Druck schlechter aus als die Person in Abbildung 1 b. Weshalb? Zunächst einmal beeinträchtigen die hängenden Schultern und der gebeugte Nacken die Atmung im oberen Brustbereich und verhindern so tiefes und entspanntes Atmen. Schlimmer noch: Schon allein die Haltung vermittelt einen schwachen, unterwürfigen und negativen Eindruck.

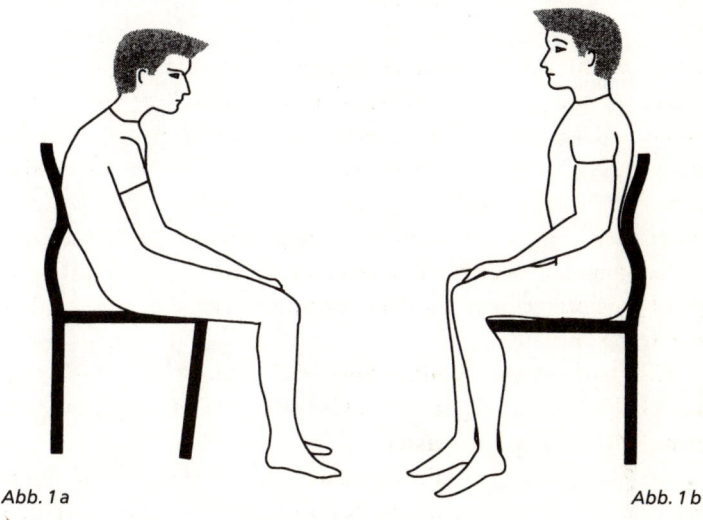

Abb. 1 a   Abb. 1 b

Wenn Sie nicht glauben, daß die äußere Erscheinung auch die Art und Weise beeinflußt, wie Sie sich fühlen, probieren Sie folgendes: Machen Sie einen Spaziergang um den Block, Kopf hoch, Brust raus, und sehen Sie den Leuten, die Ihnen begegnen, direkt in die Augen. Dann gehen Sie eine zweite Runde mit hängenden Schultern, gesenktem Haupt und schlurfendem Schritt. Der erste Rundgang wird ein deutlich besseres Gefühl bei Ihnen hinterlassen als der zweite.

Veränderungen der inneren Einstellung

Auch wenn man intuitiv das Gegenteil annehmen würde, ist es einfacher, den Körper zu verändern als innere Einstellungen.

In diesem Buch stellen wir Ihre negativen, streßverstärkenden inneren Einstellungen auf die Probe. Sie lernen neue Wege der Entspannung und der Streßabwehr kennen. Sie lernen, mit den Situationen umzugehen, die normalerweise bei Ihnen zu Anspannung und Ärger führen. Und Sie lernen, Prioritäten zu setzen.

Lernen Sie Ihren Gegner kennen

Zuerst waren es die «Nerven». Dann nannte man es «innere Unruhe». Heute heißt es gemeinhin «Streß».

Sie haben wahrscheinlich auch diese Bücher und Zeitschriftenartikel gelesen, die Sie glauben machen wollen, Streß sei positiv. Zweifellos ist dies eine plakative, aber ganz nette Art, Sie dazu zu bringen, einen schlechten Zustand näher zu betrachten. Ob es hilft, hängt jedoch davon ab, was Sie unter Streß verstehen.

Ein Modell des Streßforschers Hans Selye * unterscheidet vier Arten von Streß (Abb. 2):

Auf der einen Seite haben wir den *Eustreß*, der die aufregenden Dinge des Lebens begleitet – Achterbahnfahren, den ersten Kuß, einen Lotto-Gewinn. Eustreß ist guter Streß, den wir alle in unserem Leben haben sollten. Das Gegenteil davon ist Unterforderung; sie geht mit Gefühlen von Langeweile, Hoffnungslosigkeit und körperlicher Unbeweglichkeit einher. Ihre Wirkungen sind negativ. Zu Überanstrengung kommt es, wenn Sie Ihre Grenzen überschreiten; das kann im Berufsleben genauso leicht geschehen wie beim Marathonlauf. Sie hat ebenfalls negative Auswirkungen. Di(s)streß ist die augenfälligste Streßform: unverarbeitete Enttäuschungen, Ängste und Aggressionen.

---

* veröffentlicht in *Stress Research: Issues for the Eighties*

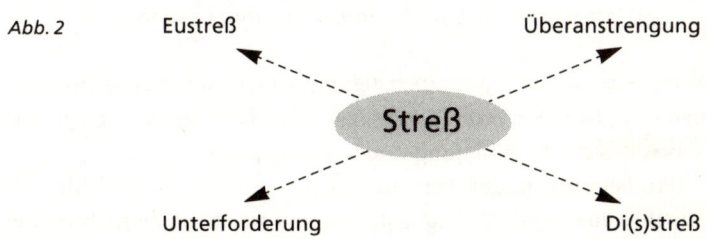

Abb. 2   Eustreß   Überanstrengung

Streß

Unterforderung   Di(s)streß

Für die Zwecke dieses Buches jedoch habe ich alle diese möglichen Zustände in nur zwei Kategorien eingeteilt: positiven Streß und negativen Streß. Die ideale Kombination wäre ein bißchen positiver Streß – ohne ihn wäre das Leben sehr langweilig und statisch – mit so wenig negativem Streß wie möglich.

Positiver Streß
- *Ihr Fußballclub hat ein Spiel gewonnen*
- *Sie machen mit Ihrer kleinen Tochter ein Wettrennen im Park*
- *Ihre Lieblingssängerin betritt gerade die Bühne*
- *Sie sind mitten in einem Ski-Abfahrtsrennen (absichtlich)*
- *Der Mann, den Sie seit einem Jahr heimlich verehren, hat Sie zum Essen eingeladen*
- *Ihr bester Freund steht nach drei Jahren Auslandsaufenthalt überraschend vor Ihrer Tür*

Negativer Streß
- *Sie haben einen wichtigen Termin und stecken im Berufsverkehr fest*
- *Sie wissen nicht, wovon Sie in diesem Monat die Miete bezahlen sollen*
- *Sie hatten eine fürchterliche Auseinandersetzung mit Ihrem Freund*
- *Ihr Nachbar sagt Ihnen, daß sich vor kurzem zwei Polizisten nach Ihnen erkundigt haben*
- *Sie müssen geplatzte Schecks bezahlen*
- *Sie machen sich große Sorgen um Ihre Gesundheit*

Wie Sie aus dieser Zusammenstellung sehen, gibt es viele Situationen mit positivem Streß. In Maßen bereichern sie das Leben und geben uns das Gefühl, jung und lebendig zu sein.

Studien zeigen, daß Personen, denen positiver Streß fehlt, selten ihre maximale Leistungsfähigkeit erreichen. Betrachten Sie

Abbildung 3. Sie können daraus ersehen, daß sich ein vertretbares Maß an Streß sogar bereichernd und leistungssteigernd auswirkt.

Soviel zu den Begrifflichkeiten rund um den Streß. Der Grund, warum Sie dieses Buch lesen, liegt jedoch darin, daß Sie unter den schwächenden Auswirkungen seiner negativen Form leiden.

Man macht negativen Streß für alle möglichen Erkrankungen verantwortlich: vom Herzinfarkt bis zu Übergewicht und Nesselfieber. Er verursacht Bluthochdruck, Verdauungsstörungen, Verstopfung, Herzklopfen, Ungeduld, Schlaflosigkeit und Impotenz. Doch was am schlimmsten ist: Er ist schuld daran, daß Sie sich so furchtbar fühlen.

Negativer Streß wirkt sich auf zweierlei Art aus: Er erzeugt sofort Probleme und Unbehagen (wahrscheinlich haben Sie das Buch vor allem aus diesem Grund gekauft) und schafft langfristig immer mehr davon – in der Tat entstehen die größten gesundheitlichen Beeinträchtigungen durch die allmähliche Anhäufung von schädlichen Nebenwirkungen.

Wenn Sie also die Auswirkungen von negativem Streß bekämpfen, sobald sie erstmals auftreten, tun Sie sich auch auf lange Sicht etwas Gutes.

Abb. 3

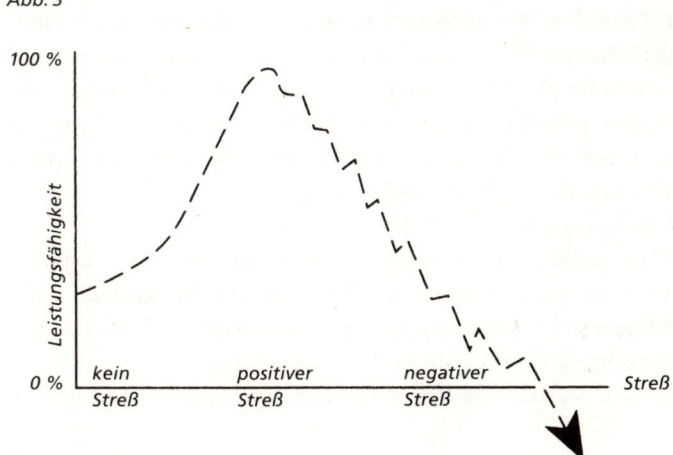

Schmerz und Leid sind sehr subjektive Dinge. Haben Sie sich jemals gefragt, warum ein Boxer nicht «Aua» sagt? Oder warum ein Fußballer mit einem gebrochenen Bein oder einer klaffenden Wunde sich den Rest des Spiels vom Spielfeldrand aus ansieht, statt sich ins Krankenhaus bringen zu lassen?

Gestern abend glaubte ich, das Schmerzlichste, was einem Menschen je passieren könnte, sei, sich den nackten Zeh an einem Tischbein anzustoßen – es war die Art Schmerz, die proportional zur Erheiterung der umstehenden Personen anwächst.

Eine meiner Bekannten (die sich kürzlich das Handgelenk gebrochen hatte) ist der Ansicht, daß ein gebrochener Arm durchaus Vorteile hat, die den Schmerz aufwiegen. Fremde sprachen sie auf der Straße an und bedauerten sie; sie konnte sich die Röntgenaufnahmen und den Verband an ihrem Arm ansehen und wußte genau, was ihr fehlte; der Schmerz, den sie verspürte, war echt, und – was noch wichtiger ist – er ließ sich einem bestimmten Körperteil zuordnen; und sie wußte, daß der Gips früher oder später abgenommen würde und es ihr dann wieder gutgehen würde.

Im Vergleich dazu ist der Schmerz, der von starken Ängsten, von Zweifel oder Sorgen hervorgerufen wird, sehr viel schwieriger zu ertragen. Nicht nur, daß man kein Mitleid von anderen erwarten kann. Meistens akzeptiert man nicht einmal selbst, was mit einem passiert. Sie wissen in der Regel nicht, warum es geschieht, und manchmal nicht einmal, *was* geschieht. Das einzige, was Sie wissen, ist, daß es Ihnen schlechtgeht.

Denn alles spielt sich in Ihrem Inneren ab.

Aber es gibt äußere Zeichen dieser Geschehnisse. Die auffälligsten werden im nächsten Kapitel besprochen. Die meisten kommen Ihnen sicher sehr bekannt vor – selbst wenn Sie noch nie darüber nachgedacht oder sie gar registriert hätten.

Es sind Signale aus Ihrem Inneren. Studieren Sie sie. Lernen

Sie, sie als das zu erkennen, was sie sind. Denn nur, wenn Sie sie erkannt haben, können Sie mit ihnen anders umgehen.

Die körperlichen Vorgänge

Im Gegensatz zu anderen Erkrankungen verschwindet der Streß nicht mit der Zeit. Er unterhält sich selbst. Er bohrt und wühlt so lange, bis er tiefen Einfluß auf Körper und Seele gewonnen hat, bis er fast jede Ihrer Handlungen beherrscht, jedes Ihrer Gefühle und beinahe jeden Gedanken.

Das hat eher biologische als psychologische Gründe.

Wie die Tiere auch, besitzen Menschen eine biologische «Ausrüstung» für immer wiederkehrende Episoden von Kampf oder Flucht. Es gab Zeiten, wo dies erforderlich war. Ein Frühmensch mußte sich entscheiden, wenn er einem Raubtier oder einem feindlich gesinnten Artgenossen gegenüberstand: Er konnte entweder um sein Leben kämpfen oder um sein Leben laufen. Und während er sich noch überlegte, was er tun wollte, bereitete sich sein Körper auf beide Möglichkeiten vor. Ohne bewußte Mitwirkung von ihm begannen seine Nebennieren die Hormone Adrenalin und Noradrenalin auszuschütten; seine Muskeln spannten sich, der Pulsschlag erhöhte sich, der Blutdruck stieg, die Verdauung setzte aus, sein Atem ging rascher. Mit anderen Worten: Er war sowohl für den Kampf wie auch die Flucht bestens vorbereitet (Abb. 4).

Abb. 4

Gefahr

Im Gehirn wird der Hypo-
thalamus zu erhöhter Aktivität
angeregt, die Nebennieren
schütten die Streßhormone
Adrenalin und Noradrenalin aus

beschleunigte Stoff-
wechselvorgänge

erhöhte
Atmungsrate

Puls und Blut-
druck steigen

verstärkte Blutversor-
gung der Muskulatur

verstärktes
Schwitzen

sinkender Blut-
zuckerspiegel

erhöhte Aktivität
im sympathischen
Nervensystem

verminderte
Speichelbildung

verminderte
Aktivität der Ver-
dauungsorgane

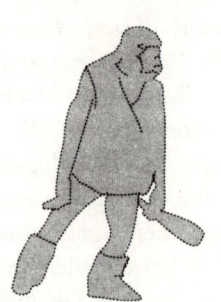

Heutzutage scheint jedes Mißgeschick, jede Auseinandersetzung, jeder Zweifel diesen Kampf-oder-Flucht-Mechanismus in Gang zu setzen.

Wie dem auch sei, die Unterschiede zwischen Ihrer Kampf-oder-Flucht-Reaktion und der eines Frühmenschen liegt in dem, was danach kommt. Der Urmensch löste sein Streßproblem, indem er eine der beiden Möglichkeiten wahrnahm, die ihm zur Verfügung standen: Er kämpfte oder er lief davon. In beiden Fällen verbrauchte die körperliche Anstrengung die chemischen Substanzen, die sein Organismus zuvor gebildet hatte; dadurch begann er, sich zu beruhigen, und der Streß verschwand.

In Ihrem Fall ist das nicht so einfach. Wenn Ihr Kampf-oder-Flucht-Mechanismus aktiviert ist, müssen Sie an Ihrem Schreibtisch, hinter dem Steuer Ihres LKW oder an der Ladenkasse sitzen bleiben. Ihre Nerven und Ihre Muskeln sind bereit für Kampf oder Flucht, Adrenalin strömt durch Ihre Adern – und Sie können nichts anderes tun als grübeln (Abb. 5).

Abb. 5

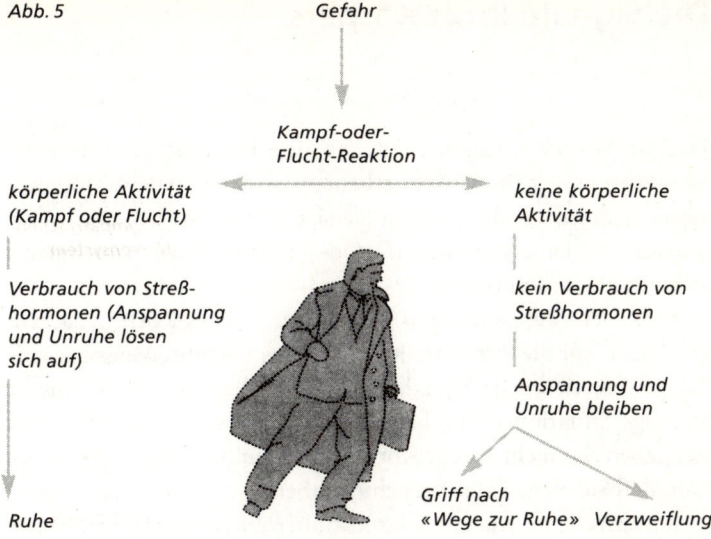

Gefahr

Kampf-oder-
Flucht-Reaktion

körperliche Aktivität → ← keine körperliche
(Kampf oder Flucht) Aktivität

Verbrauch von Streß-
hormonen (Anspannung
und Unruhe lösen
sich auf)

kein Verbrauch von
Streßhormonen

Anspannung und
Unruhe bleiben

Ruhe

Griff nach
«Wege zur Ruhe»   Verzweiflung

Wenn Sie Ihren Vorgesetzten mit einem gezielten Tritt aus dem Zimmer befördern, wenn Sie den lahmen Müllaster eigenhändig von der Straße schieben, oder wenn Sie den nörgelnden Kunden an den Schultern packen und richtig durchschütteln könnten, würden Sie etwas von Ihren Streßhormonen abbauen. Allerdings würden diese Handlungen zu anderem, unter Umständen noch stärkerem Streß führen.

Sie bleiben also gefaßt. Sie brauchen Ihren Job, Müllaster lassen sich nicht ohne weiteres von der Straße schieben, und rabiate Verkäuferinnen sind nicht besonders gern gesehen. Sie müssen für den Rest des Tages in Ihrer passiven Situation verharren, während Streßhormone durch Ihren Kreislauf jagen und Ihr Streßpegel immer weiter ansteigt.

Die Signale Ihres Körpers

Daß Sie dieses Buch lesen, zeigt, daß Sie erkannt haben, was Streß ist und zu was er führt. Aber erkennen Sie Streß in dem Moment, wenn er auftritt, oder werden Sie sich seiner erst bewußt, wenn andere Probleme auftauchen? Oder fällt es Ihnen zunehmend schwerer, damit umzugehen?

Eines der interessantesten Phänomene unseres Körpers ist, wie er uns auf subtile Art mitteilt, was in uns vorgeht. Meistens sendet er sehr deutliche Signale aus – vor allem, wenn wir uns in stressige Situationen begeben. Falls Ihnen das bislang entgangen ist, geben Sie nicht Ihrem Körper die Schuld. Es bedeutet lediglich, daß Sie nicht darauf geachtet haben.

Ich spreche im Augenblick nicht über die *emotionalen* Nebenwirkungen von Streß, wie Wut, Aggressivität und Reizbarkeit. Ich spreche auch nicht über die *Beschwerden*, die Streß möglicherweise hervorruft: Schlafstörungen, Eßstörungen, Impotenz und anderes mehr.

Hier geht es ausschließlich um die körperlichen Signale. Man kann sie in fünf Hauptgruppen einteilen: Muskulatur, Kopfschmerzen, Körperhaltung, Gesichtsausdruck und Atmung.

Muskulatur

«Ich bin verspannt.» Diese drei Worte drücken sehr gut aus, wie Streß auf Ihren Körper wirkt – oder genauer gesagt, wie Ihr Körper Ihnen mitteilt, daß Streß ihn belastet. Die Warnsignale treten in vielen Muskelpartien auf (Abb. 6).

Sie spüren es im Genick. Ihre Nackenmuskeln sind steif und verspannt. Es zieht bis hinauf in den Kopf; Sie spüren es als Anspannung der Muskeln in der Schädelbasis; doch vermutlich neh-

Abb. 6

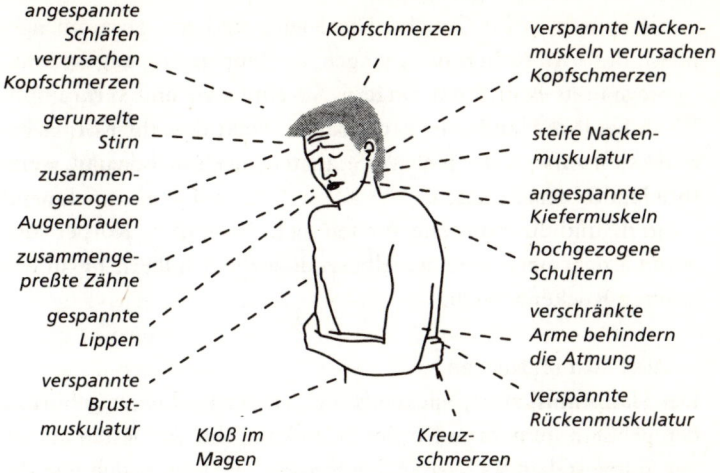

angespannte
Schläfen
verursachen
Kopfschmerzen

Kopfschmerzen

verspannte Nacken-
muskeln verursachen
Kopfschmerzen

gerunzelte
Stirn

zusammen-
gezogene
Augenbrauen

zusammenge-
preßte Zähne

gespannte
Lippen

verspannte
Brust-
muskulatur

Kloß im
Magen

steife Nacken-
muskulatur

angespannte
Kiefermuskeln

hochgezogene
Schultern

verschränkte
Arme behindern
die Atmung

verspannte
Rückenmuskulatur

Kreuz-
schmerzen

men Sie das gar nicht als Muskelspannung wahr, sondern als Kopfschmerz. Diese Art Kopfschmerz nennt man *Spannungs-*kopfschmerz; er spielt sich eher am Hinterkopf ab als an der Stirn. Der Schmerz ist dumpf und drückend, nicht hämmernd wie bei der Migräne.

Sie spüren es als Verspannung in Ihren Schultern. Unterhalb der Schulterblätter, quer über die Schultern und bis hinauf zum Nacken.

Sie spüren es im unteren Rückenbereich. Fragen Sie einen Masseur oder einen Chiropraktiker, wo gestreßte Menschen am häufigsten Probleme haben. Es ist im Kreuz.

Sie spüren es als Engegefühl im Brustkorb. Die Muskeln spannen sich um Ihre Brust wie ein festes Band. Sie pressen die verschränkten Arme fest dagegen, um den Druck auszugleichen. Dadurch beeinträchtigen Sie die Atmung noch mehr und verstärken das Spannungsgefühl.

Sie spüren es in der Bauchmuskulatur. Es drückt Sie oberhalb des Nabels (im Solarplexus oder Sonnengeflecht), etwas liegt Ihnen «wie ein Kloß» im Magen.

Sie spüren es im Gesicht. Die Kiefer sind fest zusammengepreßt, die Stirn ist heruntergezogen, die Lippen sind angespannt.

Sie spüren es in Ihren Fingern. Sie sind steif und verkrampft. Wenn Sie Ihre Hände zur Faust ballen, heißt das, Ihr Körper bereitet sich aufs «Kämpfen» vor – achten Sie einmal darauf, wenn Ihre Hände verkrampfen.

Streß und Anspannung breiten sich im ganzen Körper aus: vom Gesicht über die Schädelbasis über die Schultern bis in den unteren Rückenbereich.

Die Faust im Nacken

Der Hauptmuskel im Nacken ist der Trapezmuskel; er gehört zu den größten im ganzen Körper. Man kann ihn am besten als auf der Spitze stehendes Viereck beschreiben. Er breitet sich von der Schädelbasis über den Hals bis zu den Schultern aus und läuft dann wieder – etwa im mittleren Rückenbereich – zusammen.

Wenn Sie sich fragen, warum Streß und Anspannung gerade in diesem Bereich so heimtückisch zuschlagen, dann schauen Sie sich jemanden an, der unter Druck steht. Achten Sie besonders auf die Position von Kopf und Schultern; die ganze Haltung verrät Anspannung. Und, was noch schlimmer ist, diese Anspannung wird anhalten, lange nachdem der Druck bereits verschwunden ist.

Früher erfüllte dieser Zustand einen Zweck: Es war die Kampfhaltung, lebenswichtig für den Frühmenschen bei seinen Kampf-oder-Flucht-Reaktionen. Heute gibt es dafür keine sinnvolle Verwendung mehr. Doch wenn man nicht aufpaßt, holt man sich Nackenschmerzen oder im schlimmsten Fall chronische Schmerzzustände.

Das Kreuz mit dem Kreuz

Eines der häufigsten Beschwerdebilder unserer Tage ist die Ausweitung der eben beschriebenen Muskelverspannung auf den Rücken. Er beschert den Chiropraktikern volle Praxen, und das Geschäft mit Spezial-Kissen, -Stühlen und -Matratzen floriert.

Wenn Sie an Rückenschmerzen leiden, machen Sie einen einfachen Test. Bevor Sie Ihrem Stuhl, Ihrer Haltung oder Ihrem schwachen Körperbau die Schuld geben, wenn Sie wieder von Schmerzen heimgesucht werden, nehmen Sie doch einmal die seelischen oder die anderen Belastungen in Ihrem Leben unter die Lupe. Meist stellt man dabei fest, daß der Ausgleich fehlt.

Solche Belastungen wirken sich noch schlimmer aus, wenn Sie einen bewegungsarmen Lebensstil pflegen. Mehr und mehr Fachleute vertreten die Auffassung, daß Rückenschmerzen eine Nebenerscheinung unserer sitzenden Lebensweise darstellen.

Wie läßt sich das alles erklären? Wie können zusammengepreßte Kiefer zu Kreuzschmerzen führen? Wie können Kopfschmerzen aus Rückenschmerzen entstehen? All das hat mit einem Phänomen namens ‹Reflex- oder Ausstrahlungsschmerz› zu tun (Abb. 7).

Ausstrahlungsschmerz läßt die Spannung in Null Komma nichts vom Kopf zum Gesäß, von den Kiefern zu den Schultern ziehen. Die Verspannung in Ihren Schultern breitet sich allmählich auf den oberen, dann auf den unteren Rückenbereich aus, und so weiter.

Und weil die Rückenmuskulatur sogar bei Menschen mit sitzender Lebensweise sehr kräftig ist, überträgt sie Schmerzen und Verkrampfungen nicht so leicht wie andere Muskeln. Und anders als diese unterliegt sie auch nicht dem Verschleiß. Statt dessen zieht sie sich zusammen und wird zunehmend fester, panzerartiger. Das führt zu Schmerzen in anderen Muskeln und kann, wenn es nicht behandelt wird, chronisch werden und das ganze Skelett verformen.

Kopfschmerzen

Obwohl sie oft durch Probleme in der Muskulatur hervorgerufen werden, sind Kopfschmerzen ein so weit verbreitetes Beschwerdebild, daß man ihnen leicht ein eigenes Buch widmen könnte.

Unabhängig davon, ob wir unter negativem Streß leiden oder nicht, dürfte jeder von uns schon einmal mit Spannungskopfschmerzen Bekanntschaft gemacht haben. Es ist der häufigste Kopfschmerztyp.

Im allgemeinen tritt Spannungskopfschmerz als dumpfes, drückendes Ziehen in Erscheinung. Er erstreckt sich vom Nacken bis zum Scheitel, manchmal sogar bis zu den Schläfen oder der Stirn. Sowohl die Intensität wie auch das Unwohlsein, das ihn begleitet, kann schwanken. Gelegentlich treten Übelkeit und Schwindelgefühle auf. Wenn man nichts dagegen unternimmt, kann er unangenehm lange anhalten – zumindest so lange, bis der Druck nachläßt.

Doch dieser Zustand ist ebenso einfach zu verstehen wie zu behandeln. Die Ursachen sind Muskelkontraktionen (zusammengezogene Muskeln) oder Verkrampfungen, die durch einfache körperliche Gegebenheiten hervorgerufen werden können, zum Beispiel durch überanstrengte Augen, eine Verkrümmung der Wirbelsäule, einen Fehlbiß oder durch Einschlafen in einer ungünstigen Kopfhaltung.

Meistens werden Spannungskopfschmerzen jedoch von Zuständen verursacht, die wir Streß und Anspannung zuschreiben.

Die ersten Anzeichen für Ihre Streßbelastungen können fast unmerklich sein – gerunzelte Stirn, zusammengepreßte Kiefer, hochgezogene Schultern. Aber dieser Zustand weitet sich aus, die Muskelfasern entlang des Trapezmuskels ziehen sich nach und nach zusammen, im Rücken, im Nacken, die Verkrampfung greift auf den Kaumuskel über, sie legt sich fest um die Schädelbasis und um Ihren ganzen Kopf... immer fester... drückend... klopfend.

Abb. 7

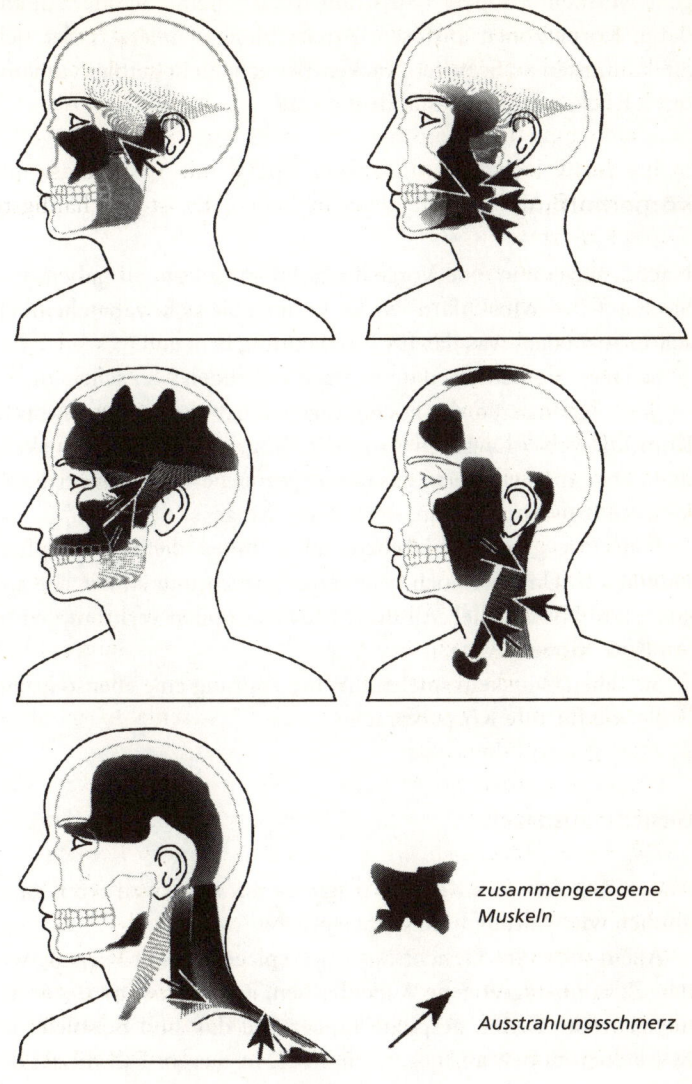

zusammengezogene
Muskeln

Ausstrahlungsschmerz

In Abbildung 7 sehen Sie, wie verschiedene zusammengezogene Muskeln Schmerz «ausstrahlen», das heißt, Schmerz in anderen Körperzonen auslösen. Ausstrahlungsschmerz findet sich am häufigsten im Schulter-Nacken-Bereich, dicht gefolgt vom unteren Rückenabschnitt und dem Gesäß.

Körperhaltung

Nachdem Sie nun eine Vorstellung davon gewonnen haben, wie Streß auf Ihre Muskulatur wirkt, können Sie sich wahrscheinlich schon ausmalen, was das für Ihre Haltung bedeutet.

Schauen Sie sich einen unter Streß stehenden Menschen an.

Was signalisieren die hochgezogenen Schultern, der gesenkte Kopf, die verschlungenen Arme? Richtig, angespannte Muskeln quer über die Schultern, zusammengezogene Muskeln im Nakken, am Brustkorb und im Bereich des Magens.

Wenn Sie genauer hinsehen, fallen Ihnen die verkrampften Hände auf. Und bei noch genauerer Betrachtung stoßen Sie auf gekreuzte Fußknöchel. All diese Muskelgruppen verkrampfen in Streßsituationen leicht.

Sie sehen, Muskeln spielen für Ihre Haltung eine ebenso große Rolle wie für Ihre Körpersprache.

Gesichtsausdruck

Andere Bereiche des Körpers reagieren auf negativen Streß ganz ähnlich wie Haltung und Körpersprache.

Allein schon Ihr Gesichtsausdruck spiegelt diesen Vorgang wider. Zusammengezogene Augenbrauen, gerunzelte Stirn, zusammengepreßte Kiefer, gespitzte Lippen: all das sind Beispiele für Muskelreaktionen auf negativen Streß, in diesem Fall die Reaktionen von Gesichtsmuskeln. Weil sie gut zu sehen sind und weil sie eine so starke Wirkung auf Ihr Erscheinungsbild und Ihr Gefühlsleben haben, kann man sie in einer eigenen Gruppe zusammenfassen.

Die Stirn ist der Bereich, in dem sich Streßzeichen am deutlichsten offenbaren. Das Stirnrunzeln und die zusammengezogenen Augenbrauen signalisieren unübersehbar die Gemütsverfassung des Geplagten. Sie können förmlich spüren, wie sich der Streß in diesem Bereich konzentriert.

Ein weniger leicht zu entdeckender Spannungsbereich, der jedoch noch schmerzhaftere Nebenwirkungen hat, ist der Oberkiefer. Achten Sie einmal auf die Spannung in Ihren Kiefern, wenn Sie das nächste Mal wütend, ängstlich oder besorgt sind. Wenn sich die Muskeln in diesem Bereich zusammenziehen, beißen Sie die Zähne zusammen. Das hat weitere Auswirkungen: ein Spannungsgefühl in Schultern, Kopf und Nacken und Kopfschmerzen.

Darüber hinaus strahlen gespannte Kiefermuskeln noch in andere Körperregionen aus. Manche Therapeuten bringen chronische Schmerzen im unteren *Rücken* mit dem Kiefer in Verbindung. Ich hörte einmal, wie eine Hebamme bei einem Geburtsvorbereitungslehrgang sagte: «Wenn die Kiefermuskulatur angespannt ist, ist es auch der Beckenboden. Falls Sie Zweifel haben, versuchen Sie doch mal, mit zusammengebissenen Zähnen Wasser zu lassen.»

Atmung

Ihr Körper sendet Ihnen eine Vielzahl von Signalen, um Sie darauf aufmerksam zu machen, daß Sie unter negativem Streß leiden. Das alarmierendste, am leichtesten wahrzunehmende, aber das am *wenigsten* sichtbare Zeichen ist die Veränderung Ihrer Atmung.

Die Atmung einer Person, die unter Streß steht – gleich ob positiv oder negativ –, ist flach und schnell. So wie man das bei beschleunigtem Puls- und Herzschlag erwarten würde. Umgekehrt atmet ein zufriedener, entspannter Mensch stets langsam und tief.

Von all den im folgenden beschriebenen Methoden bringen die die schnellste und die beste Linderung, die bei der Atmung ansetzen.

Andere Signale

Es gibt noch mehr Signale, die der Körper in Streßsituationen aussendet. Sie sind weniger augenfällig als die bisher besprochenen, aber Sie werden sie trotzdem bemerken.

Vielen Menschen ist Herzklopfen als Streßsignal genauso vertraut wie Spannungskopfschmerz. Auch wenn man sich dadurch nicht unbedingt stark beeinträchtigt fühlen muß, ist es doch ein Zeichen dafür, daß man nicht so gut mit den Dingen umgeht, wie man könnte. Auch Magenprobleme, Schlafstörungen, Impotenz, vermindertes sexuelles Verlangen, hoher Blutdruck und so ernste Erkrankungen wie Herzinfarkt und Schlaganfall sind unleugbare Zeichen, daß Sie mit dem Streß in Ihrem Leben nicht fertig werden.

Die Signale Ihrer Seele

Die körperlichen Reaktionen auf negativen Streß sind leichter als Signale zu erkennen, da sie sich in unübersehbarer Weise bemerkbar machen. Die Auswirkungen von Streß auf Verhalten und Emotionen sind dagegen subtiler. Wenn man einen unter Streß leidenden Menschen auf diese charakteristischen Merkmale hinweist, wird er nicht selten abstreiten, daß Streß die Ursache dafür ist.

Ihre Art zu sprechen

Achten Sie einmal darauf, mit welcher Geschwindigkeit die Worte herausprudeln, wenn ein Kind nach Hause gerannt kommt und die Erlaubnis haben möchte, mit den Nachbarskindern zum Rollschuhlaufen zu gehen? Oder wenn die Zeugin eines Banküberfalls noch am Tatort schildert, was sie beobachtet hat? Oder wenn sich Ihr Mann darüber aufregt, daß Sie auf der Party den ganzen Abend mit dem gutaussehenden jungen Schauspieler geredet haben?

Wenn Sie unter Druck stehen oder negativem Streß ausgesetzt sind, reagieren Sie ganz ähnlich. Die Worte sprudeln nur so. Der Sprachrhythmus beschleunigt sich. Die Abstände zwischen den Wörtern werden kürzer.

Einige der nun folgenden Techniken zeigen Ihnen, wie Sie auf diese ganz natürlichen Erscheinungen Einfluß nehmen und damit auf einfache Weise den Zustand, der sie hervorgerufen hat, unter Kontrolle bringen können.

Wie Sie Dinge anpacken

Wie sind Sie Ihre Arbeit angegangen, als Sie das letzte Mal wieder «völlig daneben waren»? Sie hatten Schwierigkeiten, sich zu konzentrieren. Sie konnten sich gerade mal mit unmittelbar vor Ihnen liegenden Dingen auseinandersetzen, jedoch nicht mit übergreifenden Problemen oder langfristigen Plänen.

Und wenn Sie ehrlich sind, brachten Sie eine Menge Zeit damit zu, sich selbst abzulenken – um nur nicht mit dem anfangen zu müssen, was anlag. Vielleicht haben Sie auch versucht, verschiedene Dinge gleichzeitig zu erledigen – natürlich wurden Sie mit keiner Sache fertig, und Ihr Zustand verschlimmerte sich nur noch. Doch obwohl Sie selbst dauernd nach Ablenkung suchten, reagierten Sie ziemlich heftig, als jemand ins Zimmer kam und Sie störte.

Negativer Streß hat seltsame und scheinbar unlogische Auswirkungen auf die Menschen.

Ihre innere Einstellung

Es überrascht wohl nicht, daß die innere Einstellung eines von Ängsten und Unruhe geplagten Menschen fast stets ins Negative führt. Selbst wenn einem der gesunde Menschenverstand noch so oft sagt, daß durch negatives Denken alles noch schlimmer wird, ist man normalerweise nicht in der Verfassung, den Lauf der Gedanken zu ändern, wenn sie erst einmal diese Richtung eingeschlagen haben.

Als Folge davon erscheinen die Dinge zunehmend düsterer, Sie selbst werden immer ängstlicher und unruhiger, und wenn nicht irgend etwas geschieht, um dieses Denkmuster aufzubrechen, sitzen Sie in einer Streßspirale fest.

Sie machen Fehler. Sie werden immer ungeduldiger. Sie werden unleidlich (was wieder andere Arten von Streß hervorrufen kann). Sie sehen von allem nur die schlechten Seiten: von sich selbst, Ihrer Umgebung, Ihrer Situation, den Menschen in Ihrem Umfeld. Sie vergleichen sich (zu Ihrem Nachteil) mit anderen, und Sie sind davon überzeugt, daß die anderen nur Ihre schlechten Seiten wahrnehmen.

Sie machen sich völlig unnötigerweise um alles und jedes Sorgen, und Sie lassen sich durch nichts davon abbringen. Sie stellen überzogene Anforderungen an sich, versuchen Dinge zu erreichen, von denen Sie selbst nicht glauben, daß Sie sie erreichen können. Und mit jedem Tag, der vergeht, finden Sie es schwerer, das Leben zu bewältigen.

Angst erfüllt Sie.

Negatives Denken ist die gefährlichste Begleiterscheinung von negativem Streß. Indem Sie lernen, das eine zu überwinden, haben Sie gleichzeitig gelernt, mit dem anderen fertig zu werden.

Abb. 8

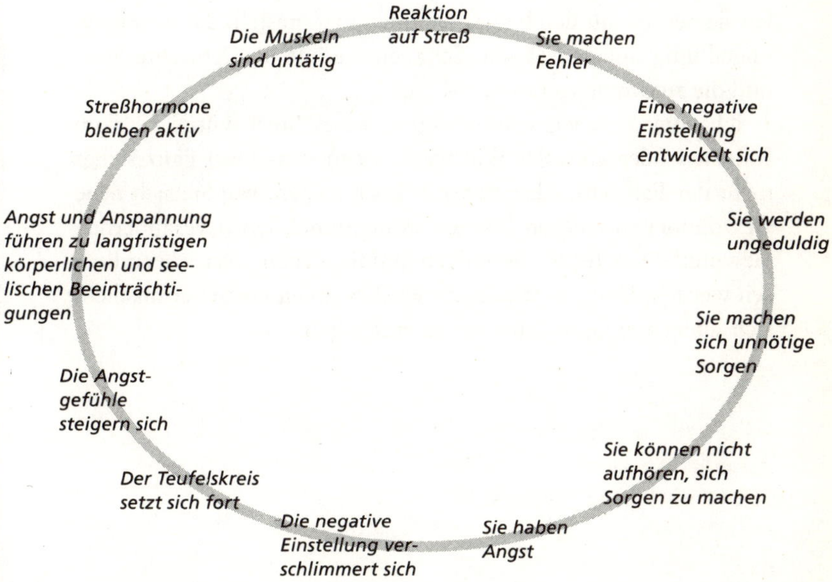

Reaktion auf Streß

Die Muskeln sind untätig

Sie machen Fehler

Streßhormone bleiben aktiv

Eine negative Einstellung entwickelt sich

Angst und Anspannung führen zu langfristigen körperlichen und seelischen Beeinträchtigungen

Sie werden ungeduldig

Sie machen sich unnötige Sorgen

Die Angstgefühle steigern sich

Sie können nicht aufhören, sich Sorgen zu machen

Der Teufelskreis setzt sich fort

Die negative Einstellung verschlimmert sich

Sie haben Angst

Gewohnheiten

Ist negativer Streß die Ursache für schlechte Gewohnheiten?

Stellen Sie diese Frage einem Raucher, und er wird keinen Zweifel daran hegen. «Wenn ich mich gestreßt fühle, muß ich mir eine Zigarette anzünden.» Streß läßt also am Rauchen festhalten.

Doch die umgekehrte Betrachtungsweise ist die bessere: Schlechte Gewohnheiten führen zu negativem Streß. Je mehr Sie rauchen (um bei diesem Beispiel zu bleiben), desto stärker werden Sie Ihren Streß empfinden. Je mehr Sie Ihrer Sucht frönen, desto mehr leiden Sie unter den physiologischen «Durchhängern», die sie mit sich bringt.

Die verschiedenen schlechten Gewohnheiten der Streßgeplagten kennen Sie sicher. In extremen Fällen rauchen sie zuviel, trinken mehr Kaffee, als ihnen guttut, sind dem Alkohol sehr zugetan und greifen oft nach Schlaf- und Beruhigungsmitteln.

Schauen Sie auf die Hände: Wenn sie unter Druck stehen, spielen sie nervös mit den Fingern, zupfen hier, nesteln da, trommeln ungeduldig auf dem Tisch. Schauen Sie auf die gefurchte Stirn und die zusammengepreßten Kiefer.

Ich wünschte, ich könnte sagen, dieses Buch würde Sie vom Rauchen oder vom Alkohol wegbringen. Das wird ganz sicher nicht der Fall sein. Aber es wird Ihnen zeigen, wie Sie sich neue Gewohnheiten zulegen können. Machtvolle, lebensverändernde Gewohnheiten, die Sie beruhigen und Ihr Leben positiv beeinflussen werden. Und das wiederum wird es Ihnen einfacher machen, sich schlechter Gewohnheiten zu entledigen.

Die Ursachen von Streß

Die *Symptome* von Streß zu beschreiben, ist relativ einfach, weil jeder sie leicht bei sich oder anderen erkennt. Die *Ursachen* von negativem Streß zu erklären, ist dagegen etwas völlig anderes.

Ich habe unzählige Bücher über dieses Thema gelesen. Die meisten behaupten, sie wüßten, warum sich Menschen unruhig und gestreßt fühlen; diese Erklärungen reichen von Gemeinplätzen (zum Beispiel mangelndes Durchsetzungsvermögen) bis zu Exotischem (wie einem Überschuß an positiv geladenen Ionen in der Atmosphäre).

Wenn Sie sich einmal die Mühe machen, die Veröffentlichungen zu diesem Thema genauer zu betrachten, werden Sie feststellen, daß viele davon auf einer bestimmten Skala von Lebensereignissen (Holmes-Rahe-Skala) beruhen, die von zwei bekannten amerikanischen Psychiatern, Holmes und Rahe, entwickelt wurde. Diese Streß-Meßlatte weist den schicksalhaften Ereignissen des Lebens einen Zahlenwert zu – zum Beispiel 100 für den Tod des Ehepartners oder 12 für das Weihnachtsfest.

Wenn sich nur alle unsere Ängste und Streßfaktoren so in Zahlen packen ließen!

Welchen Zahlenwert würden wir der Eifersucht beimessen? Oder der Zurückweisung durch einen geliebten Menschen? Oder dem Gefühl, von niemandem geliebt zu werden? Würde die Sorge um den Arbeitsplatz in der Skala höher oder niedriger bewertet als das Weihnachtsfest? Und spielt das überhaupt eine Rolle?

Die Mehrheit der Menschen, die unter negativem Streß oder Anspannung leiden, können die Gründe für ihre innere Unruhe nicht genau benennen. Sie fühlen sich gestreßt, selbst wenn weder eines der Ereignisse auf der Holmes-Rahe-Skala auf sie zutrifft noch sonst ein irgendwie zu definierendes Geschehen.

Sehr viel besser ist es, wenn Sie wissen, was Ihren Streß verursacht (beispielsweise ein unsensibler, herrischer Chef oder die vergessene Telefonrechnung); denn wenn Sie den Grund kennen, können Sie wenigstens etwas dagegen tun.

Schlimmer ist es, die Gründe für die eigene Unruhe nicht zu kennen. Und das ist der Normalfall. Die meisten Streßopfer werden Ihnen sagen, daß sie ganz normale, durchschnittliche Ängste und Sorgen haben; sie fühlen sich einfach nur gestreßt und angespannt, ohne zu wissen warum. Es ist eben so.

Oft ist Streß die Folge eines inneren Konflikts. Solche Konflikte entstehen üblicherweise aus einander widerstrebenden gegensätzlichen Wünschen und Bedürfnissen:
- *Nähe versus Einsamkeit*
- *Unabhängigkeit versus Abhängigkeit*
- *Konkurrenz versus Teamarbeit*
- *Spontaneität versus gesellschaftliche Normen*

Alle Streßfaktoren fallen in eine der folgenden drei Kategorien: körperliche (physische), mit der Lebensweise im Zusammenhang stehende (verhaltensbedingte) oder psychologische (emotional bedingte).

Körperliche Streßfaktoren können Krankheit oder Gewalt sein, auch Umweltbedingungen, wie ein kaltes, hartes Bett oder lärmende Nachbarn. Mit der Lebensweise in Zusammenhang stehende Streßfaktoren sind in Wirklichkeit eine Kombination aus körperlichen und psychologischen Umständen; dazu zählen Arbeiten unter hohem Druck, schlechte Schlafgewohnheiten, übermäßiger Alkohol- und Drogenkonsum. Emotional bedingte Streßfaktoren sind die, die in Ihrem eigenen Kopf entstehen, sie sind die schwierigsten von allen.

Im folgenden sind die häufigsten Ursachen von Streß und innerer Unruhe aufgeführt. Sie werden feststellen, daß keine davon körperlicher Art ist; denn meistens ist Streß die Folge von etwas, das sich in Ihrem Kopf abspielt und nicht in Ihrem Körper.

Unbestimmte Angst

Obwohl Angst eher die Folge als die Ursache von Streß ist, lohnt es sich, sie etwas näher zu betrachten. Angst hängt immer mit zeitbezogenen Befürchtungen zusammen, genau gesagt mit solchen, die auf die Zukunft bezogen sind. Dabei spielt es keine Rolle, ob es sich um die nahe oder die ferne Zukunft handelt; was zählt, ist die Furcht vor etwas, das bislang nur als abstrakter Entwurf und nicht wirklich existiert. Was Angst hervorruft, sind die Versuche, der Zukunft eine Art Realität zu verleihen, sowie unser Bemühen, sie wie etwas zu behandeln, das sich kontrollieren oder manipulieren läßt.

Schuldgefühle

Es gibt zwei Arten von Schuldgefühlen:

1. Schuldgefühle, die mit Ihrer Selbsteinschätzung zu tun haben, zum Beispiel, was für eine Art Mensch Sie sind, Ihre Eigenschaften, Dinge, die Sie getan haben, Dinge, die Sie tun wollen, oder Eigenschaften, von denen man Ihnen beigebracht hat, sie seien schlecht oder uninteressant.
2. Schuldgefühle, die Ihnen andere vermitteln, zum Beispiel, Sie seien verantwortlich für deren Stimmung oder Verfassung. Oder Sie sollen sich schuldig fühlen, weil Sie bis spät in die Nacht arbeiten oder weil Sie Geld für sich ausgeben.

Beide Arten von Schuldgefühlen sind eine der Hauptursachen für Streß.

Termine

Setzen Sie sich selbst einen Termin, oder lassen Sie sich einen setzen, und schon sind Sie auf dem besten Wege zum Streß. Sehen Sie sich Berufe oder Menschen an, für die Termine große Bedeutung haben, und Sie schauen in einen Abgrund streßbedingter Probleme. Der Grund liegt auf der Hand: Sowie der Termin näher rückt und die Aufgabe nach Erfüllung verlangt, steigt die Spannung.

Gereiztheit

Ist Gereiztheit eine Folge von Streß, oder ist es genau umgekehrt?

Erfreulicherweise spielt das keine Rolle, weil dieser Zustand mitbehandelt wird, wenn Sie darangehen, den negativen Streß aus Ihrem Leben zu verbannen. Es wird Sie freuen zu hören, daß dieser einer der am einfachsten auszuschaltenden Streßfaktoren darstellt.

Eitelkeit

«Aber ich bin doch nicht eitel!» werden Sie sagen. Vielleicht stimmt das auch, doch eine ganze Menge Streß entsteht nicht durch das, was Sie selbst von sich denken, sondern durch das, was Sie glauben, daß andere von Ihnen denken.

Wieviel Streß bedeutet es für Sie, wenn Sie entdecken, daß jemand anderes Sie für vulgär, unehrlich oder naiv hält? Wieviel Angst erfüllt Sie, wenn andere Ihnen vorwerfen, Sie seien keine gute Mutter, ein unfähiger Mitarbeiter, ein unzuverlässiger Freund oder ein Betrüger?

Ehrgeiz

Ehrgeiz steht in engem Zusammenhang mit Terminen. Sie müssen etwas innerhalb einer bestimmten Zeit erledigen und können es sich nicht zugestehen, dieses Ziel nicht zu erreichen.

Die Tatsache, daß Sie bestimmte Ziele erreichen wollen, muß nicht gleichbedeutend sein mit einem Streßfaktor; es gibt in der Tat Menschen, die sich durch Herausforderungen angespornt fühlen. Wenn jedoch die Ziele nicht ausreichend definiert sind – «Ich will reich sein», «Ich will Macht», «Ich will Ruhm» – oder wenn sie außerhalb Ihrer Möglichkeiten liegen oder außerhalb des Zeitrahmens, der Ihnen dafür zur Verfügung steht, dann stehen Sie natürlich unter Druck.

Frustration

Auf dem Weg zu einer wichtigen Sitzung bleiben Sie im Verkehr stecken, der Welt größter Langweiler nimmt Sie in Beschlag, Sie versuchen, einen Faden in ein nicht erkennbares Nadelöhr einzufädeln, Ihnen gelingt es wieder nicht, sich bei Ihrem Abteilungsleiter Gehör zu verschaffen – für sich genommen sind das zwar alles kleine alltägliche Unannehmlichkeiten, doch für viele Menschen stellen sie die größtmögliche Frustration dar.

Frustration führt zu negativem Streß.

Und umgekehrt: Je höher Ihr Basisstreßniveau liegt, desto leichter werden Sie sich frustrieren lassen. Wenn Sie das eine angehen, behandeln Sie auch das andere.

Befürchtungen

Furcht ist der größte emotionale Streßfaktor überhaupt. Sie befürchten, daß Ihr Partner sich mit einer anderen Frau trifft. Sie befürchten, das Finanzamt wird Ihnen den letzten Pfennig aus der Tasche ziehen. Sie befürchten, daß die Bemerkung, die Sie in der Kantine fallenließen, Ihrem Chef zugetragen wird. Sie befürchten, daß die ökologische Gedankenlosigkeit die Erde zugrunde richten wird.

Befürchtungen dieser Art richten sich in der Regel auf Dinge, die noch nicht geschehen sind und vermutlich auch niemals geschehen werden. Was Sie befürchten, ist, daß sie geschehen *könnten*. Im Extremfall wissen Sie gar nicht, vor was Sie sich fürchten – Sie haben lediglich das unangenehme Gefühl, daß etwas passieren könnte.

Wen wundert's, daß sich ein Mensch mit derart unlogisch anmutenden Gefühlen gestreßt fühlt?

Wollust

Vereinen Sie Habgier, Neid und Wollust, und Sie haben ein absolut tödliches – wenn auch vielleicht unterhaltsames – Trio von negativen Streßfaktoren beieinander.

Für viele Menschen ist Lust eine machtvolle Triebfeder. Sie verschleiert logisches Denken und macht normalerweise ausgeglichene Menschen blind für Verrücktheiten, Gefühllosigkeit und Selbstzerstörung. Doch genau wie der Ehrgeiz wird auch die Lust häufig von hohen Erwartungen begleitet (eine Ursache für Streß), die ihrerseits zu Frustrationen führen können (eine andere Ursache für Streß), wenn sie unerfüllt bleiben.

Die negative Wirkung von stressigen Situationen hängt von drei Dingen ab:

1. *Lassen sich die stressige Situation und ihre Folgen vorhersehen?*
2. *Kann die Situation in irgendeiner Weise beeinflußt werden?*
3. *Erhält man angesichts dieser Situation emotionale Unterstützung von anderen?*

Voraussetzungen für Ruhe und Entspannung

Ein Mensch in Streß, Angst oder Unruhe wünscht sich nichts mehr als Ruhe, und doch ist für ihn kein Ziel schwerer greifbar als dieses. Dann, wenn man sie am nötigsten braucht, scheint die Ruhe unerreichbar zu sein. Selbst der Versuch, sie zu erlangen, trägt weiter zur Frustration bei und verstärkt den ursprünglichen Zustand.

Im Grunde ist es ganz leicht, ruhig zu werden – wenn man weiß wie.

Erinnern Sie sich an frühere Zeiten, als Sie noch vollkommen ruhig waren? Was haben Sie damals getan? Wie haben Sie damals gelebt? In welcher Gemütsverfassung waren Sie?

Alle Zeiten von Ruhe und Frieden haben stets folgende Eigenschaften gemeinsam: Behaglichkeit, frische Luft und wenig Reize. Wenn Sie noch Motivation hinzufügen, ergibt sich eine schlagkräftige Kombination gegen Streß.

Dies sind die Voraussetzungen für Ruhe und Entspannung.

Behaglichkeit

Einer der größten, jedoch meist unbeachteten Störfaktoren bei der Suche nach Ruhe ist körperliches Unbehagen: unbehagliche Temperaturen, unbequeme Sitzgelegenheiten, beengende Kleidung. Zum Glück lassen sich diese Bedingungen relativ leicht ändern.

Die ideale Zimmertemperatur zum Entspannen liegt ein klein wenig *über* der, die allgemein für am angenehmsten gehalten wird (20 °C). Etwa ein Grad mehr wäre für die meisten Menschen richtig. Wenn Sie natürlich aus der Gluthitze kommen, liegt die ideale Temperatur etwa ein Grad niedriger.

Wichtig für Ihr Wohlbefinden ist auch, wie Sie sitzen und liegen, wenn Sie sich entspannen wollen. Dabei kommt es weniger darauf an, die entsprechenden Möbel bequem zu finden, als vielmehr Unbequemlichkeit zu vermeiden. Ein einfacher Stuhl mit einer geraden Rückenlehne zum Beispiel ist für die meisten Menschen ein idealer Platz zum Entspannen, obwohl dies nicht den üblichen Vorstellungen von einem «bequemen Sitzmöbel» entspricht.

Eine weitere bedeutende «Behaglichkeits-Größe» von sofort spürbarer Wirkung ist Ihre Kleidung. Sofern möglich, machen Sie folgenden Versuch, und Sie werden sich augenblicklich entspannter fühlen: Ziehen Sie Ihre Schuhe aus, nehmen Sie die Krawatte ab, öffnen Sie den obersten Knopf von Bluse oder Hemd, lockern Sie den Gürtel, öffnen Sie den Verschluß Ihres Büstenhalters, ziehen Sie sich «etwas Bequemes» an.

Frische Luft

Haben Sie sich jemals gefragt, warum Sie sich auf dem Land ruhiger fühlen als in der Stadt?

Vermutlich schreiben Sie es der Abwesenheit von Lärm zu. Aber Sie können an einem Strand sitzen, umgeben vom Tosen der Brandung, und doch tiefe Ruhe finden.

Grund ist die Weite und die frische Luft.

Deshalb findet man mehr Entspannung bei einem Spaziergang auf einem Feldweg, als wenn man durch eine geräuscharme Vorstadtstraße geht. Deshalb entspannt Segeln auf dem offenen Meer stärker als auf einem See im Park. Deshalb ist Arbeiten an einem Fensterplatz entspannender als an einer Innenwand.

Frische Luft ist eines der besten Mittel, um Streß und innere Unruhe auszugleichen. Es kann die Weite des offenen Landes oder ein Stuhl am geöffneten Fenster sein – in jedem Fall stellt frische Luft die Grundlage vieler Entspannungstechniken dar.

Zynische Städter versuchen diese Empfehlung gerne als langweilig und unsozial zu diskreditieren. Sie sagen, Entspannung bestünde für sie aus stimulierenden Reizen und nicht aus Leere und Schweigen.

Diese Aussage klingt genauso richtig und überzeugend wie die eines Rauchers, der behauptet, Zigaretten würden ihn entspannen, oder die eines Kaffeetrinkers, der meint, ein starker Kaffee beruhige die Nerven.

In diesem Buch geht es nicht um Tabak- oder Kaffeekonsum. Ich erwähne dies nur, um darauf hinzuweisen, daß beide Stimulanzien (Aufputschmittel) sind und als solche das Nervensystem *anregen* und nicht entspannen. Das gleiche gilt für Alkohol, Marihuana, laute Musik, schnelles Autofahren, Süßigkeiten und vieles andere mehr.

Wenn Sie Entspannung suchen, wenn Sie schnell etwas Ruhe brauchen, verzichten Sie auf Stimulanzien.

Anstelle einer Tasse Kaffee trinken Sie ein Glas Wasser oder Kräutertee. Statt eine Zigarette zu rauchen, wenden Sie eine der im folgenden beschriebenen Techniken an. Statt das Radio oder den Fernseher einzuschalten, genießen Sie die Stille. Statt sich in die nächstbeste Unterhaltung zu stürzen, gehen Sie für ein paar Minuten vor die Tür, um abzuschalten.

Dieser Verzicht auf Reize – zumindest für die Zeit, in der Sie sich bemühen, Ruhe zu finden – stellt ein wichtiges Gegengewicht zu Streß und innerer Unruhe dar. Er ist für die meisten Entspannungs- und Meditationstechniken von großer Bedeutung.

Stille

Schwer Gestreßte und Ängstliche meiden sie, die Stille. Sie behaupten und glauben oft auch, daß Stille ihr Streßniveau noch weiter erhöht. Lassen Sie sich nicht täuschen.

Wie fast alle Süchte ist auch der Streß trügerisch. Genau wie die Nikotinabhängigkeit Sie davon überzeugen will, daß Sie eine Zigarette zur Entspannung brauchen, oder die Koffeinabhängigkeit Ihnen suggeriert, Sie bräuchten einen Espresso, um locker zu werden, genauso will Ihnen Ihr Streßzustand weismachen, daß Lärm zur Entspannung gehört; vielleicht versucht er sogar, Ihnen Stille als stressig zu verkaufen.

Deshalb versuchen gestreßte Menschen, Stille um jeden Preis zu vermeiden; sie haben so oft wie möglich das Radio an und ergehen sich in bedeutungslosem Geschwätz, nur um die Lücken im Geräuschpegel zu füllen.

Wenn Sie Frieden und Entspannung finden wollen, suchen Sie die Stille. Nehmen Sie sie in sich auf, tauchen Sie in sie ein, verharren Sie so lange wie möglich in ihr; denn in der Stille finden Sie die Ruhe.

Vielleicht haben Sie schon einmal vom «Isolationstank» (englisch *float tank*) gehört. Begeisterte Anhänger dieser Entspannungsmethode preisen den wunderbaren Zustand der Ruhe (vorausgesetzt, man ist nicht klaustrophobisch), der sich einstellt, wenn man in den lichtundurchlässigen Tank steigt und sich in einer Salzlösung treiben läßt – in vollkommener Stille.

Setzen Sie sich einmal in eine Kirche oder ein anderes Gotteshaus. Bleiben Sie für ein paar Minuten sitzen und meditieren Sie, oder versuchen Sie, an nichts Bestimmtes zu denken. Nehmen Sie die Atmosphäre der Ruhe und des Friedens in sich auf, die diesen Ort umgibt. Sie werden sich innerhalb kürzester Zeit entspannt fühlen.

Stille ist eines der mächtigsten Gegenmittel gegen Streß und innere Unruhe – vor allem, wenn man sie kreativ nutzt.

Stille liegt den meisten Entspannungs- und Meditationstechniken zugrunde. Von der Stille zur Ruhe sind es nur einige wenige kleine Schritte.

Motivation

Wenn Sie sich besonders unruhig oder gestreßt fühlen, können Sie sich am ruhigsten Fleck der Erde befinden, die Situation kann noch so angenehm sein, Sie können ganz auf Stimulanzien verzichten, und Sie werden trotzdem nicht erreichen, was Sie wirklich wollen.

Um Ruhe zu finden, müssen Sie motiviert sein, aktiv danach zu suchen. Das ist positives Denken im Einsatz. Je mehr Sie glauben, daß Sie etwas erreichen können, desto eher wird es eintreten.

Sie *können* die negativen Auswirkungen von Streß und innerer Unruhe mit minimalem Aufwand abschütteln. Sie können in Situationen völlig gelassen bleiben, von denen Sie glaubten, Sie würden sie nie bewältigen. Sie können sogar einen beruhigenden Einfluß auf die Menschen um Sie herum ausüben.

Vielleicht haben Sie es noch nicht bemerkt, aber Sie sind bereits auf dem besten Weg. Im Augenblick sind Sie näher an Ruhe und Frieden als die meiste Zeit sonst – allein dadurch, daß Sie dieses Buch lesen.

Voraussetzungen für Ruhe und Entspannung

Behaglichkeit
Behaglichkeit schaffen – in der Umgebung, beim Sitzen und bei der Kleidung – ist eine schnelle und einfache Methode, um den Weg für die Entspannung zu ebnen. Ideal sind ein warmes Zimmer, ein Stuhl mit gerader Lehne, lockere Kleidung und Ablegen der Schuhe.

Frische Luft
Frische Luft kann meistens viel von dem Druck nehmen, wenn Sie sich gestreßt oder unruhig fühlen. Ein Rundgang durch den Park bringt mehr, als in einer dichtgedrängten Schlange fürs Kino anzustehen, ein Stuhl am offenen Fenster mehr als einer, der zwischen anderen eingeklemmt ist.

Reizarmut
Verzicht auf Reize verhindert die Erregung des Nervensystems. Streßzustände und Abhängigkeiten wollen Sie glauben machen, zur Entspannung seien bestimmte Stimulanzien notwendig.

Stille
Stille (oder ein Gefühl der Stille) ist eines der stärksten Gegengewichte zu Streß und innerer Unruhe. Fast alle Entspannungs- und Meditationstechniken legen großen Wert darauf. Suchen Sie die Ruhe in der Stille, wann immer es Ihnen möglich ist.

Motivation
Motivation ist die allerwichtigste Voraussetzung. Sosehr Sie sich auch wünschen, daß äußere Umstände für Sie arbeiten, der einzige Weg, wirkliche Ruhe zu finden, ist, die Verantwortung dafür zu übernehmen und aktiv zu werden.

Schlechtes in Gutes verkehren

Die schädlichen Wirkungen von negativem Streß können – zumindest vorübergehend – aufgehoben werden, indem man die körperlichen oder seelischen Symptome «umkehrt». Das ist der grundlegende Ansatz von *Wege zur Ruhe*. Das entspricht zwar nicht dem Ganzheitlichkeitsgedanken, aber es funktioniert wunderbar.

Viele der im folgenden beschriebenen Techniken stellen lediglich Umkehrungen der Zustände dar, die negativen Streß verursachen oder von diesem hervorgerufen werden. Wenn Sie beispielsweise wissen, daß angespannte Kiefermuskeln zu Spannungskopfschmerz führen, dann lockern Sie die Kiefermuskeln, und der Spannungskopfschmerz läßt nach. So leicht kann es sein! (Wie Sie dagegen Ihre Kiefermuskeln richtig lockern, ist eine andere Sache.)

So einfach diese Techniken sind, so wirksam sind sie auch. Ob sie ihre Wirkung einzeln oder in Kombination entfalten, müssen Sie für sich selbst herausfinden. Sie funktionieren jedenfalls. Und wenn Sie mit einer positiven Grundeinstellung an sie herangehen, werden sie für Sie arbeiten.

Es gibt vier Möglichkeiten, Streß abzulegen und Ruhe zu finden: spirituell, emotional, intellektuell und körperlich.

Wir konzentrieren uns auf die letzten drei. Wenn Sie sich mit diesen drei Bereichen ausführlich auseinandergesetzt haben, ergibt sich der vierte meist von selbst.

Die Verwendung aller vier Wege in Kombination macht ganzheitliche Streßbewältigung aus.

Der spirituelle Weg

Er steht in diesem Buch zwar nicht im Mittelpunkt, wird aber von den meisten für die tiefgehendste und sicherste Methode gehalten, um wahre Ruhe zu finden.

Der emotionale Weg

Für viele Menschen gibt es keinen anderen Weg zur Ruhe: Streß, der von emotionalen Faktoren verursacht wird, kann auch nur mit Hilfe der Gefühle abgewehrt werden. Dieses Buch enthält viele solcher Hilfsmittel, Techniken, die das Bewußtsein ebenso ansprechen wie das Unterbewußtsein.

Der intellektuelle Weg

Sie müssen sich fragen: «Wie kann ein intelligenter, vernünftiger Mensch Opfer von so etwas Unlogischem wie Streß werden?» Dieses Buch geht davon aus, daß viele von uns – vor allem die, die sich durch ein Buch wie dieses durcharbeiten – vom Verstand beherrscht werden. Viele der folgenden Techniken setzen daher am Intellekt an.

Der körperliche Weg

Das ist der grundlegendste Weg von allen und vielleicht der, der seine wohltuende Wirkung am deutlichsten offenbart. Hierzu gehören Techniken wie Akupressur, Massage, Ernährung sowie Hilfsmittel, die bei Streß Erleichterung verschaffen.

Teil 2

Schnelle Wege zur Ruhe

Der Atem des Lebens

Das erste, was an einem gestreßten Menschen auffällt, ist seine Art zu atmen und seine Art zu sprechen. Achten Sie einmal darauf!

Ein nervöser Mensch atmet in flachen, raschen Atemzügen; und er spricht schneller, hektischer als normal. Wenn Sie mit einem solchen Menschen ein Gespräch beginnen, übernehmen Sie innerhalb kurzer Zeit dieses Verhalten: Ihre Atmung wird flacher und schneller, Ihre Sprechgeschwindigkeit und Ihr Sprechrhythmus passen sich Ihrem Gesprächspartner an. (Dieses bekannte psychologische Phänomen nennt man auf englisch *pacing*, das heißt *das Tempo angeben*. Daher sollten Sie gestreßte Menschen meiden, wenn Sie selbst ruhig bleiben wollen.)

Flaches Atmen erhöht die Kohlendioxidkonzentration im Blut. Wenn sie zu hoch wird, verengen sich die Blutgefäße im ganzen Körper. Das wiederum verringert die Sauerstoffzufuhr zum Gehirn – oft um mehr als zwanzig Prozent – und ruft Benommenheit, Verspannung und Kopfschmerzen hervor (Abb. 9).

Was charakterisiert nun einen ruhigen, entspannten Menschen? Er atmet langsam und tief, fast träge. Seine Redeweise ist ruhig und entspannt.

Stellen Sie sich vor, Sie stehen gerade unter Streß oder sind in Hektik, und dann treffen Sie auf jemanden, der völlig entspannt ist: Das wird Sie erst recht nervös machen. (Sie merken das daran, daß Sie ungeduldig reagieren: «Ich habe jetzt keine Zeit für einen Schwatz» oder so ähnlich.) Denken Sie mal daran, wie sich Leute im Büro verhalten, wenn ein Kollege nach vier Wochen Urlaub wiederkommt und versucht, seinen Arbeitsrhythmus wiederzufinden. Seine verlangsamte Art, zu sprechen und zu atmen, läßt seine Kollegen ihren momentanen Streß oft noch stärker empfinden.

Auch wenn Sie sich dessen vielleicht noch nicht bewußt sind: Die Art und Weise, wie Sie atmen, hat enormen Einfluß darauf, wie Sie sich fühlen. Das macht sich besonders bemerkbar, wenn Ruhe und Entspannung eintreten.

Abb. 9
Die körperlichen Auswirkungen flacher Atmung

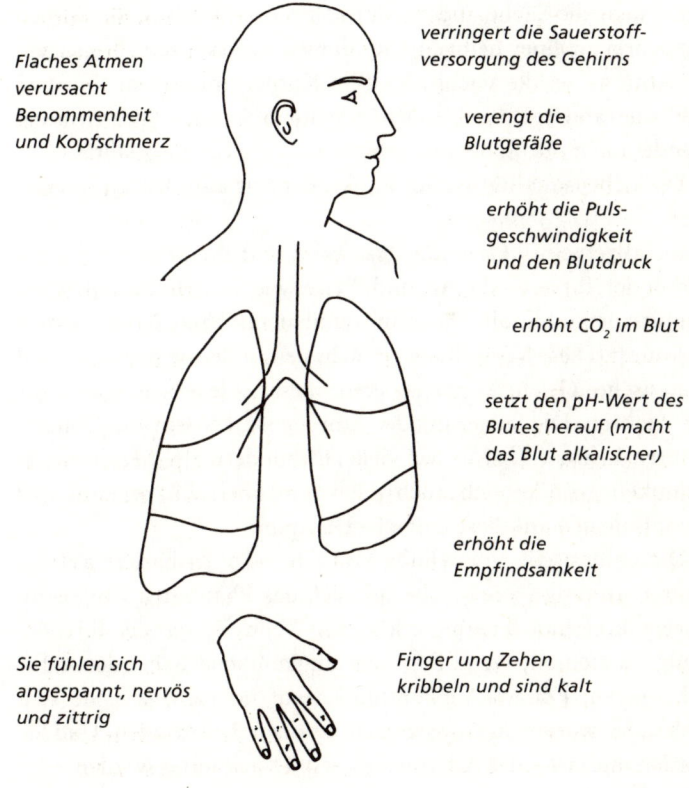

Flaches Atmen verursacht Benommenheit und Kopfschmerz

verringert die Sauerstoffversorgung des Gehirns

verengt die Blutgefäße

erhöht die Pulsgeschwindigkeit und den Blutdruck

erhöht CO_2 im Blut

setzt den pH-Wert des Blutes herauf (macht das Blut alkalischer)

erhöht die Empfindsamkeit

Sie fühlen sich angespannt, nervös und zittrig

Finger und Zehen kribbeln und sind kalt

Fragen Sie jemanden, was Atmen für ihn bedeutet, und Sie werden in den meisten Fällen mit einem verständnislosen Blick bedacht. Man atmet eben, aber das ist doch keiner weiteren Diskussion oder gar Untersuchung wert.

Wer schon einmal einen Kurs zur Streßbewältigung besucht und bereits erfahren hat, wie es ist, wenn man sich ganz ruhig fühlt, sieht die Sache anders. Für solche Menschen kann Atmen fast schon zu einer heiligen Handlung geworden sein. Sie sagen, die Atmung sei die wichtigste aller Körperfunktionen. Warum? Weil alle anderen Funktionen von ihr abhängen; die Atmung spendet nicht nur Leben, sie erhöht auch die Lebensqualität.

Die Lebensqualität ist der Punkt, der uns am meisten interessiert.

Ihr allgemeiner Gesundheitszustand und Ihr Wohlbefinden – und in der Tat auch die Art und Weise, wie Sie denken, sowie Ihr Gemütszustand –, all das ist untrennbar mit Ihrer Art zu atmen verknüpft. Diese Vorstellung ist nicht neu. Indische Mystiker und chinesische Gelehrte propagieren dieses Ideal seit mehr als 5000 Jahren. Die Steuerung der Atmung ist das zentrale Element in ihren Lehren. Ebenso wie viele jahrhundertealte Meditationstechniken gründet sich auch die kaum übersehbare Zahl von Kampfkünsten auf diese einfache Disziplin.

Die chinesische Vorstellung von Chi oder Ki basiert auf gelenkter Atmung (vereinfacht läßt sich das Phänomen Chi als im Körper kreisende Energie erklären). Wenn Sie lernen, Ihre Atmung zu steuern, wenn Sie diese unglaubliche Lebenskraft für sich nutzen, können Sie Einfluß darauf nehmen, wie Sie sich fühlen. Sie werden in stressigen Situationen Ruhe finden. Und Sie werden mit fast jeder Art von äußerem Druck fertig werden.

Lernen Sie wieder zu atmen

Die Atmung ist insofern einzigartig, als sie die einzige unwillkürliche Körperfunktion darstellt, die wir bewußt steuern können.

Richtig atmen zu lernen, ist einfach; nach ein paar Minuten können auch Sie es. Dauernd so zu atmen, kostet jedoch Mühe und Konzentration.

Bevor wir uns die Techniken näher ansehen, die zum richtigen Atmen gehören, werfen wir einen Blick auf die Stoffwechselvorgänge, die zur Atmung gehören. Wir beginnen in der Lunge.

Abb. 10

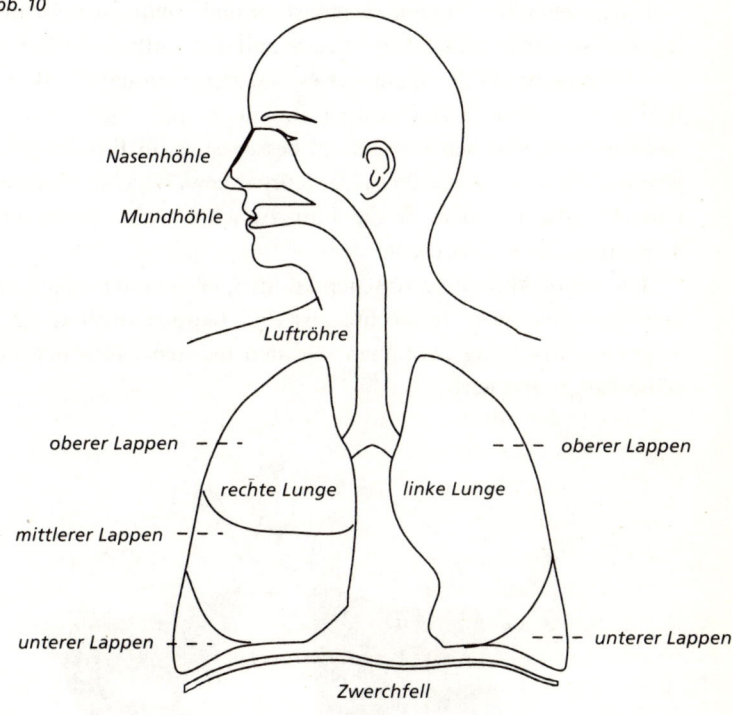

Nasenhöhle

Mundhöhle

Luftröhre

oberer Lappen — | - · · · — — oberer Lappen

rechte Lunge · · linke Lunge

mittlerer Lappen — | —

unterer Lappen — · — · · · · — — · unterer Lappen

Zwerchfell

Wunderwerk Lunge

Richtiges Atmen ist mehr, als Luft in die Lungen hineinzuziehen und dann wieder herauszudrücken. Im Idealfall nehmen Sie so viel Luft auf, wie Ihre Lungen fassen können.

Tiefes Atmen ist eine reinigende und ganzheitliche Erfahrung. Wenn Sie diese Erfahrung erst einmal gemacht haben, werden Sie staunen, welch intensive und energetisierende Wirkung es hat.

Die wenigsten Menschen atmen jedoch so. Die meisten nutzen nur einen Teil ihres Lungenvolumens, und selbst wenn sie versuchen, tief zu atmen, gelingt es ihnen nicht, es ganz auszuschöpfen.

Um zu verstehen, warum das so ist, braucht man etwas Grundlagenwissen über die Funktionsweise und den Aufbau der Lunge. Die Hauptaufgabe der Lunge ist es, Sauerstoff in den Blutkreislauf hinein- und Kohlendioxid aus ihm herauszubringen. Je mehr Sauerstoff sie abgeben kann, desto besser ist es für Ihre körperliche und seelische Gesundheit. Der Körper bewerkstelligt das, vereinfacht gesagt, indem er die Luft zwischen Atmosphäre und Lungenbläschen austauscht.

Wie Sie in Abbildung 10 sehen können, besteht der linke Lungenflügel aus zwei, der rechte aus drei Lappen. Abbildung 11 zeigt, wie das Lungenvolumen von den meisten Menschen nur teilweise genutzt wird.

Abb. 11

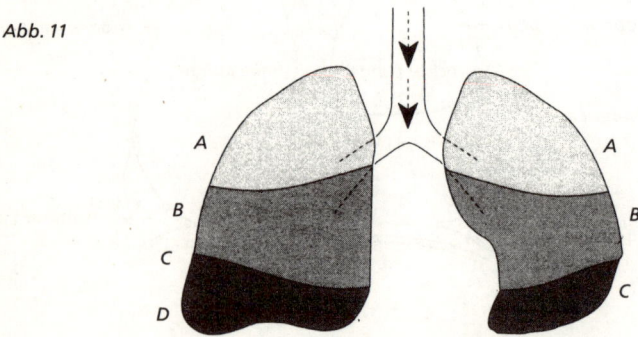

Die meisten Menschen, die viel sitzen, benutzen nur den oberen Lappen jedes Lungenflügels (A in Abbildung 11). Sie atmen oft, aber ihr Brustkorb bewegt sich dabei wenig bis gar nicht. Eine solche Atmung ist nicht nur ineffizient, sondern sie läßt sogar den größeren Teil der Lunge unversorgt mit frischer Luft.

Verbreiteter, vor allem bei etwas sportlicheren Leuten, ist die «mittlere Atmung» (oder Brustatmung), mit der das Lungenvolumen besser ausgeschöpft wird (B in Abbildung 11). Dabei zieht sich die Zwischenrippenmuskulatur zusammen und bewegt die Rippen nach außen und nach oben, so daß mehr Luft in die Lungen gelangen kann. Aber immer noch gelangt in die Hälfte der Lunge keine frische Luft.

Nur bei tiefer Atmung (der sogenannten Vollatmung) wird das gesamte Lungenvolumen ausgenutzt (C in Abbildung 11): Die Lunge füllt und entleert sich mit jeder Ein- und Ausatmung. Wieder bewegt die Zwischenrippenmuskulatur die Rippen nach oben und nach außen, doch dieses Mal zieht sich auch das Zwerchfell zusammen und gibt Raum nach unten. Darüber hinaus erreicht man mit tiefer Atmung auch den wenig benutzten unteren rechten Lungenlappen (D in Abbildung 11) und kann dann die größtmögliche Menge verbrauchter Luft ausatmen.

Wie wichtig es ist, diese verbrauchte Luft auszuatmen?

Zweifellos gibt es nichts Besseres als frische Luft. Normalerweise bleibt jedoch nach dem Ausatmen etwas Luft in den Lungen oder den Luftwegen zurück. Diese verbleibende Luft wird *Totraum* genannt. Wenn wir davon ausgehen, daß ein Mensch im Schnitt sechs Liter (= 6000 Kubikzentimeter, Abkürzung cm^3) Luft pro Minute einatmet (das bedeutet, es sind anschließend sechs Liter verbrauchte Luft auszuatmen) und einen Totraum von 150 Kubikzentimetern hat, dann können wir ziemlich schnell die Auswirkungen der verschiedenen Arten von Atmung sehen.

Atmung Typ	Eingeatmete Luft (cm³) pro Atemzug	Atemzüge pro Min. (um auf den Durchschnitt von 6000 cm³ pro Minute zu kommen)	Totraum pro Min. (150 cm³ mal Atemzüge pro Minute)	Ausgeatmete verbrauchte Luft (Durchschnittsvolumen pro Minute minus Totraum pro Minute)
A1	150	40	6000	0
A2	250	24	3600	2400
B	500	12	1800	4200
C	1000	6	900	5100

Ein Mensch mit einer extrem flachen Atmung (A1 in der Tabelle), der 40 Atemzüge pro Minute machen müßte, würde keine verbrauchte Luft ausatmen und bald nicht mehr unter uns weilen. Ein typischer Vertreter der «Flachatmer» (A2 in der Tabelle) atmet nur eine geringe Menge der verbrauchten Luft aus und benutzt seine Lunge höchst ineffektiv.

Ideal für die normale Atmung sind etwa 12 Atemzüge pro Minute (B in der Tabelle). Durch tiefes, langsames Atmen mit noch größerem Volumen (C in der Tabelle) treten Ruhe und Entspannung ein. Wenn die tiefe Atmung (Vollatmung) ganz natürlich kommt und geht – was durchaus möglich ist –, bringen Sie nicht nur die größtmögliche Menge Sauerstoff in Ihren Körper hinein, sondern Sie atmen auch die größtmögliche Menge verbrauchter Luft wieder aus.

Drei Faktoren beeinflussen Ihre Atmung: Gewohnheit, Körperhaltung und Technik.

Falsche Gewohnheit kann oft nicht ohne weiteres korrigiert werden. Flaches Atmen über längere Zeiträume hinweg führt zu einer Schwächung des Zwerchfells und der Bauchmuskulatur (die die Atmung unterstützt); dadurch können sie nicht mehr richtig funktionieren.

Auch Ihre Körperhaltung spielt dabei eine entscheidende Rolle. Selbst wenn die Schultern nur leicht nach vorn fallen, verringert sich das Volumen des Brustkorbs; das führt dazu, daß man eher mit seinen oberen Anteilen (flach) atmet als mit den Rippen und dem Zwerchfell.

Korrigieren Sie Ihre Haltung, und Erstaunliches wird geschehen. Dehnen Sie Ihren Brustkorb: Größere Mengen Luft strömen in die unteren Lungenabschnitte, umgekehrt werden mehr Abfallstoffe hinausgeschafft, und die Spannung der Muskeln im Bereich von Magen und Rippen läßt nach. Und sobald diese Spannung nachläßt, atmen Sie automatisch richtig.

Selbst wenn Sie Ihre Körperhaltung ändern und sich aufs tiefe Atmen konzentrieren, sind Sie noch meilenweit von wirklich effizienter Vollatmung entfernt. Denn was wir bislang diskutiert haben, ist gerade mal das Prinzip richtigen Atmens. Die Techniken, die es ermöglichen, stehen auf einem ganz anderen Blatt.

Wenn Sie sich die Abbildungen 12 und 13 ansehen, erkennen Sie, daß das, was die meisten Menschen unter tiefer Atmung verstehen (A), tatsächlich ein ziemlich großes Luftvolumen umfaßt. Dabei wird jedoch die Brust herausgedrückt, die oberen Lungenanteile sind gebläht, und das Ganze sieht völlig unnatürlich aus.

Betrachten Sie (B), und Sie sehen, daß die Lungenkapazität deutlich erhöht ist, ohne die Brust herauszudrücken oder die Schultern zu heben. Wir nennen das die Power-Atmung.

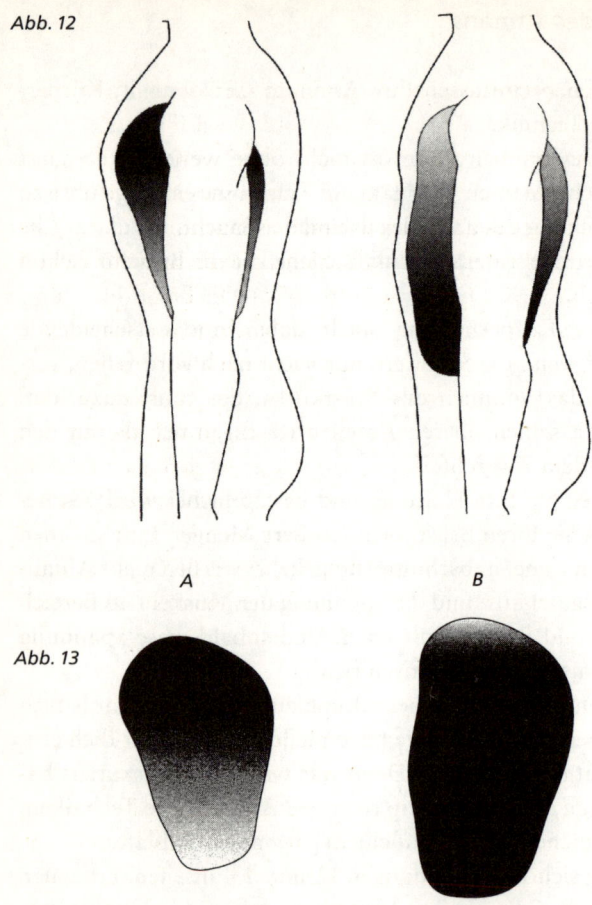

Abb. 12

A   B

Abb. 13

Die Power-Atmung

Jeder, der Saxophon spielt, Gesangsunterricht nimmt, meditiert oder fernöstliche Kampfsportarten ausübt, wird Ihnen erklären, daß Vollatmung oder Power-Atmung beim Zwerchfell anfängt. Aber wie 99 Prozent der Bevölkerung haben Sie nicht die leiseste Ahnung, was das bedeutet oder wie man es macht.

Das Zwerchfell ist eine Muskelschicht, die die Brusthöhle von der Bauchhöhle trennt (siehe Abb. 10, S. 71). Die Brusthöhle birgt die Lungen, die der von den Rippen gebildete Brustkorb schützend umgibt; nach unten wird sie vom Zwerchfell abgeschlossen. Beim tiefen Atmen zieht sich die Zwischenrippenmuskulatur (Interkostalmuskulatur) zusammen, dabei bewegen sich die Rippen nach oben und außen; das Zwerchfell dagegen zieht sich zusammen und bewegt sich nach unten. Das geschieht bei allen Formen der Atmung in größerem oder kleinerem Ausmaß.

Wenn man richtig einatmet, zieht das Zwerchfell nach unten und gibt den Lungen Raum zur Ausdehnung. Bei der Ausatmung drücken die Bauchmuskeln das Zwerchfell nach oben gegen die Lungen – und pressen die Luft hinaus.

Die Power-Atmung übt mehr Druck auf das Zwerchfell und den Brustkorb aus als auf die oberen Anteile der Brust. Dadurch wird die Lungenkapazität deutlich erhöht, das Atmen fällt leichter und geht tiefer. Das ist deshalb von Bedeutung, weil tiefes Atmen den Körper dazu veranlaßt, Endorphine auszuschütten, das sind Hormone mit beruhigender Wirkung.

Man braucht nicht mehr als hier und da ein paar Minuten Zeit, um das zu lernen.

Der Kolben

Versuchen Sie, sich folgendes vorzustellen: Ihre Lungen sind ein einziges zylindrisches Gefäß, in das Luft hineingepreßt werden soll.

Wenn Sie jetzt einatmen, denken Sie sich einen Kolben, der die Luft auf den Boden dieses Zylinders drückt. Das obere Ende des Zylinders (Ihre Brust) dehnt sich kein bißchen, nur das elastische Zwerchfell senkt sich, um der Luft nachzugeben (Abb. 14).

So funktioniert die Power-Atmung.

Schauen Sie in den Spiegel, wenn Sie es probieren. Achten Sie darauf, daß sich Ihre Schultern nicht bewegen. Sobald das klappt, versuchen Sie es, ohne die Brust hinauszudrücken.

Abb. 14

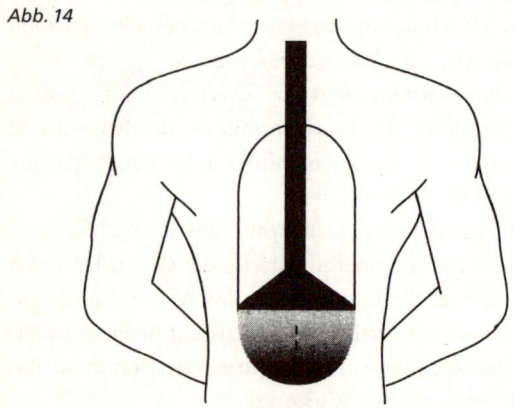

Hände auf die Hüften

Um zu spüren, wie sich das Zwerchfell ausdehnt, wenn Sie richtig atmen, legen Sie die Hände auf die Hüften (Abb. 15). Die Daumen liegen in der Taille und die Finger auf dem Bauch unterhalb des Nabels.

Atmen Sie nun ein, ohne daß sich die Schultern heben und die Brust sich herausdrückt. Atmen Sie so lange ein, bis Sie fühlen, wie sich Bauch und Flanken unter Ihren Fingern ausdehnen. Vergewissern Sie sich, daß die Schultern ihre Lage nicht verändern.

Sobald sich das Zwerchfell ausdehnt, um Ihrem Atem nachzugeben, spüren Sie, wie Bauch und Flanken herausdrücken.

Atmen Sie nun langsam und gleichmäßig aus, bis Sie fühlen, wie sich Bauch und Flanken senken.

Abb. 15

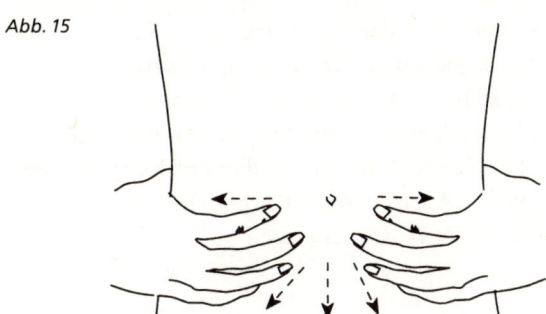

Auf den Rücken legen

Die nächste Übung zeigt, daß Power-Atmung nicht nur einfach zu verstehen, sondern auch einfach nachzumachen ist. Dazu müssen Sie sich flach hinlegen.

Legen Sie Ihre Hände mit ausgestreckten Fingern auf den Unterbauch, und drücken Sie diesen mit Hilfe der Bauchmuskeln so weit heraus, daß er sich richtig vorwölbt.

Dann ziehen Sie den Bauch mit den Bauchmuskeln wieder ein, so weit, wie Sie können. Dabei hebt sich Ihr Brustkorb.

Wiederholen Sie diese Übung so lange, bis Ihnen eine schaukelnde Bewegung gelingt; vom Bauch zur Brust zum Bauch zur Brust...

Nun können Sie Ihren Atem mit Hilfe der Muskulatur regulieren. Versuchen Sie, Ihre Atmung so sanft und mühelos wie möglich zu gestalten. Der Atem kommt und geht in einem scheinbar endlosen Strom. Halten Sie nach dem Einatmen möglichst nicht die Luft an.

Und jetzt ganz langsam...

- einatmen durch die Nase, der Bauch hebt sich
- ausatmen durch den leicht geöffneten Mund (pfff...), der Bauch senkt sich
- einatmen durch die Nase, der Bauch hebt sich
- ausatmen durch den leicht geöffneten Mund (pfff...), der Bauch senkt sich
- einatmen, der Bauch hebt sich – und jetzt pressen Sie den Sauerstoff in Ihre Hände, Ihre Füße und in den Kopf. Spüren Sie, wie er durch die Adern in diese Körperteile strömt?
- ausatmen (pfff...), der Bauch senkt sich

Mit der Atmung kommt die Ruhe

Spüren Sie, wie die ganze Spannung beim Atmen aus Ihrem Körper hinaus und in den Fußboden fließt. Spüren Sie, wie sie aus Ihren Poren tritt, wie sie sich an den Stellen auflöst, wo Ihr Körper mit dem Boden Kontakt hat. Spüren Sie, wie sich Ihre Muskeln lockern, sobald die Spannung austritt.

Was Sie hier üben, ist das Kernstück der Power-Atmung. Machen Sie die gleiche Muskelbewegung im Stehen. Üben Sie mehrmals am Tag, bis Sie sich vertraut damit fühlen.

Wir haben hier zwar eine etwas übertriebene Form der Power-Atmung vorgestellt – zumindest war die Art, wie Sie zuerst Ihre Bauchmuskeln bewegen sollten, übertrieben –, aber sie gibt Ihnen ein Gefühl für diese kraftvolle Atmung.

Das also steckt hinter der Redewendung «dreimal tief durchatmen».

Die Power-Atmung

Rufen Sie sich die Voraussetzungen für Ruhe und Entspannung in Erinnerung (siehe S. 58).

Atmen Sie tief durch die Nase ein. Tun Sie dies ohne Zwang – Sie heben weder die Schultern noch drücken Sie die Brust heraus.

Halten Sie für eine Sekunde inne. Pressen Sie den Sauerstoff in Hände, Füße und in den Kopf.

Atmen Sie langsam durch den leicht geöffneten Mund aus.

Wiederholen Sie den Vorgang einige Male. Lassen Sie Ein- und Ausatmen so ineinander übergehen, daß die Luft scheinbar endlos ein- und ausströmt.

Spüren Sie, wie beim Ausatmen die Spannung aus Ihrem Körper in den Boden fließt. Wenn die Atmung automatischer kommt und geht, konzentrieren Sie sich auf die Spannung, die aus Ihrem Körper austritt – über die Fußsohlen, wenn Sie stehen, oder über die Haut am Rücken, wenn Sie liegen.

Notfallübung Nr. 1

Diese Übung beruht auf der Grundstufe des Autogenen Trainings, einem der meistverbreiteten Entspannungsverfahren.

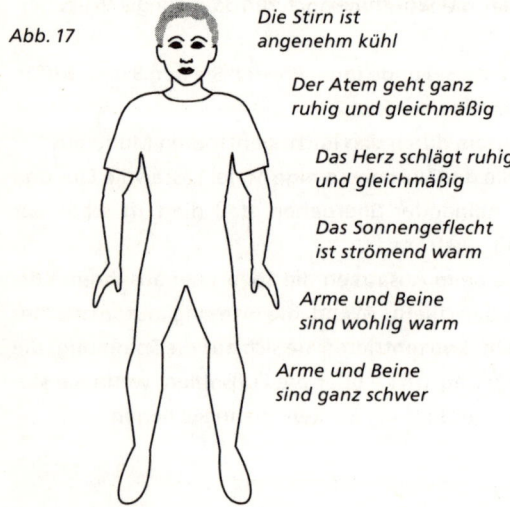

Abb. 17

Die Stirn ist angenehm kühl

Der Atem geht ganz ruhig und gleichmäßig

Das Herz schlägt ruhig und gleichmäßig

Das Sonnengeflecht ist strömend warm

Arme und Beine sind wohlig warm

Arme und Beine sind ganz schwer

Erster Schritt
Konzentrieren Sie sich auf Ihre Arme und Beine. Spüren Sie, wie sie schwer werden. Sagen Sie (im stillen) zu sich selbst: Mein rechter Arm ist ganz schwer. Mein linker Arm ist ganz schwer. Mein rechtes Bein ist ganz schwer. Mein linkes Bein ist ganz schwer. Wiederholen Sie das einige Male. Dann sagen Sie (immer im stillen): Arme und Beine sind ganz schwer.

Zweiter Schritt
Konzentrieren Sie sich auf Ihre Arme und Beine. Spüren Sie, wie sie warm werden. Sagen Sie zu sich selbst: Arme und Beine sind wohlig warm. Wiederholen Sie den Satz einige Male.

Dritter Schritt
Konzentrieren Sie sich auf Ihren Puls- oder Herzschlag. Fühlen Sie, wie ruhig er geht. Wiederholen Sie einige Male den Satz: Mein Puls geht ruhig und gleichmäßig.

Vierter Schritt
Konzentrieren Sie sich auf Ihre Atmung. Lauschen Sie dem Kommen und Gehen Ihres Atems. Sagen Sie zu sich: Der Atem geht ganz ruhig und gleichmäßig. Wiederholen Sie den Satz einige Male.

Fünfter Schritt
Konzentrieren Sie sich auf den Solarplexus (der Bereich zwischen Nabel und Brustbein). Spüren Sie, wie er warm wird. Denken Sie bei sich: Das Sonnengeflecht ist strömend warm. Wiederholen Sie den Satz einige Male.

Sechster Schritt
Zuletzt konzentrieren Sie sich auf Ihre Stirn. Spüren Sie, wie sie immer kühler wird. Sagen Sie zu sich: Die Stirn ist angenehm kühl. Wiederholen Sie den Satz einige Male.

Notfallübung Nr. 2

Erster Schritt
Rufen Sie sich ins Bewußtsein, daß richtiges Atmen der wirkungsvollste Weg ist, um Streß- und Unruhegefühle unter Kontrolle zu bringen.

Zweiter Schritt
Gehen Sie irgendwohin, wo es ruhig ist – das kann im Notfall auch das Badezimmer sein –, und nehmen Sie sich dreißig Sekunden Zeit, um Ihre Gedanken zu sammeln. Überlegen Sie, was Sie als nächstes tun wollen.

Dritter Schritt
Stellen Sie sich gerade hin, so gerade wie möglich: die Füße flach auf dem Boden, die Schultern zurückgenommen, das Kinn erhoben.

Vierter Schritt
Versuchen Sie, den Kopf freizubekommen, verbannen Sie alle Gedanken, wenigstens für einige Augenblicke.

Fünfter Schritt
Wenn es Ihnen guttut, sagen Sie *laut* zu sich selbst, wie ruhig, entspannt und friedlich Sie sich fühlen.

Sechster Schritt
Gehen Sie nun zur Power-Atmung über (siehe S. 81), aber denken Sie daran, nicht die Schultern zu heben und die Brust nicht hinauszudrücken.

Muskelentspannung

Altbewährtes

Jedes Buch über Entspannung enthält eine Reihe von Übungen zur Muskelentspannung, die man im Stehen, Sitzen oder Liegen ausführen kann. Weil es nun mal so Brauch ist, habe auch ich sie aufgenommen. Wenn Ihnen die Übungen zu wenig anschaulich sind oder Sie das Gefühl haben, das sei ein alter Hut, überspringen Sie die nächsten Seiten, und gehen Sie direkt zur «Antwort aus dem Fernen Osten» (S. 90).

Altbewährtes zum ersten

- Rufen Sie sich die Voraussetzungen für Ruhe und Entspannung in Erinnerung (S. 58).
- Egal ob Sie stehen, sitzen oder liegen, spannen Sie nun eine Muskelgruppe an, zum Beispiel in Armen oder Beinen.
- Dann lassen Sie locker. Wenn Sie es richtig machen, spüren Sie einen deutlichen Unterschied zwischen Anspannung und Entspannung. Nehmen Sie dieses Gefühl der Entspannung bewußt wahr.
- Spannen Sie jetzt eine andere Muskelgruppe an, zum Beispiel am Rücken, am Bauch, am Gesäß oder im Gesicht.
- Wieder locker lassen. Nehmen Sie das Gefühl der Entspannung bewußt wahr. Nehmen Sie es in sich auf. Versuchen Sie, es sich zu bewahren.
- Gehen Sie mehrmals durch alle Muskelgruppen.

Altbewährtes zum zweiten

- Rufen Sie sich die Voraussetzungen für Ruhe und Entspannung in Erinnerung (S. 58).
- Stellen Sie sich mit dem Rücken zur Wand. Spüren Sie, wie Hinterkopf, Schultern und Gesäß aufliegen.
- Atmen Sie tief ein, und heben Sie gleichzeitig langsam die Arme bis in Schulterhöhe.
- Halten Sie ein bis zwei Sekunden inne.
- Lassen Sie die Arme langsam wieder sinken, und atmen Sie gleichzeitig dabei aus.
- Wiederholen Sie die Übung zehnmal, bei Bedarf auch öfter.
- Wenn Sie die Übung abgeschlossen haben, bleiben Sie still und entspannt stehen, dabei atmen Sie tief, bis sich die Ruhe wie ein Mantel um Sie legt.

Altbewährtes zum dritten

- Atmen Sie im Stehen ein, und heben Sie die Schultern dabei langsam bis zu den Ohren an.
- Im Ausatmen lassen Sie die Schultern wieder langsam in die Ausgangsposition absinken. Wiederholen Sie die Übung vier- oder fünfmal.
- Lassen Sie Ihre rechte Schulter kreisen (vorwärts und rückwärts). Machen Sie dasselbe mit der linken Schulter.
- Lassen Sie beide Schultern gleichzeitig kreisen. Vier- bis fünfmal.
- Lassen Sie sie in die andere Richtung kreisen. Vier- bis fünfmal.
- Entspannen Sie Ihre Nackenmuskeln: Lassen Sie den Kopf langsam nach vorne sinken, bis das Kinn die Brust berührt. Richten Sie den Kopf wieder auf. Vier- bis fünfmal wiederholen.
- Neigen Sie Ihren Kopf zur rechten Schulter. Wiederaufrichten.
- Neigen Sie Ihren Kopf zur linken Schulter. Wiederaufrichten.
- Vier- bis fünfmal wiederholen.
- Mit gelockerter Nacken- und Schulterpartie stehen Sie nun ruhig und entspannt und atmen tief ein und aus.

Die Antwort aus dem Fernen Osten

Sie haben die ruhigen, harmonischen Bewegungen des Tai Chi (auch Schattenboxen genannt) sicher schon einmal gesehen. Millionen von Menschen in China und Hongkong praktizieren dieses Ritual jeden Morgen.

Vermutlich tun sie es weniger wegen des körperlichen Trainings, sondern weil sie spüren, wie sich dadurch innerer Friede und Wohlsein einstellen. Schon das Zuschauen ist entspannend.

In seiner ursprünglichen Form besteht Tai Chi aus einer fein abgestimmten Reihe von ineinander übergehenden Übungen, die als Ganzes tiefe Entspannung herbeiführen. Dies wird vor allem durch die Kontrolle der Atmung und das Lenken der Aufmerksamkeit (Konzentration nach innen) erreicht.

Bei diesen einfachen und anmutigen Bewegungen kann man sich fast nicht verspannt fühlen. Unter Umständen ist es Ihnen zu kompliziert, die ganze Tai Chi-Übungsfolge zu lernen, oder es kostet Sie zuviel Zeit, sie auszuführen. Aber auch einzelne Elemente dieser Abfolge oder daraus abgeleitete Übungen können für sich genommen ausgezeichnete entspannende Wirkung haben. Im folgenden beschreibe ich drei davon.

Das Wichtigste bei allen diesen Übungen ist die Ausgangsposition. Sie ist bei allen asiatischen Kampfsportarten mehr oder weniger dieselbe: eine völlig unspektakuläre Haltung, die den Körperschwerpunkt nach unten verlagert und Sie gleichsam im Boden «verwurzelt». In den Kampfsportarten kann man aus dieser Position heraus leichter angreifen oder zurückweichen, jedoch schwerer selbst zu Boden geworfen werden.

Die Ausgangsposition – «Stehen wie eine Kiefer»

- Die Füße schulterbreit auseinander stellen und parallel ausrichten (Zehen geradeaus).
- In den Knien ein klein wenig nachgeben (sie sollten auf keinen Fall durchgedrückt, aber auch nicht deutlich gebeugt sein, siehe Abb. 18). Sie verspüren eine leichte Spannung in den Waden und im hinteren Bereich der Oberschenkel.
- Halten Sie die Arme leicht gebogen in kleinem Abstand vom Körper weg (in den Achselhöhlen sollte «Luft» sein). Lassen Sie die Hände schlaff und schwer herunterhängen.
- Rücken und Nacken sollten ganz gerade sein (so als ob man Sie wie eine Marionette an einem am Kopf befestigten Faden aufgehängt hätte, siehe Abb. 18). Kontrollieren Sie die Haltung, wenn nötig, im Spiegel. Entspannen Sie den Nacken, und starren Sie einfach ins Leere.
- Verlagern Sie Ihr Gewicht in die Füße. Sie werden spüren, wie es gleichsam zu Boden sinkt. Spüren Sie den Zug nach unten und wie er Sie in der Erde verankert.

Abb. 18

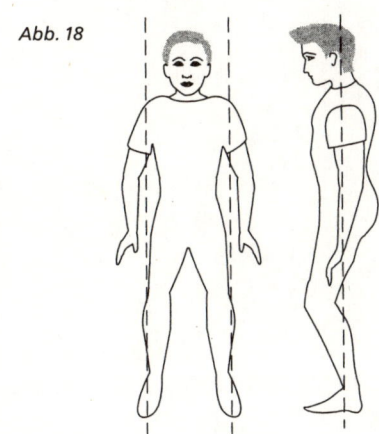

Lockerungsübung

Dies ist eine Vorbereitungsübung, die neben allen anderen in diesem Buch beschriebenen Techniken angewendet werden kann. Besonders geeignet ist sie als Vorbereitung für die beiden folgenden Übungen, den großen Stretch und die Windmühle. Machen Sie die Lockerungsübung möglichst in Verbindung mit der Power-Atmung.

Je langsamer Sie die Übung ausführen, desto größer ist die Wirkung!

Lockerungsübung

- Rufen Sie sich die Voraussetzungen für Ruhe und Entspannung in Erinnerung.
- Gehen Sie in die Ausgangsposition «Stehen wie eine Kiefer». Lassen Sie Arme, Handgelenke und Hände erschlaffen; sie fühlen sich entspannt und schwer an.
- Schauen Sie geradeaus, und atmen Sie langsam ein.
- Atmen Sie leicht blasend über die Lippen aus und drehen Sie dabei den Kopf langsam nach *rechts*, als ob Sie sich über die Schulter sehen wollten. Behalten Sie die gerade Linie in Rücken und Nacken bei, und bewegen Sie die Schultern nicht.
- Atmen Sie ein, und wenden Sie den Kopf dabei wieder nach vorne.
- Während Sie leicht blasend über die Lippen ausatmen, drehen Sie Ihren Kopf langsam nach *links*, bis Sie beinahe über Ihre Schulter sehen können.
- Atmen Sie ein, und wenden Sie den Kopf dabei wieder nach vorne.
- Wiederholen Sie die Übung dreimal auf jeder Seite.

Wenn Sie möchten, können Sie die Übung leicht abwandeln (Zusatzübungen):

- 1. Variante: Beim *Ausatmen* lassen Sie den Kopf auf die Brust sinken; beim *Einatmen* richten Sie ihn wieder auf; dann lehnen Sie den Kopf langsam zurück (ausatmen), bis Sie die Zimmerdecke sehen; und wieder langsam in die Ausgangshaltung bewegen (einatmen).
- 2. Variante: Beim *Ausatmen* den Kopf langsam zur rechten Seite neigen; beim *Einatmen* wieder aufrichten; dann (ausatmend) langsam nach links neigen; und (einatmend) wieder aufrichten.

Der große «Stretch»

Diese einfache Übung bringt tiefe Ruhe. Sie wirkt sofort, ist nicht anstrengend, und man braucht nicht einmal besonders sportlich zu sein, um sie richtig durchzuführen. *Machen Sie sie so langsam und so anmutig wie möglich.*

Der große Stretch sieht nur auf den ersten Blick kompliziert aus, in Wirklichkeit ist er einfach und leicht nachzuvollziehen. Wenn Sie die Übung erst ein paarmal gemacht haben, werden die Bewegungen von ganz alleine flüssiger.

Die Übung gliedert sich in drei Einheiten (von denen jede für sich ganz einfach ist):
• Kontrolle der Atmung;
• Heben von Händen und Armen;
• Dehnen des Körpers von den Zehen bis zu den Fingerspitzen.
Wenn Sie die Wirkung steigern wollen, setzen Sie vor den großen Stretch die Lockerungsübung.

Abb. 19

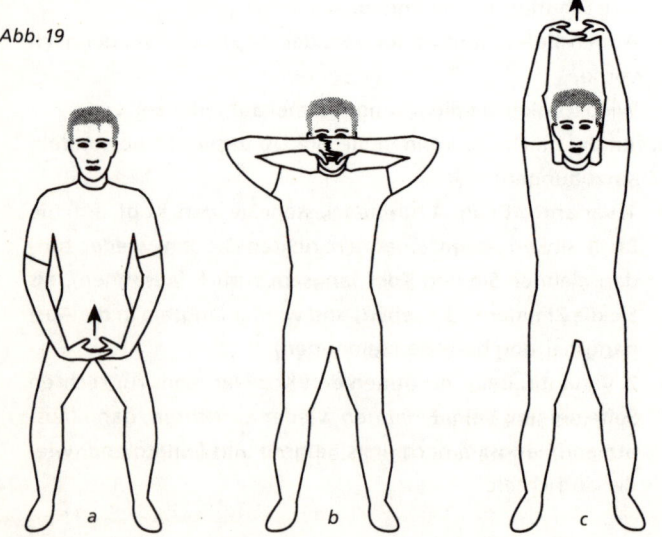

a   b   c

Der große «Stretch»

- Rufen Sie sich die Voraussetzungen für Ruhe und Entspannung in Erinnerung.
- Gehen Sie in die Ausgangsposition «Stehen wie eine Kiefer». Lassen Sie Arme, Handgelenke und Hände erschlaffen; sie fühlen sich entspannt und schwer an.
- Führen Sie Ihre Hände vor dem Bauch zusammen, und verschränken Sie die Finger, die Handflächen zeigen nach oben.
- (1) Atmen Sie langsam ein.
  (2) Heben Sie die verschränkten Hände bis zum Mund, so als ob Sie Wasser aus einer Quelle schöpfen wollten (Abb. 19a).
  (3) Strecken Sie nach und nach die Beine.
- (1) Fangen Sie an, langsam auszuatmen.
  (2) Drehen Sie die Handflächen der verschränkten Hände nach außen (Abb. 19b).
  (3) Strecken Sie nach und nach Ihren Körper.
- (1) Atmen Sie langsam die restliche Luft aus.
  (2) Die Arme strecken sich nach oben, die Handflächen sind der Zimmerdecke zugewandt (Abb. 19c).
  (3) Nun ist der ganze Körper gestreckt, Sie stehen auf den Zehenspitzen.
- Und jetzt alles rückwärts: Einatmen, wenn sich die Hände am Gesicht vorbei (Handflächen nach außen) und die Fersen zum Boden bewegen. Ausatmen, wenn die Hände auf Bauchhöhe sind, Handflächen nach oben drehen und in die Ausgangsposition zurücksinken.
- Wiederholen Sie die Übung mindestens fünfmal, so langsam, wie Sie können.
- Entspannen Sie, und ruhen Sie für ein paar Minuten aus.

Die Windmühle

Haben Sie jemals beobachtet, wie sich Windmühlenflügel bewegen? Anmutig, leicht, mühelos. Stellen Sie sich dieses Bild vor, aber in *Zeitlupe*!

Auch diese Übung ist ganz einfach, sie erfordert keine Vorkenntnisse und funktioniert jederzeit.

Zur Windmühle gehört nicht mehr als das: Die Arme bewegen sich in einer einzigen kreisförmigen Bewegung nach oben, während Sie gleichzeitig in den Zehenstand gehen; dann kehren die Arme im kreisförmigen Bogen wieder zurück und treffen vor dem Bauch zusammen, während die Knie etwas nachgeben und Sie sich in die Ausgangsposition «Stehen wie eine Kiefer» zurücksinken lassen. Sie atmen ein, wenn Ihre Hände am weitesten auseinander sind (das ist in der Waagrechten), und atmen aus, wenn sie sich über dem Kopf oder vor dem Bauch kreuzen (Abb. 20).

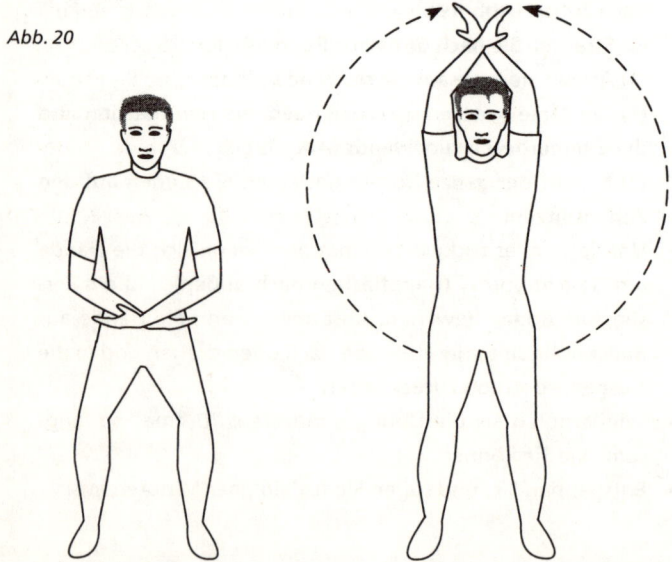

Abb. 20

Führen Sie auch diese Übung so langsam und so anmutig wie möglich durch.

Um die Wirkung zu steigern, können Sie der Windmühle die Lockerungsübung vorangehen lassen.

Die Windmühle

- Rufen Sie sich die Voraussetzungen für Ruhe und Entspannung in Erinnerung.
- Gehen Sie in die Ausgangsposition «Stehen wie eine Kiefer». Lassen Sie Arme, Handgelenke und Hände erschlaffen; sie fühlen sich entspannt und schwer an.
- Heben Sie Ihre Arme in einer weiten, kreisförmigen Bewegung. Gleichzeitig atmen Sie ein und strecken Ihre Beine.
- Wenn die Arme den höchsten Punkt erreichen, atmen Sie langsam aus.
- Setzen Sie die Kreisbewegung beim Ausatmen fort, und begeben Sie sich entspannt zurück in die Ausgangsposition «Stehen wie eine Kiefer». *Achten Sie darauf, die Bewegungen so langsam und gleichmäßig wie möglich auszuführen.*
- Wiederholen Sie die Kreisbewegung – wie eine Windmühle – einige Male.
- Entspannen Sie sich, und ruhen Sie sich für ein paar Minuten aus.

Die Kraft der Vorstellung

Das Unterbewußtsein ist ein machtvolles Instrument. Im Gegensatz zum bewußten Denken kann das Unbewußte jedoch nicht zwischen richtig und falsch unterscheiden: unter geeigneten Vorbedingungen nimmt es jede Suggestion an und handelt danach.
Dieses Prinzip liegt auch der Hypnose zugrunde.

> *Die meisten streßbezogenen Probleme gehen auf das Unterbewußtsein zurück. Wenn Sie diese Probleme überwinden wollen, wenn Sie für immer Ruhe und Entspannung finden wollen, müssen Sie sich des Unterbewußtseins bedienen. Legen Sie die richtigen Hebel um, und es wird stärker für das Positive als für das Negative arbeiten.*

Vorstellungen können schmerzhaft sein

Woher kommt es, daß Sie Magenprobleme entwickeln, wenn Sie bei Ihrer Arbeit Tiefschläge einstecken müssen? Weshalb fangen Sie an, die gleichen Symptome zu spüren, wenn Ihnen jemand in allen Details von seinen Krankheiten berichtet? Warum bekommen Sie in Gegenwart Ihres Schwiegervaters, der Ihnen Kopfzerbrechen bereitet, sofort eine Migräne? Weshalb kratzen Sie sich, wenn «kitzlige» Angelegenheiten besprochen werden? Warum reden Versager soviel über Niederlagen?

Zufall? Nein, gewiß nicht. Dieses Phänomen nennt man «Suggestion». Es kann von einem anderen Menschen (zum Beispiel einem Jammernden oder einem Hypnotiseur) ausgehen oder von Ihnen selbst. In beiden Fällen beginnt das Unterbewußtsein – sobald es die Suggestion akzeptiert hat – damit, diese in die Wirklichkeit umzusetzen.

Deshalb werden Sie sich mit hundertprozentiger Sicherheit hundeelend fühlen, wenn Sie es sich nur oft genug oder mit ausreichender Überzeugung vorsagen. Genauso sicher werden Sie den Aufschlag nie auf die andere Spielfeldseite bringen, wenn Sie immer denken: «Der Ball geht sowieso ins Netz.» So einfach ist das.

Denken Sie ein bißchen über Ihr Leben nach, und Ihnen werden sicher noch mehr Beispiele einfallen.

Aber wie können Sie diese Entwicklung für sich nutzen? Ganz einfach: Sagen Sie sich immer und immer wieder *positive, beruhigende* Dinge, und sie werden geschehen. Wenn Sie hartnäckig sind, *wird* es funktionieren. Darauf können Sie sich verlassen.

Noch wirkungsvoller ist allerdings die *visuelle Suggestion* (Imagination). Wenn Sie sich diese positiven oder beruhigenden Dinge *bildlich vorstellen*, vor allem wenn Sie sich selbst daran teilhaben sehen können, dann sind Sie schon auf dem besten Weg, sie zu erreichen.

Durch einfachen Gebrauch von Sprache und mentalen Bildern läßt sich das Wohlbefinden steigern.

Vorstellungskraft gegen Willenskraft

Viele Menschen glauben, alles erreichen zu können, wenn nur der Wille dazu stark genug ist. Sie glauben, die Willenskraft alleine könne unterbewußte Wünsche oder Ängste besiegen.

Das ist völlig falsch.

Was das Unbewußte angeht, setzt sich die Vorstellung (die Phantasie) immer gegen den Willen durch. Immer. Normalerweise gewinnt die Vorstellungskraft auch gegen Logik und gesunden Menschenverstand.

Sie wissen, daß das Risiko, von einem Hai gefressen zu werden, bei etwa eins zu einer Milliarde liegt. Sie wissen auch, daß die Wahrscheinlichkeit, von einem Blitz getroffen zu werden oder unter einen Bus zu kommen, wesentlich höher liegt. Warum beginnt dann Ihr Puls zu rasen, wenn Sie (beispielsweise vor der Küste Australiens) Ihre Beine vom Surfbrett baumeln lassen, während er sich bei einem Gewitter oder beim Überqueren der Straße nur unmerklich erhöht?

Es liegt an der Kraft der Vorstellung.

Und was das schlimmste ist: Die Phantasiebilder vervielfachen sich, je stärker der Wille bemüht werden soll. Um bei dem Vergleich mit dem Hai zu bleiben: Je mehr Sie sich zwingen wollen, *nicht* an Haie zu denken, desto mehr Angst werden Sie davor haben, die Beine ins Wasser hängen zu lassen.

Der Wille ist ein Instrument des Bewußtseins. Um effektiv zu arbeiten, muß es in Einklang mit dem *Unter*bewußtsein handeln.

Das Unterbewußtsein andererseits steht für Träume, Emotionen, ungeordnete Gedanken, abstrakte Ideen, Pläne, Bilder, Ideale. Um Ihre logisch durchdachten, schwarzweiß gemalten, geradlinigen praktischen Wünsche – also die Befehle des Willens – zu akzeptieren, muß es mit sanfter Hand dazu gebracht werden, so zu reagieren, wie Sie möchten.

Um Denken und Fühlen zu beeinflussen, müssen Suggestionen daher auf die Phantasie und nicht auf den Willen abzielen.

Abb. 20 a

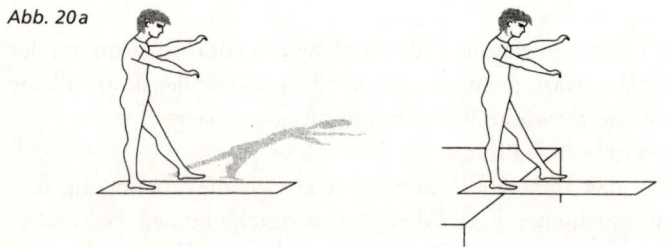

Wenn man Sie bitten würde, auf einem am Boden liegenden Brett entlangzugehen, würden Sie das mit Leichtigkeit tun.
Wäre das Brett zwischen zwei hohen Gebäuden aufgehängt, würde die Aufgabe enorm schwierig.
Warum? – Wegen Ihrer Phantasie.

Die richtigen Suggestionen

Sobald eine Suggestion vom Unterbewußtsein akzeptiert ist, wird sie in die Wirklichkeit umgesetzt. *Sobald sie vom Unterbewußtsein akzeptiert ist.*

Damit eine Suggestion vom Unterbewußtsein akzeptiert wird, muß sie mit bereits vorhandenen Vorstellungen vereinbar sein oder ihnen zumindest nicht widersprechen.

Mit anderen Worten, es hat keinen Sinn, sich einreden zu wollen, man sei ein Zwei-Meter-Mann mit breitem Kreuz, wenn das Unterbewußtsein weiß, daß Sie eins-fünfundsiebzig und mager sind. Einfacher wäre es, sich zu sagen: «Ich bin kräftig und gehe erhobenen Hauptes meinen Weg.» Der Unterschied liegt allein in der Wortwahl. Die erste Suggestion widerspricht den bereits im Unterbewußten gespeicherten Vorstellungen, die zweite dagegen ist akzeptabel.

Das heißt nun nicht, daß Sie negative Selbstbilder bis ans Ende Ihrer Tage mit sich herumschleppen müssen. Es heißt nur, daß man solche positiven Suggestionen auswählen sollte, die *im allgemeinen* mit dem in Einklang stehen, was man von sich selbst weiß und akzeptiert.

Angenommen, ein Mensch möchte sich als Sieger fühlen, Erfolg haben. Bislang war er fest davon überzeugt, er sei ein Verlierertyp, einer, dem das Schicksal ein ums andere Mal Stolpersteine in den Weg legt. Da sein Unterbewußtsein zweifellos gewohnt ist, so zu denken, würde es nichts nützen, Suggestionen zu benutzen wie «Ich bin überall beliebt» oder «Niemand ist so erfolgreich wie ich», denn diese stehen im Widerspruch zu den bereits im Unterbewußtsein vorhandenen. Statt dessen könnte er eine Suggestion mit etwa diesem Wortlaut verwenden: «Meine positive Art zieht immer mehr Glück und interessante Leute an.» Das würde ihm helfen.

Beachten Sie, daß der Satz in der Gegenwart formuliert ist («zieht an») und nicht in der Zukunft («wird anziehen»).

Oberflächlich betrachtet, scheint diese Aussage im Gegensatz zu seinem Selbstbild zu stehen. Aber es ist kein *direkter* Gegensatz zu bereits vorhandenen Vorstellungen. Und da die Suggestion in einfachen, positiven Worten ausgedrückt wird, scheint das Unbewußte sie leichter akzeptieren zu können.

Wenn er erst einmal damit *begonnen hat*, seine im Unterbewußten gespeicherten Vorstellungen zu ändern, dann kann er mit der Suggestion «Ich bin überall beliebt» weitermachen und sie für sich arbeiten lassen. Das ist die Kraft der Vorstellung.

Die richtige Wortwahl

Jeder Hypnotiseur wird bestätigen, daß die Worte, die man benutzt (oder denen man lauscht bzw. glaubt), einen großen Einfluß auf das Wohlbefinden haben. Besonders, wenn diese Worte in der Gegenwart formuliert sind.

Stellen Sie sich vor, ein Fremder käme auf Sie zu und sagte: «Sie sehen toll aus.» Von diesem Augenblick an würden Sie vermutlich leicht «schweben» und sich glücklich fühlen.

Was aber wäre, wenn der Fremde sagte: «Letzte Woche haben Sie toll ausgesehen» oder «Wenn Sie diesen Pullover kaufen, werden Sie toll aussehen». Das klingt doch ganz anders, oder?

Deshalb benutzen Hypnotiseure immer die Gegenwart: «Sie sind sehr müde. Ihre Lider sind ganz schwer. Sie können die Augen kaum offen halten.»

Noch wichtiger ist es, daß die Sätze einfach, positiv und treffend formuliert sind. Wenn man das Unterbewußtsein beeinflussen will, darf man nicht mit Wenn-und-Aber oder komplizierten Satzkonstruktionen anfangen. Die Suggestionen müssen einfach, klar und positiv sein. «Ich genieße mein Leben jeden Tag mehr.» «Jeder Augenblick erfüllt mich mit Freude.»

Wiederholungen

Wenn Sie schon einmal einem Hypnotiseur im Fernsehen zuge-
schaut haben, ist Ihnen sicher aufgefallen, daß er die gleiche Suggestion wiederholt. Er wandelt den Satz vielleicht stets ein
bißchen ab, doch er sagt ihn immer und immer wieder.

Wiederholung zwingt die Suggestion ins Unterbewußtsein.
Und genauso wie negative Suggestionen viele Monate oder Jahre
brauchen, um einen Menschen in einen Versager, einen Pechvogel
oder einen Kranken zu verwandeln, brauchen positive Suggestionen viele Wiederholungen, um diesen Vorgang umzukehren.

Außerdem schiebt die Wiederholung überflüssige bewußte Gedanken beiseite. Sie läßt ihnen einfach keinen Raum. Das versetzt
Sie in die Lage, sich auf eine Art und Weise zu konzentrieren, wie
es mit Willenskraft alleine nie möglich wäre. Wenn Sie sich so
konzentrieren, das heißt ohne Willenskraft und in *Abwesenheit*
bewußter Gedanken, hat das Unterbewußtsein seine größte Auf-
nahmebereitschaft.

Wiederholung ist der Schlüssel zum Unterbewußtsein.

Affirmation

Die Affirmation (Bestätigung) ist eine Technik, die von Predigern, Hypnotiseuren, Hypno- und Psychotherapeuten, Veranstaltern von Selbsthilfekursen und Selbsthilfetonkassetten viel verwandt wird. Man nennt dieses Verfahren auch Autosuggestion oder Selbstinstruktion.

Affirmationen sind besondere Formulierungen – im Autogenen Training heißen sie treffend formelhafte Vorsätze –, die immer wieder wiederholt werden; sie beeinflussen so das Unbewußte und werden Wirklichkeit. Indem Sie Worte oder Gefühle sorgfältig wählen, nehmen Sie die Ergebnisse, die Sie erreichen wollen, vorweg.

Die Affirmation ist eine ungeheuer wertvolle Technik für langfristige Veränderungen. Dennoch kann sie auch sofortige Änderungen bewirken.

Sofort wirksame Affirmationen

Ganz wesentlich für die Affirmation ist die Wortwahl. Wenn Sie beispielsweise Angst davor haben, bei diesem oder jenem Vorhaben zu versagen, dann müssen Sie Worte wählen, die das Gegenteil dieser Ängste ausdrücken. Lesen Sie die nächsten Sätze laut und mit Überzeugung in der Stimme vor. Spüren Sie den Unterschied in Ihrer Gefühlslage?

Ich habe Vertrauen in meine Fähigkeiten.
Ich kann alles erreichen, was ich mir vorgenommen habe.
Ich strahle diese Zuversicht in meine Umgebung aus.

Beachten Sie die einfachen, aktiven, positiven Formulierungen. Wichtig ist der Gebrauch der Gegenwart und auch die Verwendung von Worten, die an Gefühle rühren («Vertrauen haben», «ausstrahlen») und damit eher die Vorstellungsgabe ansprechen als den Verstand.

Ein anderes Beispiel: Wenn Sie sich über einen Freund oder Ihren Partner geärgert haben, können Sie diesen Ärger in etwas viel Angenehmeres verwandeln.

Ich bin voller Liebe und Freundschaft für alle, die mir nahestehen. Ich strahle diese Gefühle aus, und sie werden erwidert.

Das dritte Beispiel ist eine Affirmation für jemanden, der unter unbestimmten Ängsten und Spannungen leidet.

Ich entspanne mich immer weiter in einen Zustand von Ruhe und Frieden. Ich fühle mich ruhig und zufrieden. Ich bin mit mir und der Welt im reinen. Für alle, denen ich begegne, strahle ich Ruhe und Frieden aus.

Wiederholen Sie diese Worte für sich – so laut, wie es in Ihrer jeweiligen Umgebung möglich ist – so lange, bis sie Ihr Bewußtsein ausfüllen. Immer und immer wieder. Tun Sie das mindestens fünf Minuten lang. Falls Ihre Gedanken abschweifen, machen Sie nur weiter, wenn Sie es bemerken. Sie brauchen keine Angst zu haben, ihre Bedeutung vielleicht nicht aufzunehmen.

Ersetzen Sie die negativen Ausdrücke in der folgenden Liste durch positive; das wird Ihren Schatz an positiven Worten steigern.

Ersetzen Sie dieses negative	durch dieses positive Wort
Angst	Zuversicht
Versagen	Erfolg
Krankheit	Gesundheit
Zorn	Liebe
Chaos	Ruhe
Schrecken	Friede
Elend	Glück
Leere	Erfüllung
Unvermögen	Können
Verlust	Gewinn
Niedergeschlagenheit	Frohsinn
Langeweile	Anregung

Sofort wirksame Affirmationen

- Rufen Sie sich die Voraussetzungen für Ruhe und Entspannung in Erinnerung.
- Beginnen Sie langsam mit der Power-Atmung. Dauer: mindestens eine Minute.
- Wählen Sie positive Worte und Sätze, die
  - ausdrücken, wie Sie idealerweise sein möchten;
  - einfach, aktiv, treffend und positiv sind;
  - in der Gegenwart formuliert sind;
  - nicht auf den Verstand, sondern auf die Vorstellung abzielen.
- Wiederholen Sie diese Worte für sich. Immer wieder.

Langfristig wirksame Affirmationen

Man kann Affirmationen noch auf viele andere Arten nutzen. Es dauert zwar länger, bis sie ihre volle Wirkung entfalten, doch sie können wesentlich tiefgreifendere und anhaltendere Veränderungen herbeiführen als die gerade beschriebenen.

Die einfachste Methode ist die 10 x 10-Technik.

Kurz gesagt, nimmt man für diese Technik eine positive, aktive Formulierung, wie Sie gerne sein möchten, und wiederholt sie mit lauter Stimme zehnmal. Diese Übung wird jeden Tag zehnmal wiederholt.

Zehnmal. Zehnmal am Tag.

Die 10 x 10-Technik

- Rufen Sie sich die Voraussetzungen für Ruhe und Entspannung in Erinnerung.
- Beginnen Sie langsam mit der Power-Atmung. Dauer: mindestens eine Minute.
- Wählen Sie positive Wörter und Sätze, die
  - ausdrücken, wie Sie idealerweise sein möchten;
  - einfach, aktiv, treffend und positiv sind;
  - in der Gegenwart formuliert sind;
  - nicht auf den Verstand, sondern auf die Vorstellung abzielen.
- Sagen Sie diese Worte zehnmal zu sich selbst.
- Wiederholen Sie die Übung jeden Tag zehnmal.

Visualisierung – Die Macht der Bilder

«Ein Bild sagt mehr als tausend Worte»: Nichts trifft auf die Beeinflussung des Unterbewußtseins besser zu als diese Redewendung. Ein Verkehrsunfall, den Sie mit eigenen Augen gesehen haben, ist schwerer zu vergessen als einer, von dem Ihnen berichtet wurde. Einen mißglückten Haarschnitt im Spiegel zu entdecken, schockt mehr, als davon am Telefon zu hören. Der Anblick einer schönen Frau von Angesicht zu Angesicht bleibt länger in Erinnerung als ein noch so blumiger Artikel über sie in einer Zeitschrift.

Daraus kann man schließen, daß die Einflußnahme auf das Unterbewußtsein noch verstärkt werden kann, wenn man es – ergänzend zu den positiven Suggestionen – mit positiven Bildern versieht.

Die Visualisierung ist das mächtigste Instrument, um das Unterbewußtsein zu beeinflussen und Veränderungen herbeizuführen. Kein anderes Mittel verfügt über einen vergleichbar guten Zugang zur Vorstellungswelt (denn die Phantasie ist die bildgebende Einheit des Gehirns).

Fünf Sinne und die Phantasie

Durch sorgfältig gewählte mentale (innere) Bilder und visuelle Konzepte können Sie die Ergebnisse, die Sie erzielen wollen, gleichsam in Ihr Unterbewußtsein projizieren. Kreativ und richtig angewandt, können diese Bilder Ihr Leben verändern.

Doch im Gegensatz zur Affirmation benötigt man für die Visualisierung ein bestimmtes Maß an Vorstellungsgabe.

Wie Sie wissen, verfügt der Mensch über fünf Sinne: Hören, Sehen, Tasten, Schmecken und Riechen. Bei den meisten von uns dominiert einer davon, in der Regel Sehen, Hören oder Tasten.

Menschen, die einen ausgeprägten Gesichtssinn haben, fällt das Visualisieren leicht. Sie reagieren in der Tat am stärksten auf Bilder und verarbeiten die meiste Information auf visuellem Weg.

Manchmal denken Menschen, bei denen der Hör- oder der Tastsinn am stärksten ausgeprägt ist, sie könnten überhaupt nicht visualisieren. Das ist nicht richtig, jeder kann es. Da die Visualisierung jedoch in enger Beziehung zum Unterbewußtsein steht und nur in begrenztem Umfang vom Bewußtsein erreicht werden kann, erscheint sie manchen Menschen etwas schwierig.

Ich erinnere mich an ein Seminar, auf dem eine Frau zu mir kam und behauptete, sie könne nicht visualisieren, denn sie habe keine Phantasie.

Wir sagten ihr, sie solle es gar nicht erst probieren, sondern sich Zeit nehmen und nur so tun, als würde sie visualisieren. Und genau das machte sie. Und was geschah? Sie konnte hervorragend visualisieren! Indem sie so tat als ob, trickste sie ihr Unterbewußtsein aus, und von da an klappte alles wunderbar.

Auch Sie können es sich mit der Visualisierung so einfach machen. Wenn Sie nicht sicher sind, ob Sie visualisieren können, dann tun Sie eben nur so. Das funktioniert genauso gut.

Es folgen nun einige Visualisierungstechniken. Probieren Sie sie aus, arbeiten Sie mit ihnen. Sie werden feststellen, daß sie eine unglaubliche Wirkung besitzen.

Breitwand-Visualisierung

Das ist die Variante für den modernen Visualisierer. Sie setzt auf eine Technologie, mit der wir alle vertraut sind. Sie machen Ihre Visualisierungen nicht in irgendeiner schwer zugänglichen Ecke des Gehirns, sondern Sie stellen sich vor, daß alles auf einem Großbildschirm oder einer Kinoleinwand abläuft.

Und so funktioniert es (vollziehen Sie die folgenden Schritte mit geschlossenen Augen): Als erstes wählen Sie ein Bild, das zeigt, wie Sie sich gerne fühlen möchten.

Wenn Sie überarbeitet und gestreßt sind, wünschen Sie sich vielleicht auf den Gipfel eines schneebedeckten Berges oder auf eine idyllische Südseeinsel.

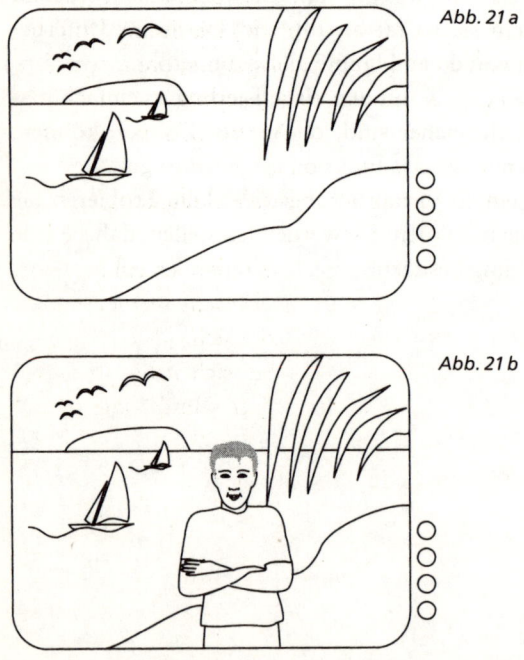

Abb. 21 a

Abb. 21 b

Beim nächsten Schritt stellen Sie sich dieses Bild auf einem Großbildschirm oder einer Kinoleinwand vor (Abb. 21 a).

Mit geschlossenen Augen «betrachten» Sie die Szene auf dem Bildschirm: den langen tropischen Strand, die weiten, schneebedeckten Hänge. Und wenn Sie es ganz deutlich sehen können, betreten Sie selbst das Bild (Abb. 21 b).

Nun sehen Sie sich selbst am weißen Strand der Südseeinsel. Schauen Sie, was Sie anhaben, wie entspannt Sie dastehen, wie ein leichter Wind durch Ihr Haar fährt. Ihr Gesicht ist ruhig, und Sie lächeln.

Betrachten Sie die ganze Szenerie so, als ob Sie wirklich dort wären.

Als nächstes «lauschen» Sie auf die Töne in Ihrer Umgebung, so als ob Sie vor Ort wären. Sie hören die Wellen an den Strand schlagen. Sie hören Vögel zwitschern und die Bäume rauschen.

Dann fühlen Sie, wie es wäre, dort zu sein. Die Sonne auf Ihrer Haut. Eine leichte Brise in Ihrem Gesicht. Sie spüren, wie Ihre Füße bei jedem Schritt im weichen Sand einsinken.

Und wenn Sie dann wirklich das Gefühl haben, dort zu sein, ist es Zeit für ein bißchen Technik.

Greifen Sie nach dem Lautstärke- und dem Helligkeitsregler an Ihrem Großbildfernseher.

Drehen Sie beide auf. Noch ein bißchen, und noch ein bißchen.

Das Bild wird heller und heller. Die Geräusche werden lauter. Auch die anderen Empfindungen verstärken sich.

Innerhalb weniger Sekunden fühlen Sie sich ruhig und entspannt – so als ob Sie tatsächlich auf Ihrer wunderbaren Insel wären.

Breitwand-Visualisierung

- Rufen Sie sich die Voraussetzungen für Ruhe und Entspannung in Erinnerung.
- Beginnen Sie langsam mit der Power-Atmung. Dauer: mindestens eine Minute.
- Schließen Sie die Augen.
- Denken Sie an eine entspannende Umgebung. «Sehen» Sie das Bild im Geiste auf einem großen Bildschirm. Betrachten Sie es genau.
- Gehen Sie jetzt in das Bild hinein. Sie sind ein Teil des Bildes. Achten Sie darauf, wie Sie auf die Umgebung oder die Elemente reagieren.
- «Betrachten» Sie die Szenerie, die Sie umgibt.
- «Hören» Sie die Geräusche um Sie herum.
- «Spüren» Sie den Ort, an dem Sie sich befinden, auch körperlich.
- Wenn das Bild fest in Ihrem Kopf verankert ist, *erhöhen* Sie die Lautstärke und die Bildhelligkeit.
- Entspannen Sie sich, und bewahren Sie das Gefühl der Ruhe in sich. (Wiederholen Sie die Übung bei Bedarf.)

Die Überlagerungstechnik

Dies ist eine weitere Technik für visuelle Menschen. Ich habe sie aufgenommen, obwohl einige damit vielleicht Schwierigkeiten haben werden; doch es handelt sich um eine hochwirksame Methode, die von vielen Psychotherapeuten angewandt wird.

Die Überlagerungstechnik besteht aus zwei Teilen: aus Ihnen, wie Sie sich gerade fühlen (verspannt und gestreßt) und aus Ihnen, wie Sie sich gerne fühlen *möchten* (entspannt und unbeschwert).

Wie bei der vorangegangenen Übung visualisieren Sie die beiden Personen auf Ihrem geistigen Bildschirm (Abb. 22 a).

Machen Sie sich ein Bild von sich selbst in Ihrer jetzigen Verfassung (A); das dürfte Ihnen nicht schwerfallen. Halten Sie das Bild links unten am Bildschirm.

Wenn Sie dieses Bild «installiert» haben, beschwören Sie das andere herauf, das Sie so zeigt, wie Sie gerne sein möchten (B) – entspannt und unbeschwert. Am besten nehmen Sie dazu ein Bild einer Situation der Vergangenheit, in der Sie sich so gefühlt haben.

Sie können diese Erfahrung wiederbeleben, indem Sie versuchen, sich in Erinnerung zu rufen, was Sie damals gesehen, gehört oder gespürt haben.

Setzen Sie dieses Bild – mit den zugehörigen Geräuschen und Empfindungen – rechts oben auf den Bildschirm. Es ist wichtig, daß das Idealbild rechts oben steht. Bitte denken Sie immer daran.

Nun schieben Sie die beiden Bilder langsam zueinander.

Rücken Sie sie so lange aufeinander zu, bis Ihr Idealbild das andere *überlagert* (Abb. 22 b).

Sobald das entspannte, unbeschwerte Bild von Ihnen im Vordergrund steht, halten Sie es für einen Augenblick dort fest. Erinnern Sie sich an die Geräusche und Empfindungen, die zu diesem Bild gehören. Verweilen Sie so lange wie möglich bei dem Bild, den Geräuschen und den Empfindungen.

Dann kommen Sie langsam in die Realität zurück, und bringen Sie das Gefühl von Entspannung und Unbeschwertheit mit. Sie werden entspannt und unbeschwert sein.

Abb. 22

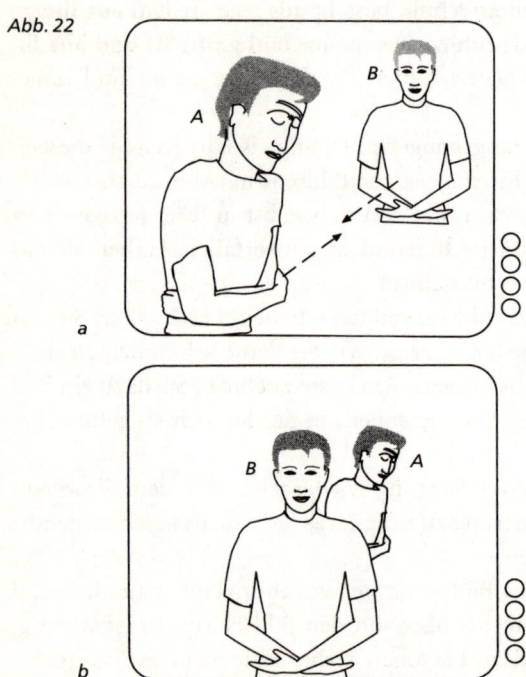

Die Überlagerungstechnik

- Rufen Sie sich die Voraussetzung für Ruhe und Entspannung in Erinnerung.
- Beginnen Sie langsam mit der Power-Atmung.
- Schließen Sie die Augen, und bringen Sie ein Bild von sich auf Ihren geistigen Bildschirm, das Sie so zeigt, *wie Sie jetzt sind*.
- Nun entwerfen Sie ein *entspanntes und unbeschwertes* Bild von sich. Setzen Sie dieses Bild in die rechte obere Ecke des Bildschirms. Sie sind Bestandteil dieses Bildes. Achten Sie auf die Einzelheiten: die Geräusche, die Empfindungen, das, was Sie tun.
- Schieben Sie die beiden Bilder zueinander, bis das Bild Ihrer jetzigen Verfassung von dem Ihrer angestrebten, entspannten Verfassung überlagert wird.
- Verweilen Sie so lange wie möglich bei diesem Bild.
- Wenn das entspannte Bild das sorgenvolle verdeckt, «drehen» Sie die Lautstärke und die Helligkeit an Ihrem geistigen Bildschirm höher. Die Bilder werden deutlicher, die Geräusche lauter.
- Nehmen Sie diesen entspannten, unbeschwerten Zustand in die Wirklichkeit mit.

Die Rahmen-Technik

In Rhetorik-Kursen wird manchmal folgende Technik empfohlen: Stellen Sie sich vor, Ihr Publikum säße splitternackt vor
Ihnen. Oder Ihre Zuhörer wären keine Menschen, sondern Affen.

Das Ziel ist, daß der Redner seinen Ängsten und Befürchtungen (in diesem Fall dem Publikum) einen anderen «*Rahmen*»
gibt, einen, der nicht nur weniger beängstigend, sondern vielleicht sogar komisch wirkt.

Diese Technik leitet sich von einer Methode her, mit der
man Phobien und irrationale Ängste behandelt. Auch hier wird
das «Rahmen» (in der Fachsprache mit dem englischen Wort
«Framing» bezeichnet) mit großem Erfolg betrieben. In abge-
wandelter Form läßt sich dies auch auf Alltagsprobleme wie Streß
und Anspannung anwenden.

Für das «Rahmen» ist es notwendig, daß Sie Ihre Ängste oder
sich selbst in dem Zustand, der Ihnen am meisten zu schaffen
macht (Streß, Unruhe, Anspannung), visualisieren können
(Abb. 23 a).

Lassen Sie das Bild wieder auf Ihrem geistigen Bildschirm Ge-
stalt annehmen. Achten Sie vor allem auf die visuellen Begleitumstände: andere Bilder, die mit auftauchen, die Umgebung, in der
Sie sich befinden.

Wenn das Bild voll ausgeprägt ist, rahmen Sie es im Geiste in
einen hübschen kleinen Bilderrahmen. Betrachten Sie es als ein
harmloses kleines Bild in einem netten Rahmen (Abb. 23 b).

Nachdem Sie Ihre Ängste und Befürchtungen so schön in den
kleinen Rahmen gepackt haben, versuchen Sie, etwas anderes
daraus zu machen. Das Ziel ist, die Ängste so banal und harmlos
wie möglich aussehen zu lassen.

Wenn Ihnen ein übellauniger, zigarrenrauchender Chef Streß
verursacht, stellen Sie sich ihn mit Engelslocken und geblümtem
Nachthemd vor. Wenn Sie sich selbst in einem Zustand höchster
Aufregung sehen, geben Sie sich eine Clownsnase oder Micky-

maus-Ohren oder sonst etwas, das Ihren Gefühlen etwas von ihrem Ernst nimmt (Abb. 23 c).

Dann drehen Sie wieder den Helligkeitsregler an Ihrem geistigen Bildschirm auf.

Wenn der Gegenstand Ihrer Angst später noch einmal erscheint, beschwören Sie das veränderte Bild im Rahmen vor Ihrem inneren Auge herauf. Sie werden sehen, wie schnell die gefürchtete Situation Sie völlig kalt läßt.

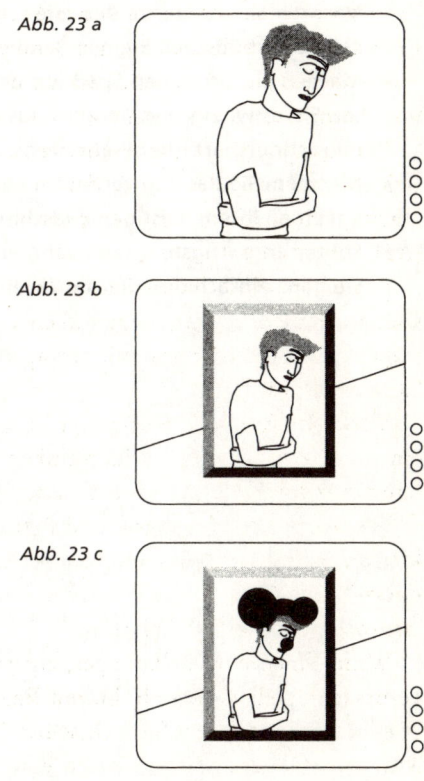

Abb. 23 a

Abb. 23 b

Abb. 23 c

Die Rahmen-Technik

- Rufen Sie sich die Voraussetzungen für Ruhe und Entspannung in Erinnerung. Setzen Sie sich in einen bequemen Stuhl. Ziehen Sie die Schuhe aus.
- Beginnen Sie mit der Power-Atmung.
- Auf Ihrem geistigen Bildschirm stellen Sie nun den Grund Ihrer Ängste oder sich selbst in der Streßsituation dar. Konzentrieren Sie sich auf die visuellen Begleitumstände.
- Stellen Sie das Bild in einen hübschen kleinen Rahmen. Betrachten Sie das ganze Bild: Sie selbst oder Ihre Angst mitsamt dem hübschen kleinen Rahmen.
- Machen Sie sich einen Spaß aus dem Bild im Rahmen. Lassen Sie es witzig und harmlos aussehen. Malen Sie ihm einen Schnurrbart oder Eselsohren.
- Nachdem Sie das Bild verändert haben, drehen Sie die Helligkeit an Ihrem geistigen Bildschirm wieder höher.
- Sollten Ihre Ängste irgendwann erneut auftauchen, holen Sie ganz einfach das «harmlose» Bild wieder hervor.

Selbsthypnose

Weiter vorne haben Sie die Suggestion und ihre Wirkung auf Ihr Unterbewußtsein kennengelernt. Zwischen den Suggestionen im Wachzustand und denen in Hypnose besteht nur ein gradueller Unterschied.

Doch wie kann man sich selbst hypnotisieren?

Eine Möglichkeit ist, zu einem Hypnotiseur zu gehen und ihn zu bitten, Ihnen eine posthypnotische Suggestion mit auf den Weg zu geben, mit deren Hilfe Sie sich in Trance bringen können, wann und wo immer Sie wollen. Die meisten Menschen bevorzugen jedoch folgende Technik.

Das Geheimnis der Selbsthypnose

Jede Hypnose besteht aus zwei Teilen: (a) dem Herbeiführen der Trance und (b) dem Präsentieren einer Suggestion, die vom Unterbewußtsein in die Wirklichkeit umgesetzt wird.

Und obwohl schon das Wort «Trance» häufig geheimnisvolle und düstere Assoziationen weckt, ist es ein ganz normales, natürliches Geschehen, das jeder von uns schon einmal erlebt hat.

Sie sind sicher schon einmal mit dem Zug gefahren, haben dabei aus dem Fenster gesehen und dem gleichmäßigen Rattern der Wagen gelauscht. Erinnern Sie sich, wie Sie dabei «ins Leere gestarrt», «vor sich hingeträumt» haben, ohne an etwas Bestimmtes zu denken? Das war Trance. Und sehr wahrscheinlich war sie genau so tief und bedeutsam wie jede andere Trance – auch wenn sie nur kurze Zeit gedauert hat.

Sie sind weder «in tiefen Schlaf» gefallen, noch haben Sie die Kontrolle über sich verloren. Es war eine Trance, selbst wenn sie nur kurz andauerte. Es ist die gleiche Trance, die Varieté-Künstler auf der Bühne verwenden. Und genau diese Trance können Sie zur beruhigenden Selbsthypnose verwenden.

Der Trancezustand

Der Trancezustand unterscheidet sich in einigen Punkten vom normalen Wachzustand. Der Hauptunterschied liegt in der Aufmerksamkeit. Im normalen Wachzustand können Sie viele Dinge gleichzeitig aufnehmen, Sie können viele verschiedene Reize zur gleichen Zeit bewußt wahrnehmen; im Trancezustand konzentriert sich Ihre Aufmerksamkeit nur auf einen Bereich.

Im normalen Wachzustand ist die bewußte Wahrnehmung breit gefächert, ungerichtet und oberflächlich; in Trance ist die bewußte Wahrnehmung fokussiert, auf einen Punkt konzentriert, und deshalb erhöht.

Diese erhöhte Wahrnehmungsfähigkeit ist es, die das Unterbewußtsein für Suggestionen so empfänglich macht.

Trance herbeiführen

Es gibt viele Möglichkeiten, um den Trancezustand herbeizuführen. Ich bevorzuge eine mit «Kontrollstufe».

Sie besteht im wesentlichen darin, die Sinne mit Beobachtungen zu überfluten und diese dann nach und nach einzuschränken, bis die Aufmerksamkeit fokussiert ist. Das ist der Trancezustand.

Suchen Sie sich ein gemütliches Plätzchen in einem abgedunkelten Raum. Sorgen Sie dafür, daß Sie nicht gestört werden. Ziehen Sie die Schuhe aus, lockern Sie die Kleidung, und achten Sie darauf, daß Ihnen warm ist.

Bevor Sie irgend etwas anderes tun, sagen Sie sich mehrere Male, daß sich Ihre rechte Hand heben wird, sobald Sie den Trancezustand erreichen. Langsam, aber sicher und aus eigenem Antrieb. So wird Ihnen Ihr Unterbewußtsein anzeigen, wenn die Trance eintritt. (Wie das funktioniert, ist kein Geheimnis: Es ist dasselbe wie mit der «inneren Uhr», die Sie alle kennen. Vor dem Einschlafen sagen Sie sich mehrmals, daß Sie um fünf Uhr früh aufwachen werden – und um fünf sind Sie dann ganz sicher wach.)

Legen Sie Ihre Hände bequem nebeneinander in Ihren Schoß.

Suchen Sie sich einen hellen Gegenstand oder Punkt zum Fokussieren. Das kann die Stand-by-Lampe Ihres Fernsehgerätes sein, eine Spiegelung im Messingtürgriff oder ein Lichtreflex auf einer weißen Vase. Konzentrieren Sie Ihre Aufmerksamkeit auf diesen hellen Fleck. (Ziel ist es, die Fokussierung während der ganzen Übung auf diesem Fleck zu halten.)

Ohne die Augen zu bewegen, wählen Sie nun sechs Dinge aus, die in Ihrem Gesichtsfeld liegen. «Ich sehe den Lichtschalter. Ich sehe die Sofaecke. Ich sehe die Stehlampe. Ich sehe das Foto von Oma. Ich sehe den Perserteppich. Ich sehe die Hände auf meinen Knien.»

Registrieren Sie als nächstes – wiederum ohne die Augen von dem Lichtpunkt abzuwenden – sechs verschiedene Geräusche, die Sie hören können. «Ich höre die Uhr ticken. Ich höre den Wasserhahn im Bad tropfen. Ich höre mein eigenes Atemgeräusch. Ich höre die Klimaanlage summen. Ich höre ein Motorrad vorbeifahren. Ich höre Vogelgezwitscher.»

Und dann – immer noch mit den Augen auf dem hellen Fleck – nehmen Sie sechs Dinge wahr, die Sie spüren können. «Ich spüre den Teppich unter meinen Füßen. Ich spüre die Sitzfläche unter meinen Oberschenkeln. Ich spüre den Gürtel in meiner Taille. Ich spüre die Stuhllehne in meinem Rücken. Ich spüre einen leichten Zug vom Fenster her. Ich spüre meine Ellbogen auf meinem Körper.»

Beim nächsten Mal merken Sie sich nur fünf Dinge, die Sie sehen, hören, fühlen. Und hören Sie nicht auf, den Lichtreflex zu fokussieren.

Dann registrieren Sie nur vier Dinge.

Dann drei.

Dann zwei.

Und eins.

Als nächstes werden Sie aller Voraussicht nach bemerken, daß Ihre Hand sich von selbst gehoben hat. Vermutlich sind Sie so überrascht, daß Sie augenblicklich aus der Trance hochschrecken. (Dieser letzte Teil des Geschehens, das automatische Heben der Hand, ist lediglich ein kleiner Trick, um Ihnen zu zeigen, wie das Unterbewußtsein mit Ihnen kommuniziert. Da dies nur die erwähnte Kontrollstufe ist, schenken Sie dem nicht zuviel Beachtung, Sie behindern sonst den Vorgang.)

Die Suggestion vorbringen

Erinnern Sie sich an das Kapitel über die Affirmationen? Alle die Affirmationen, die Sie sich damals ausgedacht haben, können Sie nun als beruhigende Autosuggestionen verwenden.

Nehmen wir einmal an, die folgenden Sätze enthielten alles, was Sie durch die beruhigende Selbsthypnose erreichen wollen.

Ich entspanne mich immer weiter in einen Zustand von Ruhe und Frieden. Ich fühle mich ruhig und zufrieden. Ich bin mit mir und der Welt im reinen. Für alle, denen ich begegne, strahle ich Ruhe und Frieden aus.

Ziel der beruhigenden Selbsthypnose ist es, diese Worte in Ihr Unterbewußtsein einzuspeisen, nachdem Sie den Trancezustand erreicht haben. Dafür gibt es zwei Wege.

Den ersten können Sie nehmen, wenn Sie die Affirmation schon so oft wiederholt haben, daß Sie sie auswendig wissen. Dann sagen Sie sich zu Beginn Ihrer Selbsthypnosesitzung, daß Sie die Affirmation aufsagen werden (statt Heben der rechten Hand), sobald Sie den Trancezustand erreicht haben. Den Rest übernimmt Ihr Unterbewußtsein.

Die zweite Möglichkeit besteht darin, den Text der Affirmation auf Kassettenrecorder aufzuzeichnen, und wenn die Sitzung beginnt, geben Sie sich den Auftrag, den Kassettenrecorder einzuschalten, sobald Sie in Trance sind.

Selbsthypnose

- Rufen Sie sich die Voraussetzungen für Ruhe und Entspannung in Erinnerung. Setzen Sie sich auf einen bequemen Stuhl. Ziehen Sie die Schuhe aus. Lassen Sie Ihre Hände nebeneinander locker in Ihrem Schoß ruhen.
- Sagen Sie sich, daß Sie Affirmationen (Autosuggestionen) aufsagen werden, sobald Sie den Trancezustand erreicht haben.
  Oder sagen Sie sich, daß Sie dann den Kassettenrecorder anschalten.
- Konzentrieren Sie sich auf einen Lichtpunkt im Zimmer – und behalten Sie ihn während der ganzen Übung im Auge.
- Wählen Sie nacheinander sechs Dinge aus, die Sie im Raum sehen können. Bewegen Sie dabei die Augen nicht.
- Registrieren Sie nacheinander sechs verschiedene Geräusche, die Sie hören können. Lassen Sie dabei den Lichtfleck nicht aus den Augen.
- Nehmen Sie sechs verschiedene Dinge wahr, die Sie spüren.
- Dann registrieren Sie fünf verschiedene Dinge, die Sie sehen – hören – spüren.
- Dann vier. Dann drei. Dann zwei. Und eins.
- Sagen Sie die Affirmationen auf. Oder schalten Sie den Recorder ein.

Die So-tun-als-ob-Technik

Der Ängstliche: «Ich kann mich einfach nicht entspannen. Ich habe schon alle möglichen Methoden ausprobiert, aber ich kann mich trotzdem nicht entspannen.»

Der Therapeut: «Okay, wir akzeptieren, daß Sie sich nicht entspannen können. Aber bitte probieren Sie doch einmal – nur versuchsweise, verstehen Sie –, so zu tun, als ob Sie entspannt seien. Tun Sie so, als ob Sie nicht die kleinste Sorge hätten. Alles, was Sie tun müssen, ist, sich für zehn Minuten so zu verhalten, als ob.»

Was glauben Sie, wie lange es dauert, bis unser ängstlicher Klient entspannt ist? Richtig. Zehn Minuten.

Ich habe lange gezögert, ob ich diese Methode in das Buch mit aufnehmen soll, da sie zu einfach zu sein scheint.

Aber auch das, was oberflächlich betrachtet einfach aussieht, kann wirksam sein. Und das trifft auf diese Methode zu.

Sie beruht auf der Erkenntnis, daß viele, wenn nicht sogar die meisten Streßfaktoren und Ängste, die uns zu schaffen machen, alles andere als rational sind. Mit anderen Worten, wir machen uns Gedanken über längst Vergangenes, über Dinge, die *vielleicht* irgendwann geschehen könnten, über Dinge, die andere *vielleicht* von uns denken – anstatt über das, was *ist*. Bei Lichte betrachtet sind diese Sorgen nicht immer rational, oder?

Normalerweise entspringen sie eher dem Unterbewußtsein als dem Bewußtsein. Und das Unterbewußtsein trotzt manchmal jeder Art von Vernunft.

Wenn das Unterbewußtsein so viele unserer Ängste und Befürchtungen schürt und nährt, folgt daraus, daß es ebenso dazu in der Lage sein müßte, sie zu besänftigen.

Doch wie kann man diese Kraft in ein konstruktives therapeutisches Instrument verwandeln?

Weiter vorne sind wir zu dem Schluß gekommen, daß das Unterbewußtsein weder von Logik, Willenskraft, gesundem Menschenverstand noch irgendeinem anderen Mittel dazu gebracht werden kann, sich rational zu verhalten. Das liegt nicht in seiner Natur; es entspricht nicht seiner Art zu arbeiten.

Das Unterbewußtsein muß dazu *verführt* werden, so zu reagieren, wie man möchte. Dieser Verführungsprozeß ist die Grundlage jeder Konditionierung, Hypnose, Beziehungs- und Gewohnheitsbildung. Damit es funktioniert, müssen die Vorstellungen, die Sie verankern wollen, auf die *Phantasie* und nicht auf den Verstand abzielen.

Genug der Theorie. Eines der wirksamsten Mittel, um das Unterbewußtsein zu beeinflussen, beherrschten Sie bereits im zarten Kindesalter. Diese Technik ließ Sie den Alltagsärger vergessen und brachte Sie mit einem Wimpernschlag in Märchenschlösser oder ferne Galaxien: Es ist das «So-tun-als-ob».

So-tun-als-ob ist ein sehr guter Weg, um das Unterbewußtsein zu erreichen, da es kreativ, spielerisch und voller unrealistischer Bilder ist. Einige der besten Psychotherapeuten, vor allem solche, die mit Hypnose arbeiten, setzen auf dieses Mittel, um Barrieren und Beeinflussung von seiten des Bewußtseins zu überwinden. Indem man jemanden dazu bringt, *so zu tun*, als ob er so und so sei bzw. fühlte, statt das gleiche direkt erreichen zu wollen, bindet man das Unterbewußtsein in die Therapie mit ein.

Und der Erfolg stellt sich viel schneller ein, als wenn die Therapie lediglich am Bewußtsein ansetzte.

Wie es funktioniert

Sie sind unruhig und angespannt. Sie haben alles getan, um Ihr Problem anzupacken, aber Sie fühlen sich noch immer ruhelos und unbehaglich. Und je mehr Zeit vergeht, desto unruhiger und besorgter werden Sie. Sie sagen sich, daß das Unsinn ist, daß Sie an den Dingen, die geschehen, ohnehin nichts ändern können, und daß Sie sich demzufolge auch keine Gedanken darüber zu machen brauchten. Sie versuchen, sich dazu zu zwingen, sich keine Sorgen zu machen; aber dadurch wird alles natürlich nur noch schlimmer.

Sie wären sehr viel ruhiger, wenn Sie statt dessen folgendes getan hätten...

Als erstes lassen Sie vor Ihrem inneren Auge all die Eigenschaften erscheinen, die Sie hätten, wenn Sie völlig ruhig und entspannt wären: Sie haben alle Zeit der Welt zum Faulenzen. Ihre Bewegungen sind bedächtig, fast träge. Ihr Atem geht langsam und tief. Sie sprechen ohne Hektik. Ihr Mund ist leicht geöffnet, und die Andeutung eines Lächelns umspielt Ihre Lippen. Ihre Hände sind nicht verkrampft, Ihre Arme nicht verschlungen, die Schultern nicht hochgezogen. Sehen Sie das Bild vor sich?

Und nun zur Technik.

Tun Sie einfach so, als ob Sie sich so fühlten. *Tun Sie so*, als ob Sie sich so verhalten würden, als wären Sie ruhig, entspannt und ohne Sorgen. *Tun Sie so*, als ob Sie diese und ähnliche Situationen im Griff hätten. *Tun Sie so*, als ob dieses Gefühl der Ruhe überhaupt nichts Ungewöhnliches wäre.

Und das allerwichtigste ist: *Tun Sie so, als ob alle anderen dächten, daß Sie immer so seien.*

Machen Sie es genau so und mit voller Überzeugung, dann werden Sie es mit Sicherheit in kürzester Zeit selbst glauben.

Die So-tun-als-ob-Technik

- Rufen Sie sich die Voraussetzungen für Ruhe und Entspannung in Erinnerung.
- Lassen Sie sich vor Ihrem inneren Auge ruhig, entspannt und im Frieden mit der Welt erscheinen. Beachten Sie Ihre langsame Atmung, die unverkrampften Hände und Kiefermuskeln, die bedächtigen Bewegungen und die ruhige Redeweise.
- Geben Sie sich den Anschein, als ob Sie genau so seien. (Nachdem es sich lediglich um So-tun-als-ob handelt, können Sie beim Schauspielern ruhig ins Extreme gehen.) Zeigen Sie ganz offen, wie ruhig und entspannt Sie sind.
- Und jetzt – das ist sehr wichtig – tun Sie so, als ob die anderen Sie genau so ruhig sehen, wie Sie vorgeben zu sein.
- Verbringen Sie den Rest des Tages, wenn Sie mögen, auch den Rest des Lebens, damit, so zu tun als ob – es kann nur gut für Sie sein.

Die beruhigende Berührung

Sie haben sicher schon einmal von Pawlows Hund gehört. Pawlow ließ immer dann, wenn er den Hund fütterte, eine Glocke läuten. Nach einiger Zeit konnte er die Glocke läuten, und dem Hund lief in Erwartung des Futters Speichel aus dem Maul – ohne daß es welches gab.

Was hat das mit Beruhigung zu tun?

Nichts, es ist einfach nur ein bekanntes Beispiel für ein als «Konditionierung» bezeichnetes Phänomen, das man auch benutzen kann, um sich von Streß und innerer Unruhe zu befreien.

Die beruhigende Berührung ist ein sehr gutes Beispiel für Konditionierung. Bevor Sie es ausprobieren, halten Sie sich jedoch zwei Dinge vor Augen:

1. Um die beruhigende Berührung einzuüben, müssen Sie ruhig sein.
2. Wenden Sie die beruhigende Berührung an, wenn Sie gestreßt sind.

Die Grundlage für die beruhigende Berührung ist das Wissen darum, daß man sich – fast im Handumdrehen – beruhigen kann, indem man eine bestimmte Stelle des Körpers auf eine bestimmte Weise berührt.

Sie können beispielsweise mit dem rechten Zeigefinger die Innenseite des linken Handgelenks berühren. Sie können die Finger beider Hände ineinander verschränken. Sie können sich mit der linken Hand in die Kuppe Ihres rechten Daumens zwicken. Wo und wie Sie sich berühren, spielt keine Rolle. Die Art der Berührung sollte sich lediglich von Ihren normalen Kratz- oder Bewegungsgewohnheiten unterscheiden; das ist wichtig.

Im folgenden Abschnitt werde ich beschreiben, wie man die Beruhigung in diese Berührung einbauen kann. Wenn Sie das einmal gemacht haben – und einmal genügt völlig –, müssen Sie nur die Berührung wiederholen, um die konditionierte Reaktion (die Beruhigung) hervorzurufen.

Falls Sie es nicht glauben wollen, daß eine einmalige Programmierung ausreicht, um Sie lebenslang zu begleiten, probieren Sie folgendes: Rufen Sie sich eine erotische Erfahrung aus der Vergangenheit in Erinnerung. Eine, die Sie nie zu wiederholen wagten oder die Sie nie wiederholen konnten. Erinnern Sie sich an die Einzelheiten: welche Kleidung Sie trugen, welche Kleidung der oder die andere trug, an die Gerüche, die Musik, die Atemgeräusche. Erinnern Sie sich an die Gefühle, die Sie damals hatten, an die Berührungen, die Sie erfuhren...

Ist auch die Erregung von damals zurückgekehrt? Dies ist ein klassisches Beispiel für Konditionierung.

Vorbereitung

Die Vorbereitung ist wesentlich für die beruhigende Berührung. Wenn Sie diesen ersten Teil richtig durchführen, haben Sie ein wunderbares Mittel gegen Streß und Spannungen an der Hand – eines, das man jederzeit und an jedem Ort anwenden kann.

Bevor Sie beginnen, begeben Sie sich in Gedanken in die Vergangenheit, in eine Zeit, in der Sie völlig ruhig waren und sich im Frieden mit sich selbst und der Welt befanden. Unter Umständen müssen Sie bis in Ihre Kindheit zurückgehen – aber irgendwo in Ihrer Vergangenheit gibt es eine Erfahrung oder ein Ereignis, das Ihnen dieses Gefühl vermittelt hat.

Nehmen Sie sich die Zeit, um nach einem wirklich guten Beispiel zu suchen, denn das ist der Schlüssel für die beruhigende Berührung.

Auch dies ist wieder eine «Bildschirmübung».

Nehmen Sie das Ereignis aus der Vergangenheit, «sehen» Sie sich selbst auf dem Bildschirm, wie Sie es erneut durchleben. Registrieren Sie so viele Details wie möglich – wie das Licht ist, welche Kleidung Sie tragen, welche Farben vorkommen.

Als nächstes «hören» Sie all die Geräusche, die mit diesem

Erlebnis in Zusammenhang stehen. Achten Sie auf die Einzelheiten.

Dann «fühlen» Sie, was Sie damals fühlten. Die Temperatur, die an jenem Tag herrschte, das wunderbare Gefühl der Ruhe, das Ihren Körper durchströmte. Wenn Sie sich nur genügend auf diese Details konzentrieren, wird die Ruhe wieder in Ihren Körper zurückkehren.

Wenn die vergangene Erfahrung wieder voll und ganz vor Ihnen steht, berühren Sie sich fest an einer Stelle Ihres Körpers (die Sie sich vorher ausgesucht haben). Tun Sie das für einige Sekunden, dann lassen Sie wieder los.

Das ist Ihre beruhigende Berührung. Wenn Sie die beschriebenen Schritte, so gut Sie konnten, durchgeführt haben, haben Sie sich für diese Reaktion konditioniert; das heißt, Sie werden sich völlig ruhig fühlen, wann immer Sie sich auf diese Weise anfassen.

Bevor Sie in den Alltag zurückkehren, sitzen Sie noch eine Weile, und wiederholen Sie die beruhigende Berührung noch ein paarmal, nur um sich selbst zu beweisen, daß es funktioniert.

Anwendung

Von nun an halten Sie einfach für einen Moment inne und wenden die beruhigende Berührung an, sobald Sie sich gestreßt oder unruhig fühlen. Mehr sollte nicht nötig sein, um das Gefühl von Ruhe und Frieden wieder in den Körper einziehen zu lassen.

Sie können es überall tun – am Schreibtisch, im Bus, im Wartezimmer. Am besten klappt es jedoch, wenn Sie sich einen Platz ohne Lärm und Ablenkung suchen. Je weniger Lärm um Sie herum ist, desto besser funktioniert die beruhigende Berührung.

Die beruhigende Berührung

- Rufen Sie sich die Voraussetzungen für Ruhe und Entspannung in Erinnerung.
- Denken Sie an eine Situation in der Vergangenheit, als Sie sich völlig ruhig und zufrieden fühlten.
- Auf Ihrem geistigen Bildschirm «sehen» Sie sich selbst, wie Sie diese Situation erneut durchleben. Registrieren Sie die Einzelheiten – das Licht, die Kleidung, die Farben der Umgebung. «Hören» Sie die Geräusche. «Fühlen» Sie das Erlebnis.
- Wenn die Erfahrung aus der Vergangenheit ganz präsent ist, berühren oder drücken Sie einen bestimmten Teil Ihres Körpers auf eine bestimmte Art. Lassen Sie nach ein paar Sekunden wieder los.
- Bevor Sie wieder in den Alltag zurückkehren, probieren Sie, ob die beruhigende Berührung so funktioniert wie beabsichtigt. Berühren Sie sich ruhig einige Male, und achten Sie auf das Gefühl von Ruhe und Frieden, das dann Ihren Körper durchströmt.
- Wenden Sie die beruhigende Berührung an, wann immer Sie sich gestreßt oder unruhig fühlen. Am besten suchen Sie sich dafür einen Ort, an dem Sie wenig Lärm und Ablenkung finden.

Innere Einstellungen

Ein Bekannter von mir verbringt einen großen Teil seines Lebens damit, anderen Menschen beizubringen, wie man mit Streß umgeht. Dazu gedrängt, sein Geheimnis preiszugeben, wie er es schafft, selbst in den schwierigsten Situationen «cool» zu bleiben, gestand er, es sei vor allem eine Frage der Lebenseinstellung.

«Es gibt zwei Grundsätze, an die ich mich in schwierigen Situationen zu halten versuche», sagte er. «Der erste lautet: Ich lasse mir von kleineren Widrigkeiten nicht den Schlaf rauben. Der zweite besagt: Alle Probleme gehören zu den kleineren Widrigkeiten.»

Eine kleine Änderung unserer Einstellung, und schon könnten uns die Übel und Mißgeschicke des Lebens – abgesehen von echten Tragödien und Katastrophen – nichts mehr anhaben.

Es folgen nun einige Techniken, die dabei helfen, mit dem Druck und den Spannungen des Alltagslebens leichter fertigzuwerden, indem man den Blickwinkel oder die innere Einstellung ein wenig verändert.

Die Weltraum-Perspektive

Die meisten Probleme im Leben werden je nach Blickwinkel verstärkt oder abgeschwächt.

Die Furcht davor, den Arbeitsplatz zu verlieren, verringert sich schlagartig, sobald Sie ein besseres Angebot von einem anderen Arbeitgeber haben. Ein hartes Wort von Ihrem Lebensgefährten ist nach zehn Jahren Partnerschaft bei weitem nicht so niederschmetternd wie vielleicht beim ersten Rendezvous. Das leichte Doppelkinn, über das Sie sich Gedanken gemacht haben, verliert plötzlich an Bedeutung, wenn Sie einen Raum voller Sumo-Ringer betreten. Der Hunger, den Sie verspüren, weil Sie heute kein Frühstück hatten, verschwindet beim Anblick hungernder Kinder in Afrika.

Die Perspektive, der Blickwinkel hat großen Einfluß darauf, wie Sie die jeweilige Situation erleben.

Die folgende Übung zeigt Ihnen, wie Sie die Perspektive verändern können, wenn Ihnen Angst, innere Unruhe oder ein Problem zu schaffen machen. Dazu ist es nicht notwendig, an den Grund Ihrer Sorgen zu denken. Sie sehen sich nur an, wo Sie im Moment stehen und verändern dann im Geiste den Blickwinkel.

Diese Übung läßt sich überall durchführen, und sie dauert nicht länger als etwa eine Minute.

Schließen Sie die Augen, und visualisieren Sie sich in dem Stuhl, in dem Sie gerade sitzen. Achten Sie darauf, welche Kleidung Sie tragen und wie Sie die Hände halten. Betrachten Sie diese Dinge, als seien Sie eine freischwebende Kamera.

Nun erweitern Sie Ihren Blickwinkel. Sehen Sie sich selbst in dem Raum, in dem Sie sich befinden. Achten Sie darauf, wie die Möbel gestellt sind.

Dann gehen Sie mit der Kamera aus dem Haus hinaus. Sie sehen das Fenster des Zimmers, in dem Sie sitzen. Sie sehen, wie sich der Garten um das Haus herumwindet.

Nun noch weiter. Sie sehen Ihr Haus im Zusammenhang mit

der ganzen Straße. Wie aus einem Ballon. Sie sehen das Grundstück Ihres Nachbarn, die Kneipe an der Ecke und die Ampel am Ende der Straße.

Und nun steigen Sie noch höher.

Die Straße, in der Sie wohnen, ist eine kleine Linie durch die Vorstadt. Links davon liegt die Autobahn, rechts ein anderer Vorort.

Jetzt ist die Stadt nur noch ein funkelndes Lichtermeer am Horizont.

Unter Ihnen in den Wolkenfetzen verwischt sich das Braun und Grün des Kontinents, auf dem Sie leben. Die Erde ist nicht mehr als eine Kugel. Eine leuchtende, schöne Kugel, die lautlos durch das Weltall schwebt...

Die Erde ist nur ein Lichtpunkt am Himmel... Ein Staubkorn in unserer Galaxie...

Von hier aus gesehen sind Ihre Probleme so unbedeutend, sie existieren so gut wie nicht.

(Wenn Sie diese Übung ein- oder zweimal gemacht haben, können Sie sich direkt in die Weltraum-Perspektive begeben. Das geht sehr schnell und hat enorme Wirkung.)

Die Weltraum-Perspektive

- Rufen Sie sich die Voraussetzungen für Ruhe und Entspannung in Erinnerung. Setzen Sie sich in einen bequemen Stuhl. Ziehen Sie die Schuhe aus. Legen Sie Ihre Hände nebeneinander in Ihren Schoß.
- Formen Sie vor Ihrem inneren Auge ein Bild von sich selbst. Stellen Sie sich vor, Sie seien eine freischwebende Kamera. Achten Sie darauf, was Sie anhaben, wie Ihr Gesichtsausdruck ist, wie Sie dasitzen.
- Nun sehen Sie sich in Verbindung mit dem ganzen Zimmer. Achten Sie darauf, wie die Möbel in dem Zimmer angeordnet sind.
- Ihre Kamera schwebt jetzt über dem Haus. Sie sehen das Haus zusammen mit dem Garten und der näheren Umgebung.
- Aus der Ballonfahrer-Perspektive sehen Sie Ihr Haus in der Straße – die Straße in der Vorstadt – die Vorstadt in der Stadt.
- Jetzt sehen Sie die Stadt als Lichtermeer am Horizont.
- Und die Erde ist ein wunderbarer Globus, der lautlos durch das All schwebt.
- Die Erde ein Lichtpunkt unter anderen Planeten.
- Ein Staubkorn im All.
- Behalten Sie diese Perspektive, bis Ihr Problem verschwindet.

Der Zehn-Jahres-Plan

Die folgende Technik ist der Weltraum-Perspektive von der Idee her ganz ähnlich, doch braucht man nicht so viel Visualisierung dafür.

Bei dieser Übung wählen Sie für Ihr Problem eine abstraktere, eine *zeitliche* Perspektive statt der *visuellen.*

Die Idee ist, in Gedanken zehn Jahre in der Zeit zurückzugehen. Erinnern Sie sich, wie Sie damals waren. Und dann stellen Sie sich vor, wie wichtig Ihnen zu dieser Zeit Ihr heutiges Problem erschienen wäre. Fast immer wäre es von geringerer Bedeutung gewesen.

Und nun denken Sie sich zehn Jahre *in die Zukunft.* Stellen Sie sich vor, wie wichtig Ihnen Ihr heutiges Problem dann erscheinen würde. Und wieder wird es weniger bedeutsam, weniger bedrohlich aussehen.

Die Einfachheit dieser Methode steht in keinem Verhältnis zu ihrer Wirksamkeit. Versuchen Sie es; es funktioniert.

Der Zehn-Jahres-Plan

- Rufen Sie sich die Voraussetzungen für Ruhe und Entspannung in Erinnerung.
- Versuchen Sie, sich vorzustellen, wie Sie vor genau zehn Jahren waren. Erinnern Sie sich an die Einzelheiten: Welche Kleidung trugen Sie damals? Wie war Ihre Frisur? Wo wohnten Sie? Was hatten Sie für Angewohnheiten?
- Stellen Sie sich vor, was die Person *vor zehn Jahren* dazu sagen würde, wie Sie sich in Ihrer heutigen Situation verhalten würde. Stellen Sie sich vor, wie Ihre heutigen Probleme damals ausgesehen hätten.
- Nun versetzen Sie sich zehn Jahre in die Zukunft. Malen Sie sich aus, welche Kleidung Sie dann tragen, welche Gewohnheiten Sie wohl haben werden.
- Stellen Sie sich vor, wie Sie in zehn Jahren über Ihr heutiges Problem denken werden.
- Verweilen Sie ein paar Minuten bei diesen Gedanken. Inzwischen schrumpft Ihr Problem oder verschwindet ganz.

In der Gegenwart leben

Bedenken wegen der Vergangenheit oder Sorgen um die Zukunft belasten unseren Gemütszustand am meisten.

Es ist erschreckend, welche Schmerzen Situationen verursachen können, die gar nicht existieren. Obwohl Vergangenheit und Zukunft abstrakte Konzepte sind, rufen in westlichen Ländern Sorgen vor dem, was geschehen ist und was geschehen könnte, mehr Unsicherheit, Angst, Unruhe, Frustration und Anspannung hervor als irgend etwas, was tatsächlich geschehen ist.

Leute, die sich über die Vergangenheit Gedanken machen – seien es Schuldgefühle, Reue oder Scham –, sorgen sich um etwas, das sie nicht mehr beeinflussen können. Auch Menschen, die Befürchtungen in bezug auf die Zukunft hegen – ob sie je sicher, glücklich, geliebt oder erfolgreich sein werden –, sorgen sich um etwas, auf das sie nur geringen Einfluß haben.

Das einzige, was man wirklich beeinflussen kann, ist die Gegenwart.

Gefragt, was er tun würde, wenn er nur noch fünf Tage zu leben hätte, antwortete der amerikanische Nationalheld Will Rogers: «Was soll die Frage? Ich würde einen nach dem anderen leben.»

Eine einfache Antwort mit viel Tiefe.

Haben Sie auch schon einmal heimlich die Leute beneidet, deren Leben aussieht wie ein immerwährendes Spiel oder Abenteuer, die an nichts anderes denken, als es sich gutgehen zu lassen, und die immer nur für die Gegenwart zu leben scheinen? Haben Sie sich auch schon einmal darüber Gedanken gemacht, daß die konservativen Ideale Ihrer Erziehung – die Zukunft zu planen, Geld zurückzulegen, für die Rente zu arbeiten – Ihre Möglichkeiten, das Leben zu genießen und möglichst viel davon zu haben, beschränken?

Die meisten glücklichen, zufriedenen Menschen erkennen, daß das Ideal auf dem Mittelweg zwischen beiden Extremen liegt.

Diese Erkenntnis fehlt den Menschen, die sich ständig Sorgen machen.

Menschen, die ihr Leben ruhig und entspannt leben, blicken keineswegs immer auf eine makellose oder unkomplizierte Vergangenheit zurück, und sie müssen auch ihre Zukunft nicht unbedingt ausgeblendet haben. *Sie haben lediglich gelernt, in der Gegenwart zu leben.* (Man beachte: «in» der Gegenwart, nicht «für» sie.)

Diese Einstellung ist verblüffend einfach zu erreichen.

Seien Sie bereit, von Ihren Kindern zu lernen: Ein kleines Kind lebt jeden Augenblick für das momentane Vergnügen; sehen Sie nur, wie es sich in das Muster des Teppichs vertiefen kann oder in die Rinde eines Baumes. Fällt Ihnen auf, wie ruhig ein Kind in solchen Momenten ist?

Um ebenso ruhig zu werden, brauchen Sie nichts anderes zu tun, als jeden einzelnen Augenblick des Lebens ganz auszuschöpfen.

Genießen Sie bewußt und dankbar jede Sekunde, um möglichst viel davon zu haben. Wenn Sie essen, lassen Sie jeden Bissen auf der Zunge zergehen; registrieren Sie Struktur und Geschmack, als ob Sie noch nie vorher etwas Ähnliches gegessen hätten; nehmen Sie die Feinheiten von Gerüchen, Farben und das Arrangement auf Ihrem Teller bewußt wahr. (Dies ist übrigens auch eine gute Methode, um das Gewicht zu regulieren.)

Wenn Sie Ihre ganze Aufmerksamkeit dem Essen widmen und nicht über das Arbeitspensum der nächsten Woche oder über mögliche Abwandlungen des Rezeptes nachdenken, wird es Ihnen besser schmecken als je zuvor.

Es spielt keine Rolle, ob Sie essen, Unkraut jäten, Auto fahren oder spielen: Wenn Sie das, was Sie tun, ganz und gar tun, wenn Sie völlig auf das konzentriert sind, was Sie tun, das heißt auf die Gegenwart – dann werden Sie Ruhe finden.

Ein Mittel gegen Frust

Frust ist einer der am weitesten verbreiteten Streßfaktoren. Wenn Sie frustriert sind, weil Sie alles, was Sie tun, als unbefriedigend empfinden, schießt das Anspannungsniveau in die Höhe.

Das Heilmittel für diesen Zustand ist raffiniert einfach.

Wenn Sie sich voll und ganz auf das konzentrieren, was Sie tun – egal wie profan oder unwichtig es auch sein mag –, verfliegt die Zeit und Sie gewinnen Befriedigung aus Ihrer Tätigkeit.

Wenn Sie sich völlig in eine Aufgabe versenken, so daß Sie das bestmögliche Ergebnis erzielen, nimmt diese Aufgabe beinahe meditativen Charakter an.

Das hilft nicht nur gegen Frust, sondern führt auf direktem Weg zu Ruhe und Entspannung.

Körperliche Wege zur Ruhe

In den vorangegangenen Kapiteln habe ich versucht, deutlich zu machen, daß die meisten Angst- und Unruhegefühle nicht im Körper, sondern im Kopf entstehen und deshalb «von innen heraus» behandelt werden sollten.

Dennoch gibt es auch eine ganze Reihe körperlicher Maßnahmen, die sehr gut gegen negativen Streß wirken.

Dabei steht das körperliche Training an allererster Stelle. Es ist wahrscheinlich die beste Art, die überschüssigen «Streßmoleküle» in unserem Körper abzubauen, und so gut wie jede Form von körperlichem Training vermag die schädliche Wirkung von Streß zu vermindern.

Die in diesem Buch beschriebenen körperlichen Methoden wirken dadurch, daß sie entweder die negativen Wirkungen von Streß direkt aufheben, wie die Übungen zur Muskelentspannung (S. 85–95) oder die Power-Atmung (S. 77–81), oder die *körperlichen* Vorgänge umkehren, die zu Streß führen.

Die Kiefermuskulatur lockern

Zu den häufigsten Streßerscheinungen zählen angespannte Kiefermuskeln und zusammengebissene Zähne. Laut einer Schätzung sind fast fünfundzwanzig Prozent der Bevölkerung «Zähneknirscher».

Angespannte Muskeln im Oberkieferbereich führen zu zusammengebissenen Zähnen; von dort breitet sich die Spannung über Schultern, Nacken und Hals aus, bis Sie sich total verspannt fühlen. Der Weg kann auch umgekehrt verlaufen (siehe «Kopfschmerzen», S. 42). Noch schlimmer ist jedoch, daß angespannte Kiefermuskeln die unangenehme Eigenschaft haben, ihre verheerende Wirkung überall im Körper zu entfalten; einige Therapeuten behaupten, daß chronische Rückenprobleme von dieser Angewohnheit herrühren.

Wenn Sie unter Kopfschmerzen oder anderen auf das Zähneknirschen zurückzuführenden Problemen leiden, lassen Sie sich von Ihrem Zahnarzt die sogenannten Knirscher- oder Aufbißschienen anpassen (siehe S. 248). Sie sind einfach konstruiert und eignen sich hervorragend, die Muskelspannung im Kieferbereich herabzusetzen. Die folgenden Übungen zur Lockerung der Kiefermuskulatur sind allerdings schneller, besser und billiger.

Und so geht es: Pressen Sie die Zunge direkt hinter den vorderen Schneidezähnen leicht gegen den Gaumen. Das ist alles. Solange Sie den leichten Druck aufrechterhalten, sind die unteren Kiefermuskeln (Kaumuskeln) entspannt. Das führt zu einer Spannungsverminderung bei den Muskeln im oberen Kieferbereich (innere und äußere Flügelmuskeln) und weiter oben im Schläfenbereich (Schläfenmuskeln).

Hier ist noch eine zweite Übung für das gleiche Problem.

Öffnen Sie langsam Ihren Mund, so weit Sie können, ohne daß es schmerzt. Dann schließen Sie den Mund wieder. Wiederholen Sie den Vorgang etwa zwei Minuten lang.

Als nächstes stemmen Sie Ihre Faust unter Ihr Kinn und üben leichten Druck aus. Nun öffnen Sie Ihren Mund und drücken Ihren Kiefer gegen diesen Widerstand nach unten – nicht zu heftig, sonst bekommen Sie einen Krampf.

Halten Sie diesen Druck für etwa eine Minute aufrecht.

Wenn Sie diese Übung jeden Tag mehrmals durchführen, verhindern Sie, daß das Zähneknirschen ernsthaften Schaden (wie z. B. Abnutzungserscheinungen an den Zähnen) anrichtet.

Die Kiefermuskulatur lockern (1)

- Machen Sie sich als erstes die Spannung in Ihrem Kiefer bewußt. Beißen Sie die Zähne fest zusammen und lassen Sie dann locker.
- Drücken Sie Ihre Zunge direkt hinter den vorderen Schneidezähnen an den Gaumen. Die Lippen dürfen dabei ein wenig auseinanderweichen. Spüren Sie, wie sich die Kiefermuskeln entspannen.
- Wiederholen Sie die Übung mehrmals am Tag; vor allem abends vor dem Einschlafen.

Die Kiefermuskulatur lockern (2)

- Öffenen Sie den Mund langsam so weit, wie Sie können. Dann schließen Sie ihn wieder. Wiederholen Sie den Vorgang etwa zwei Minuten lang.
- Pressen Sie Ihre Faust leicht gegen Ihr Kinn. Öffnen Sie den Mund, und drücken Sie dabei den Kiefer nach unten gegen Ihre Faust.
- Halten Sie diesen Druck für etwa eine Minute aufrecht. Wiederholen Sie die Übung mehrmals am Tag.

Lotus-Hände

Fragen Sie einen Schriftsteller nach den am besten sichtbaren Anzeichen von Streß bei einer seiner Romanfiguren, und er wird sagen: «Die Hände.» Deshalb schreiben Romanciers über sich rin-
gende Hände, verkrampfte Finger, weiße Knöchel, geballte
Fäuste und so weiter. Das sind zwar alles gräßliche Klischees –
aber es sind tatsächlich die sichtbarsten Anzeichen von Streß.

Darüber hinaus kann sich die aus solchem Verhalten entstan-
dene Spannung auf den gesamten Körper verteilen. Verkrampfte
Hände führen u. a. zu Verspannungen in der Arm- und Rückenmuskulatur.

Das heißt jedoch, indem Sie die Spannung in Ihren Händen lösen, weicht sie auch aus anderen Körperregionen.

Es gibt drei einfache Methoden, um die Spannung aus Hand-
gelenken, Händen und Fingern zu nehmen. Alles findet man in
verschiedenen Formen des Yoga und der Meditation wieder.

Bevor Sie damit beginnen, lassen Sie die Arme lose herunterhängen. Schütteln Sie sie leicht, um die Muskeln zu lockern.

Die erste Technik haben Sie schon einmal auf Bildern gesehen,
die einen Yogi im Lotussitz zeigen. Jede Hand ruht auf einem
Knie, die Handflächen weisen nach oben, die Daumen berühren
schwach die Fingerspitzen von Mittel- und Ringfinger. Man sagt,
diese Technik wirke auf physischer und metaphysischer Ebene
gleichermaßen. Allerdings sieht es vielleicht etwas überspannt
aus, wenn Sie sie in der Öffentlichkeit praktizieren.

Unter Umständen wirkt auch die zweite Technik etwas ausge-
fallen, doch sollte man ihre Wirkung nicht unterschätzen. Sie
müssen nichts weiter tun, als die Fingerspitzen der einen Hand
leicht auf die der anderen zu legen. Keinen Druck ausüben, nur
berühren.

Die letzte Technik funktioniert genau so gut, aber Sie können
sie auch in der Öffentlichkeit praktizieren – in der Schlange an
der Kasse, am Schreibtisch oder im Wartezimmer des Zahnarztes.

Das schöne daran ist die enge Beziehung zu den verkrampften Händen (Abb. 24 a) einer angespannten Person.

Um sie durchzuführen, verschränken Sie Ihre Finger zuerst fest ineinander und lösen sie wieder, dann legen Sie Ihre linke Hand so in Ihre rechte, daß sich die Daumen an den Spitzen berühren (Abb. 24 b).

Machen Sie das so zart, wie nur irgend möglich. Konzentrieren Sie sich darauf, es richtig zu tun.

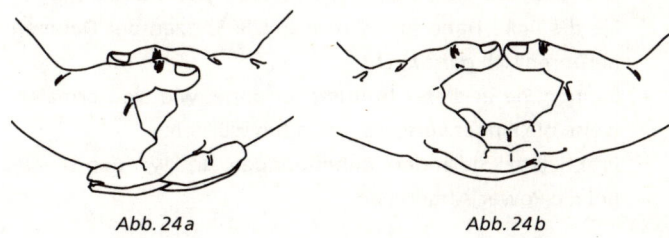

Abb. 24 a   Abb. 24 b

Zuerst kommt es Ihnen sicher etwas ungewohnt vor, und Sie verspüren vielleicht den Drang, die Hände fest ineinander zu pressen. Bleiben Sie standhaft, dieser Drang verschwindet nach etwa einer halben Minute.

Lotus-Hände

- Lassen Sie die Arme herunterhängen, und schütteln Sie sie aus, um die Muskeln zu lockern.
- Verschränken Sie die Finger beider Hände fest ineinander, und lösen Sie sie wieder. Auf diese Weise merken Sie, wie sich Spannung anfühlt.
- Nachdem Sie die Finger voneinander gelöst haben, legen Sie die linke Hand in die rechte. Die Spitzen der Daumen berühren sich *ganz leicht*.
- Bleiben Sie in dieser Haltung so lange, wie Sie normalerweise die Finger verschränkt halten würden.
- Praktizieren Sie andere Ruheübungen, und wenden Sie dabei die Power-Atmung an.

Das Ruhe-Gesicht

Negativer Streß macht sich im Bereich des Kopfes besonders schmerzhaft bemerkbar. Ein verspanntes Gesicht erkennt man sofort. Die Muskeln sind in alle möglichen Richtungen verzogen: die Kiefer aufeinandergepreßt, die Stirn gefurcht, die Augenbrauen heruntergezogen, die Augen zugekniffen, die Lippen gespannt, die Zähne zusammengebissen.

Indem Sie diese körperlichen Veränderungen rückgängig machen, entwickeln Sie für sich ein Gefühl der Ruhe.

Beginnen Sie mit Stirn und Augenbrauen, die bei Anspannung gerunzelt und zusammengezogen sind. Hier die Spannung zu lösen, zeigt sofort positive Wirkung.

Und so geht es: Heben Sie einfach die Augenbrauen – sachte, fast nicht wahrnehmbar für einen Betrachter –, und die Spannung weicht! Ziel ist es, die Augenbrauen auf Dauer *leicht* gehoben zu halten.

Als nächstes sind die zusammengebissenen Zähne und die angespannten Kiefermuskeln an der Reihe. Pressen Sie Ihre Zunge gegen den Gaumen, so wie im Abschnitt «Die Kiefermuskulatur lockern» (S. 140) beschrieben.

Dem Rest der angespannten Gesichtsmuskulatur kommen Sie mit einer Technik bei, die Sie von Kindesbeinen an kennen.

Es ist das Lächeln.

Um die größtmögliche Entspannung der Gesichtsmuskulatur zu erreichen, spannen Sie die Lippen an, so fest es nur geht, und lösen dann die Spannung in ein Lächeln auf.

Der einfache Vorgang des Lächelns lockert *alle* Muskeln, die vom Streß verspannt sind. Darüber hinaus zeigen neuere Studien, daß das echte Lächeln (das mit den Lachfältchen am Auge) das Lustzentrum im Hirn stimuliert. Mit anderen Worten, diese Art von Lächeln ruft ohne weiteres Zutun ein Wohlgefühl hervor. Probieren Sie's!

Das Ruhe-Gesicht

- Runzeln Sie die Stirn; dann heben Sie die Augenbrauen, so weit Sie können. Wiederholen Sie den Vorgang einige Male, bis sich Augenbrauen und Stirn entspannt anfühlen.
- Pressen Sie die Zunge direkt hinter den vorderen Schneidezähnen gegen den Gaumen, bis sich die Zähne voneinander lösen und die Kiefermuskeln locker werden.
- Lächeln Sie. Spannen Sie die Lippen an, dann entspannen Sie sie in ein Lächeln. Machen Sie das mehrere Male, um die Gesichtsmuskulatur zu lockern.
- Merken Sie sich, wie es sich anfühlt, wenn Stirn, Kiefer- und Gesichtsmuskulatur völlig entspannt sind. Versuchen Sie, sich dieses Gefühl zu bewahren.

Die Ruhe-Haltung

Ihre Haltung spiegelt nicht nur Ihr Seelenleben wider, sondern sie beeinflußt es auch. Hängende Schultern, ein gesenkter Kopf und verschränkte Arme behindern die Tiefenatmung; das wiederum hat Auswirkungen auf Ihren Umgang mit Streß und Anspannung. Verkrampfte Hände leiten die Spannung weiter die Arme hinauf bis zum Nacken und von dort ins Kreuz.

Schlimmer noch ist die Tatsache, daß eine solche Haltung nicht nur Ihren Gemütszustand beeinflußt, sondern sie kann auch dazu führen, daß negative Gefühle in Ihnen hochkommen und Sie sich bedroht fühlen. Wenn Sie daran zweifeln, daß die äußere Erscheinung Auswirkungen auf das Seelenleben hat, erinnern Sie sich an das Beispiel mit dem Spaziergang um den Block (S. 29).

In ihrer einfachsten Form stellt die Ruhe-Haltung eine Umkehrung der Haltung dar, die Sie in Streßsituationen einnehmen. Heben Sie Ihr Kinn, richten Sie sich auf, straffen Sie die Schultern, entkrampfen Sie Ihre Finger – und schon werden Sie sich viel besser fühlen.

Menschen, die unter starkem Streß stehen, werden allerdings häufig feststellen, daß sie mit diesen Maßnahmen ihr Ziel nur teilweise erreichen. Das kommt daher, daß man unter Druck das Gefühl für das, was «normal» ist, verliert. Was sich ein solcher Mensch unter einem erhobenen Kinn und gestrafften Schultern vorstellt, sieht vermutlich nicht sehr viel anders aus als die übliche «Streßhaltung». Und wenn ihm jemand helfen will, die richtige Haltung einzunehmen, empfindet er sie nicht selten als unnatürlich.

Für die Ruhe-Haltung gibt es ein unschlagbares Hilfsmittel. Es ist ein dünner, unsichtbarer, reißfester Nylonfaden.

Dieser Nylonfaden ist sehr nützlich; denn er ist am Scheitelpunkt Ihres Kopfes «befestigt» und vermag Sie «anzuheben».

Natürlich existiert dieser Nylonfaden nicht wirklich. *Sie stellen sich vor*, er sei an Ihrem Kopf befestigt; *Sie stellen sich vor*, er hebe Sie an, so daß Sie gerade noch Bodenkontakt haben (Abb. 25). Sie spüren, wie Ihr Körper sich streckt. Selbst wenn es sich anfangs unnatürlich anfühlt: Dies ist die korrekte Haltung.

Ihrem Körper zuliebe sollten Sie so stehen. Und sitzen. Wenn Sie sich diese Haltung angewöhnen, können Sie besser atmen, Sie fühlen sich weniger beengt und wesentlich ruhiger. Kombinieren Sie diese Haltung mit der Power-Atmung (S. 79), und Sie haben eine wirksame Waffe gegen Streß, die Sie immer und überall einsetzen können.

Abb. 25

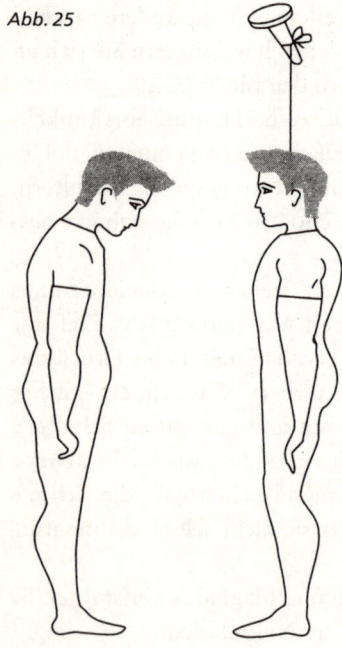

Die Ruhe-Haltung

- Entkrampfen Sie Ihre Finger, lassen Sie die Arme locker hängen, straffen Sie die Schultern, und heben Sie Ihr Kinn.
- Stellen Sie sich einen langen, dünnen, reißfesten Nylonfaden vor, der oben an Ihrem Kopf befestigt und mit der Zimmerdecke verbunden ist.
- «Ziehen» Sie diesen Faden «an», bis Sie fast über dem Boden schweben. Spüren Sie, wie sich Ihr Körper die ganze Wirbelsäule entlang streckt.
- Sobald Sie sich in dieser Haltung wohl fühlen, beginnen Sie mit der Power-Atmung.
- Behalten Sie die Haltung für einige Minuten bei.
- Wenden Sie diese Methode immer dann an, wenn Sie für längere Zeit stehen, sitzen, fahren oder gehen müssen.

Die Ruhe-Rolle

Durch die Spannungsgefühle macht Ihr Körper Sie auf die schädlichen Auswirkungen von Streß aufmerksam.

Sie spüren, daß Ihre Nackenmuskulatur verspannt ist; sie wird hart. Es zieht hinauf in den Schädel. Sie spüren, wie sich die Verspannung über die Schultern ausbreitet, sie verläuft zwischen den Schulterblättern hindurch bis hinab ins Kreuz. Sogar Ihre Haltung verändert sich: Die Schultern sind hochgezogen und nach vorne gekrümmt. Sie spüren es im unteren Rückenbereich, wo die Spannung zusammenläuft. Sie spüren es als Engegefühl in der Brust und in der Bauchmuskulatur. Sie spüren es in Ihren verkrampften Händen.

Streß und Anspannung arbeiten sich durch Ihren gesamten Körper – vom Kopf bis zum Gesäß.

Die Ruhe-Rolle ist eine einfache Übung, die dazu dient, all diese verspannten Muskeln zu lockern. *Kombiniert mit anderen Methoden* führt sie zu rascher Entspannung.

Stellen Sie sich aufrecht hin. Stellen Sie sich vor, ein Nylonfaden sei an Ihrem Kopf befestigt und zöge Sie in Richtung Zimmerdecke.

Wenn Sie sich in der aufrechten Position gut fühlen, lassen Sie Ihr Kinn auf die Brust sinken. Dann rollen Sie Ihre Wirbelsäule, Wirbel für Wirbel, nach vorne ab; dabei atmen Sie aus. Lassen Sie die Schultern und die Brust nach vorne sinken.

«Rollen» Sie weiter, bis Ihr gesamter Oberkörper schlaff herunterhängt. Schultern, Arme, Handgelenke und Finger baumeln entspannt (Abb. 26).

Bleiben Sie in dieser Position, solange es Ihnen angenehm ist.

Als nächstes machen Sie das Ganze rückwärts: Rollen Sie wieder Wirbel für Wirbel zurück in die aufrechte Haltung.

Die Ruhe-Rolle

- Stellen Sie sich aufrecht hin. Beginnen Sie mit der Power-Atmung. Stellen Sie sich vor, ein Nylonfaden sei an Ihrem Kopf befestigt und zöge Sie in Richtung Zimmerdecke.
- Lassen Sie Ihr Kinn auf die Brust sinken.
- Dann rollen Sie Ihre Wirbelsäule Wirbel für Wirbel ab, bis Ihr Oberkörper schlaff herunterhängt. Schultern, Arme, Handgelenke und Finger baumeln entspannt.
- Bleiben Sie in dieser Position, solange es Ihnen angenehm ist. Versuchen Sie, einige Minuten auszuharren, aber gehen Sie sofort zum nächsten Punkt, sobald Sie den geringsten Druck verspüren.
- Kehren Sie den gesamten Vorgang um, bis Sie wieder aufrecht stehen. Wiederholen Sie die Übung so lange, bis die Muskeln in Nacken, Schultern und Rücken gelockert sind.

Abb. 26

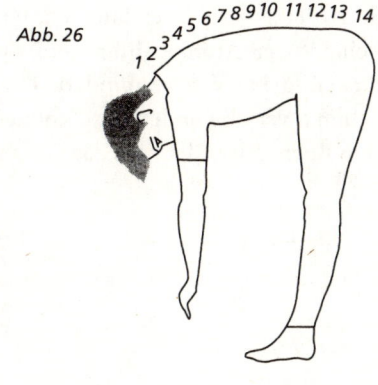

Die Ruhe-Rolle mit Stuhl

In Fällen von extremer Verspannung und Beklemmung kann es vorkommen, daß man eine Technik ohne viel eigenes Zutun braucht. Dazu gehört die folgende Übung.

Sie ähnelt der Ruhe-Rolle insofern, als sie die Muskelspannung in Nacken, Schultern und Rücken verringert. Aber anders als die Ruhe-Rolle erfordert sie kein Nachdenken oder bewußtes Zutun von Ihrer Seite. (Diese Methode wird unter anderem bei schweren Asthma-Anfällen empfohlen.)

Nehmen Sie einen Stuhl mit gerader Rückenlehne. Setzen Sie sich rittlings darauf, das Gesicht zur Lehne. Achten Sie darauf, daß die Füße flach auf dem Boden stehen; die Zehen zeigen leicht nach außen. Dann legen Sie Arme und Schultern locker über die Stuhllehne. Lassen Sie die Hände frei baumeln. Entkrampfen Sie die Finger. Lassen Sie auch den Kopf locker hängen. Atmen Sie voll und tief (Power-Atmung).

Auch wenn es Ihnen vielleicht ein wenig merkwürdig vorkommt, sich so auf einen Stuhl zu setzen – es ist erstaunlich, wie schnell diese Technik zu gleichmäßiger Atmung führt und die Spannung in Schultern, Rücken und Nacken vermindert. Und wenn die Verspannungen erst einmal verschwunden sind, können Sie andere Techniken aus diesem Buch anwenden, um das Gefühl der Ruhe zu vertiefen.

Die Ruhe-Rolle mit Stuhl

- Rufen Sie sich die Voraussetzungen für Ruhe und Entspannung in Erinnerung. Beginnen Sie langsam mit der Power-Atmung. Führen Sie sie mindestens eine Minute lang durch.
- Setzen Sie sich verkehrt herum auf einen Stuhl mit gerader Lehne. Lassen Sie Arme und Schultern über die Lehne baumeln. Alle Spannungen lösen sich auf und fließen in diesen Stuhl. Achten Sie darauf, tief und voll zu atmen.
- Bleiben Sie in dieser Position, solange es Ihnen angenehm ist.
- Wenn Sie sich etwas lockerer fühlen, wenden Sie andere Techniken aus diesem Buch an.

Abb. 27

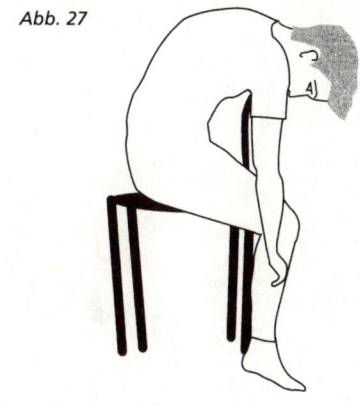

Die Füße-hoch-Technik

Dies ist eine weitere Übung mit dem Stuhl.

Die Füße-hoch-Technik ist eine ganz einfache und praktische Methode, um sich bei Verspannungen in Rücken- und Nackenmuskulatur wieder zu entspannen. Außerdem ist es vermutlich die «faulste» Methode, die es gibt.

Für die Füße-hoch-Technik brauchen Sie nichts weiter zu tun, als die Füße auf einen Stuhl zu legen. Das ist alles. Die Haltung alleine wirkt bereits entspannend, sie entlastet auch den unteren Rückenbereich.

Trotzdem ist das erst ein Teil der Geschichte. Für den Rest braucht man ein Handtuch (die Größe ist egal, nehmen Sie, was Sie mögen). Dieses Handtuch kann man auf zweierlei Weise benutzen.

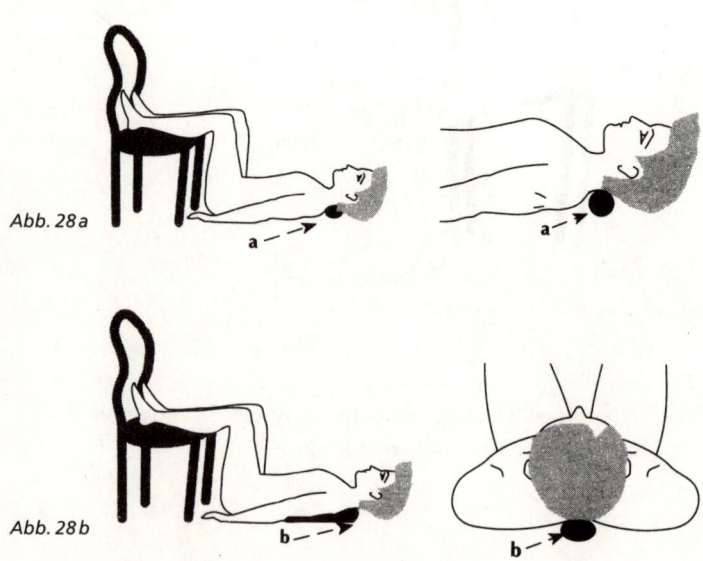

Abb. 28 a

Abb. 28 b

Wenn die Verspannung im Nacken stärker ist als im Rücken, legen Sie sich das zusammengerollte Handtuch ins Genick, direkt unterhalb der Schädelkante (Abb. 28 a). Sie werden einen leichten Druck auf die verhärteten Muskeln spüren. Je verspannter Sie sind, desto unangenehmer wird Ihnen das anfänglich sein. (Wenn Ihnen schwindlig oder übel wird, entfernen Sie das Handtuch.) Aber denken Sie daran: Sie *sollen* etwas Druck spüren, denn das nimmt die Spannung.

Wenn sich die Verspannung eher im Rücken als im Nacken befindet, legen Sie das zusammengerollte Handtuch *der Länge nach* zwischen Ihre Schulterblätter (Abb. 28 b).

Bleiben Sie für zehn bis zwanzig Minuten so liegen, und führen Sie dabei die Power-Atmung aus.

Die Füße-hoch-Technik

- Rufen Sie sich die Voraussetzungen für Ruhe und Entspannung in Erinnerung.
- Legen Sie sich mit dem Rücken auf den Fußboden; die Füße ruhen auf einem Stuhl.
- Wenn Ihre *Nackenmuskulatur* verspannt ist, legen Sie sich ein zusammengerolltes Handtuch ins Genick, direkt unter die Schädelkante (a). Sie *sollen* etwas Druck spüren. Wenn Ihnen schwindlig oder übel wird, hören Sie auf.
- Wenn Ihre *Rückenmuskulatur* verspannt ist, legen Sie sich das zusammengerollte Handtuch der Länge nach zwischen die Schulterblätter (b).
- Bleiben Sie für zehn bis zwanzig Minuten in dieser Position liegen. Führen Sie dabei die Power-Atmung aus.
- Wenn Sie sich etwas entspannter fühlen, wenden Sie andere Techniken aus diesem Buch an.

Die beruhigende Umarmung

Zu den wirksamsten Methoden, in unruhigen Zeiten Trost zu finden, gehört eine, die Sie schon seit langem kennen. Sie ist unverzichtbar für das menschliche Wohlbefinden: die Berührung.

Berührung begleitet nicht nur unser Leben von Geburt an, sie ist notwendiger Bestandteil für die seelische Entwicklung eines jeden Menschen. Sie geschieht instinktiv, sie gibt Selbstvertrauen und schenkt sowohl dem Berührenden als auch dem Berührten das Gefühl, geliebt und gebraucht zu werden.

Berühren hilft beiden Seiten, sich zu entspannen.

Ein verängstigtes Kind beruhigt sich, sobald es von Vater oder Mutter in den Arm genommen wird. In Schocksituationen suchen wir Trost selbst in den Armen von wildfremden Menschen. Ein Kuß oder ein Handschlag nimmt einem vorausgegangenen Streit die Schärfe.

Wenn Sie die Distanziertheit überwinden können, unter der so viele Menschen leiden, wenn Sie Berührung geben und annehmen können – besonders wenn sie nicht sexuell gemeint ist –, dann werden Sie eines der größten Geheimnisse des Lebens zur Ruhe und Entspannung erfahren.

An der beruhigenden Umarmung ist nichts Mysteriöses. Gehen Sie zu jemandem, den Sie gut kennen und dem Sie vertrauen, und umarmen Sie ihn oder sie. Wenn Ihnen nicht wohl dabei ist, so direkt zu sein, bitten Sie den- oder diejenige darum; sagen Sie: «Kannst du mich in den Arm nehmen? Ich brauche das jetzt.»

Verweilen Sie in der Umarmung, und erleben Sie, wie Ruhe und Wohlgefühl aufkommen. Schmiegen Sie sich an. Nehmen Sie die Wärme und die Menschlichkeit in sich auf. Genießen Sie den Körperkontakt, und seien Sie sich bewußt, daß der andere dabei ebensoviel gewinnt wie Sie. Und machen Sie es so oft wie möglich.

Tanzen

Die meisten in diesem Buch beschriebenen Techniken verlangen von Ihnen, das Radio abzuschalten, still zu sein und Ruhe zu suchen. Für die nun folgende Methode müssen Sie das Radio anmachen, es ganz laut stellen und wie ein Verrückter herumhüpfen.

Richtig, es geht ums Tanzen.

Tanzen wirkt auf zwei verschiedenen Ebenen. Die erste liegt auf der Hand: Allein der volle körperliche Einsatz sorgt bereits dafür, daß selbst «gut gepflegte» Sorgen zerstreut werden. Die zweite ist psychologischer Natur und geht noch weiter: Das kreative Umsetzen der Musik in Bewegung schafft schnell und sicher Abstand zwischen Ihnen und Ihrem Streß.

Die Art des Tanzes spielt keine Rolle, solange Sie sich darin voll ausleben können. Freies, kreatives Tanzen befreit am schnellsten und wirkungsvollsten von Streß und bringt Sie auf andere Gedanken.

Bei manchen Menschen funktioniert Tanzen besser als jede andere Form der Streßbekämpfung. Anderen macht es einfach mehr Spaß. Aber was ist mit denen, die nicht gerne tanzen?

Wenn Sie zu dieser Gruppe gehören, sollten Sie diese Methode erst recht in Betracht ziehen, denn meist sind es die sorgenvollen Typ-A-Menschen, die nicht gerne tanzen. Und denen bringt es noch mehr als begeisterten Tänzern, wenn sie sich einmal vom Rhythmus packen und mitreißen lassen.

Denken Sie nicht daran, ob Sie vielleicht plump oder ungeschickt aussehen oder ob Sie jemand beobachtet: Schalten Sie die Musik an, und lassen Sie sich gehen.

Orgasmus

Es ist den meisten von uns vermutlich nicht bewußt, doch eine Vielzahl der Spannungen in unserem Alltagsleben sind sexueller Natur. Oder zumindest vom Sexualtrieb genährt.

Natürlich lehnen viele Menschen diese Vorstellung ab. Tatsächlich sind diese Einflüsse häufig auch nur unterschwellig vorhanden; sie werden kaum als solche wahrgenommen. Aber sie existieren. Und sie bauen sich auf. So tragen sie insgesamt zur inneren Anspannung bei.

Wie kann man die Spannung lösen? – Erleben Sie einen Orgasmus. Oder zwei.

Schaukeln und wiegen

Menschen, die trauern oder die einen schweren Schock erlitten haben, machen es; Großmütter früherer Tage machten es. Eltern tun es, wenn ihre Kinder unruhig sind: schaukeln und wiegen.

Aus Gründen, die wir nur vermuten können, ist das Wiegen ein wunderbares Mittel, um seelisches Leid zu lindern. Besonders wenn Sie unter innerer Unruhe und Streß leiden. Vielleicht hat es etwas mit dem Energieverbrauch zu tun; vielleicht liegt der Grund auch viel tiefer, in der Zeit, als wir uns noch im Mutterleib befanden.

Was auch immer die Erklärung sein mag, vielen Menschen bringt es Erleichterung, kaum daß sie damit begonnen haben.

Wie man es macht?

Setzen Sie sich auf einen Stuhl mit gerader Lehne. Wenden Sie die Power-Atmung an. Legen Sie die Arme um sich herum (nicht ineinander verschränken), und beginnen Sie, mit dem Oberkörper vor- und zurückzuschaukeln.

Seien Sie nicht enttäuscht, weil es so einfach ist. Es funktioniert, auch wenn wir nicht wissen warum.

Schaukeln und wiegen

- Setzen Sie sich auf einen Stuhl mit gerader Lehne. Wenden Sie die Power-Atmung an.
- Legen Sie die Arme um sich herum. Sie dürfen sie nicht ineinander verschränken.
- Beginnen Sie langsam mit dem Oberkörper vor- und zurückzuschaukeln.

Wärme

Wenn Sie unter Verspannungen leiden, ist Ihnen sicher vertraut, daß Ihre Hände um so kälter werden, je angespannter Sie sind.

Warum ist das so?

In Streß-Situationen ruft das Kampf-oder-Flucht-Verhalten (siehe S. 36) folgende Reaktionen hervor: Die Nebennieren produzieren die Streßhormone Adrenalin und Noradrenalin; diese erhöhen Pulsschlag und Blutdruck und verengen gleichzeitig die Blutgefäße im Verdauungstrakt und in der Haut. Parallel dazu flacht die Atmung ab; das erhöht die Kohlendioxidmenge im Blut, was wiederum das Säure-Basen-Gleichgewicht stört.

Das Ergebnis sind kribbelnde, kalte Finger und Zehen. Daraus folgt, daß Sie ruhiger werden müßten, wenn Sie diesen Zustand rückgängig machen.

Mit Bio-Feedbackverfahren kann man Verspannungen und sogar Migräne lindern, indem man sich darauf konzentriert, die Temperatur in den Händen zu erhöhen. In dieser Übung wenden wir physikalische Mittel an.

Zunächst reiben Sie sich erst einmal kräftig die Hände; so lange, bis sie richtig heiß sind (Abb. 29 a). Das dauert etwa eine Minute. Wenn die Hände anfangen zu «brennen», hören Sie auf und lassen sie zu Boden hängen. Führen Sie nun mit den Händen eine sachte Drehbewegung aus (Abb. 29 b), fünfmal im und fünfmal gegen den Uhrzeigersinn. Ihre Finger werden anfangen zu kribbeln. Dann reiben Sie Ihre Handrücken aneinander, hin und her (Abb. 29 c). Machen Sie das zehnmal, aber sehr zart, die Hände sollen sich fast nicht berühren.

Und schließlich streichen Sie mit den Oberseiten der Fingernägel den Handrücken der jeweils anderen Hand hinauf (Abb. 29 d). Wiederholen Sie diese Bewegung zehnmal, wieder so sachte wie möglich.

Wärme

- Reiben Sie Ihre Hände heftig aneinander, bis sie anfangen zu «brennen».
- Hören Sie auf zu reiben, und lassen Sie sie baumeln. Dann versetzen Sie sie in eine Drehbewegung; drehen Sie fünfmal im und fünfmal gegen den Uhrzeigersinn.
- Reiben Sie die Handrücken aneinander. Reiben Sie zehnmal hin und her, ganz zart, die Hände sollen sich kaum berühren.
- Streichen Sie mit den Oberseiten der Fingernägel den Handrücken der jeweils anderen Hand hinauf. An jeder Hand zehnmal, so zart wie möglich.
- Schließen Sie eine andere Ruhe-Übung an.

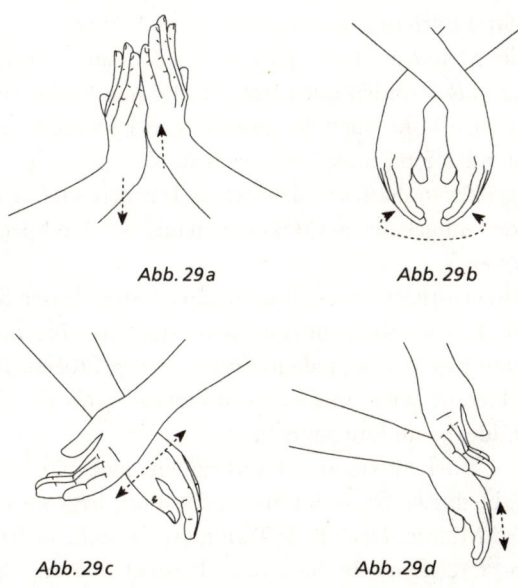

Abb. 29 a *Abb. 29 b*

Abb. 29 c *Abb. 29 d*

Körperliches Training

In Streßsituationen bereitet sich der Körper auf eine von zwei Möglichkeiten vor: Kampf oder Flucht. Die Muskeln spannen sich, der Puls steigt, Streßhormone werden ausgeschüttet, der Blutzuckerspiegel erhöht sich, das sympathische Nervensystem verstärkt seine Aktivität und so weiter. Ihr Körper bleibt in diesem Alarmzustand, bis Sie entweder fliehen oder kämpfen – mit anderen Worten, bis Sie eine nennenswerte Menge an Energie verbraucht haben.

Die wenigsten von uns müssen im alltäglichen Leben fliehen oder körperlich kämpfen. Deshalb bleibt der erhöhte Streßpegel bestehen und macht uns Probleme.

Aus diesem Grund ist körperliche Anstrengung ein bewährtes Mittel gegen Streß. Menschen, die regelmäßig laufen, radfahren, schwimmen oder Aerobic machen, wissen das.

Training stimuliert die Teile des Nervensystems, die für die Steuerung der Streßhormone verantwortlich sind. Sport verringert nicht nur die Menge an diesen chemischen Stoffen – was die Nerven beruhigt, das Wohlbefinden steigert und den Schlaf verbessert –, sondern erhöht auch langfristig Ihre Fähigkeit, mit Streß und belastenden Situationen umzugehen.

Eine Warnung: Zwanghaftes und extremes Trainieren kann allerdings genau den umgekehrten Effekt haben und den Streßpegel sogar noch *erhöhen*.

Wenn Sie nicht ernsthaft krank sind (im Zweifelsfall lassen Sie sich sicherheitshalber ärztlich untersuchen), sind drei bis fünf Trainingseinheiten pro Woche, jede mit etwa siebzig Prozent Ihrer maximalen Herzfrequenz und von etwa zwanzig bis dreißig Minuten Dauer, ideal zum Entspannen.

Zur Berechnung der maximalen Herzfrequenz ziehen Sie Ihr Alter von 220 ab; das heißt, wenn Sie vierzig sind, liegt sie bei 180 Schlägen pro Minute. Der ideale Trainingspuls sollte siebzig Prozent davon erreichen; in unserem Beispiel wären das

126 Schläge. Die Pulsrate ermitteln Sie, indem Sie die Finger ans Handgelenk legen und die Anzahl der Pulsschläge im Laufe einer Minute zählen.

Körperliches Training

- Unterziehen Sie sich körperlicher Anstrengung, wann immer Sie sich unter Druck fühlen oder Sie von innerer Unruhe geplagt werden.
- Suchen Sie sich eine der folgenden Tätigkeiten aus, und nehmen Sie die Zeitangabe als Empfehlung:
  - Strammes Gehen («Walking») 45 Minuten
  - Laufen («Jogging») 25 Minuten
  - Schwimmen 25 Minuten
  - Radfahren (mit etwas Tempo) 45 Minuten
  - Aerobic 25 Minuten
  - Tanzen 30 bis 45 Minuten
- Tun Sie das mindestens dreimal pro Woche; dann werden Sie allmählich gegen Streß resistent und entwickeln ein dauerhaftes Gefühl von Ruhe.

Akupressur und Massage

Eine der ältesten und bewährtesten Methoden, um Verspannungen zu lindern und Entspannung herbeizuführen, wird durch Berührung vermittelt.

Die verschiedenen Arten der Massage, Akupressur, Chiropraktik und die Reflexzonenbehandlung gehören zu den bekannteren streßlindernden Therapien, aber auch viel einfachere Formen der Berührung entfalten wohltuende Wirkung. Sie haben es selbst von klein auf erfahren.

In diesen Methoden ausgebildete Therapeuten haben natürlich wesentlich mehr zu bieten als die «eingedampften» Versionen, die ich Ihnen hier vorstelle. Dennoch können Sie von vielen Vorzügen dieser natürlichen Verfahren profitieren, die im folgenden vereinfacht beschrieben werden.

Die drei am weitesten verbreiteten Massagearten sind die Schwedische Massage, Shiatsu und die Bindegewebsmassage. Von diesen drei Formen ist die letztgenannte die komplexeste und am schwierigsten anzuwenden; deshalb möchte ich im Rahmen dieses Buches nicht darauf eingehen.

Sowohl die Schwedische Massage wie auch Shiatsu sind in jahrhundertealter Tradition verwurzelt. Ihr Ziel ist es, die Durchblutung der verschiedenen Körperbereiche zu fördern – sie regen das Herz an, erhöhen die Sauerstoffversorgung der Muskulatur (was die Schmerzen verringert) und verbessern die Ausscheidung von Giftstoffen (Toxinen) aus dem Körper.

Uns interessiert jedoch, was sie zur Streßminderung beitragen können. Nach einer Massage befindet man sich in einem einzigartigen Zustand – einer Mischung aus tiefer Entspannung und Energie: die Haut prickelt, die Muskeln sind locker, Ruhe breitet sich in uns aus.

Schwedische Massage

Etwa in der Mitte des letzten Jahrhunderts kristallisierte sich diese Massageform aus einer langen schwedischen Tradition heraus.

Zwar wurde immer wieder versucht, diese Massageart unter anderen Bezeichnungen zu vermarkten, doch sie ist im wesentlichen die gleiche geblieben. Und sie ist immer noch die am häufigsten praktizierte Massageform.

Die Schwedische Massage besteht vor allem aus knetenden und streichenden Bewegungen und wird unter Zuhilfenahme von Ölen am unbekleideten Körper ausgeführt; ihre angenehmen sinnlichen Qualitäten sind häufig besser bekannt als ihre Heilwirkung. Doch Anhänger dieser Massageform glauben, daß regelmäßige Anwendungen für eine gute Gesundheit ebenso wichtig sind wie ausgewogene Ernährung und körperliches Training.

Für die Schwedische Massage wird immer eine zweite Person benötigt.

Shiatsu

Aufbauend auf einem chinesischen Verfahren, das seit der Ch'in-Dynastie (3. Jahrhundert v. Chr.) in Gebrauch war, wurde Shiatsu in Japan entwickelt und mit anderen manipulativen Therapien kombiniert. Shiatsu soll Blockaden in den Meridianen (Kanäle, in denen Energie kreist) aufheben und so Verspannungen lösen und andere körperliche Beschwerden lindern.

Shiatsu wird manchmal als eine «spirituellere» Form der Massage betrachtet, da sie aus der fernöstlichen Philosophie der Balance zwischen Körper und Geist hervorging und weil sie ein hohes Maß an (nonverbaler) Kommunikation zwischen Gebendem und Empfangendem erfordert. Bei Shiatsu wird mehr gedrückt als gestrichen, auch unter Einsatz von Ellbogen und Knien. Man wendet es im allgemeinen im leicht bekleideten Zustand an, deshalb wird es oft als weniger sinnlich erachtet als sein westliches Gegenstück.

Seine Anhänger jedoch halten Shiatsu sonst in jeder Hinsicht für überlegen. Sie glauben, es habe weit mehr heilende und streßlindernde Eigenschaften, die noch dazu länger anhielten. Außerdem sagt man von Shiatsu-Therapeuten, sie könnten Gemütsverfassung und Streßniveau ihrer Klienten intuitiv erfassen.

Da die Wirkung von Shiatsu im wesentlichen auf nach unten gerichteten Druck auf bestimmte Körperpunkte zurückzuführen ist, kann man einige Techniken an sich selbst anwenden.

Akupressur

Obwohl sich Shiatsu zum Teil auch von dieser chinesischen Heilweise herleitet, ist Akupressur etwas ganz anderes als Shiatsu oder Akupunktur; sie ist sehr viel älter.

Die Chinesen wissen schon seit Jahrhunderten, daß das Drücken, Klopfen oder Massieren bestimmter Punkte am Körper Schmerzen und Krankheiten zu lindern vermag. Obwohl es in jüngerer Zeit Weiterentwicklungen dieser Kunst gegeben hat, sind die Haupttechniken doch im wesentlichen unverändert geblieben.

Um die Akupressur richtig zu beherrschen, bedarf es vieler Lehrjahre, deshalb wäre es vermessen zu glauben, ein paar Seiten aus einem Buch wie diesem seien damit gleichzusetzen. Aber die hier vorgestellten Techniken können sehr hilfreich sein, wenn man drei Dinge beachtet: Es muß der richtige Druckpunkt sein. Die Bewegungsrichtung muß stimmen. Art und Stärke des Druckes müssen aufeinander abgestimmt sein.

Wenn Sie diese Punkte berücksichtigen, wird Ihnen die Nachahmung der beschriebenen Akupressur-Anwendungen nicht schwerfallen.

Reflexzonen-Therapie

Obwohl man in alten Texten liest, daß Asiaten, Inder, Ägypter und sogar Russen die Fußmassage zur Gesundheitsförderung anwandten, ist die Reflexzonen-Therapie selbst alles andere als alt. Sie wurde in den dreißiger Jahren von der Masseurin Eunice Ingham und dem Arzt Dr. William Fitzgerald entwickelt.

Hinter der Reflexzonen-Therapie steht der Grundgedanke, daß bestimmten Bereichen der Füße Meridiane (Kanäle, durch die Energie fließt) entsprechen, die den gesamten Körper durchziehen. Indem sie an solchen Stellen Druck auf die Fußsohle ausüben, versuchen die Reflexzonen-Therapeuten (Reflexologen), Blockaden in den entsprechenden Meridianen zu beseitigen – so ähnlich, wie das auch ein Shiatsu-Therapeut macht –; dadurch lassen sich Schmerzen und Krankheiten lindern. Auch hier erkennt man wieder die Ursprünge in der chinesischen Medizin.

Nach der Reflexzonen-Theorie sind die Füße gleichsam kleine Landkarten des Körpers und seiner Organe. Da wir unsere Füße in der Regel bedeckt und geschützt halten, sind sie besonders empfindlich und empfänglich für sanfte Behandlung. Durch Druck auf bestimmte Stellen der «Fußsohlen-Landkarte» wollen Reflexologen Probleme in ganz anderen Körperteilen oder Organen beheben.

All das hat noch eine ganz praktische Seite. Das Massieren der Füße stimuliert über 7000 Nervenendigungen, fördert Tiefenentspannung und verbessert die Durchblutung. Das trägt dazu bei, daß der Körper als Ganzes wieder besser funktioniert.

Unabhängig davon, ob die Reflexzonen-Therapie ihre Versprechen auf anderen Gebieten einhalten kann, in den Bereichen Entspannung und Streßbekämpfung wirkt sie wahre Wunder. Außerdem können Sie die Reflexzonen-Therapie ganz einfach an sich selbst ausprobieren.

Akupressur und Massage alleine

Wenn man es recht bedenkt, gibt es eigentlich keine geeignetere Person, um Ihren Streß und Ihre Schmerzen wegzumassieren, als Sie selbst; niemand weiß besser als Sie, wo die wunden Punkte sind, was sich gut anfühlt oder was zu sehr schmerzt.

Doch leider sind Ihrer Eigeninitiative physikalische Grenzen gesetzt: Ihre Reichweite ist beschränkt, Sie können nur eine bestimmte Menge Druck ausüben, und an der Entspannung fehlt Ihnen, was Sie selbst an Arbeit in sie investieren müssen.

Trotzdem gibt es Techniken, die Sie sehr erfolgreich an sich selbst anwenden können. Es folgen einige der effektivsten.

«Backenbohrer»

Angespannte Muskeln im oberen Kieferbereich führen zu Zähneknirschen – oder umgekehrt –, und der Ausstrahlungsschmerz
zieht sich durch Schultern, Kopf und Nacken, bis Sie sich völlig
verspannt fühlen.

Man kann daraus schließen, daß eine Technik, die den Druck
im Kiefer herabsetzt, auch dazu beiträgt, die Spannungsgefühle
zu mindern, die von dort in den Körper ausstrahlen. Dazu verwendet man am besten den «Backenbohrer» – eine einfache
Drucktechnik, die direkt an dem schmerzenden Muskel ansetzt.

Der Backenbohrer erfordert nur ein kleines bißchen Geschick.
Drücken Sie mit den Fingerspitzen der Zeigefinger auf die Kiefer-
muskeln, und zwar auf den Wangen in Höhe der Ohrläppchen
(Abb. 30). Sie spüren dort eine Vertiefung, und vermutlich ist die
Umgebung ziemlich weich. Drücken Sie so lange, bis Sie einen
leichten Schmerz im Kieferbereich verspüren. Halten Sie den
Druck fünf Sekunden lang, dann lassen Sie *langsam* los.

Wiederholen Sie die Übung mindestens zehnmal. Drücken,
loslassen, drücken, loslassen und so weiter.

Wenn die Spannung im Kiefer nachgelassen hat, machen Sie
die Übung zur Lockerung der Kiefermuskulatur auf S. 140.

Abb. 30

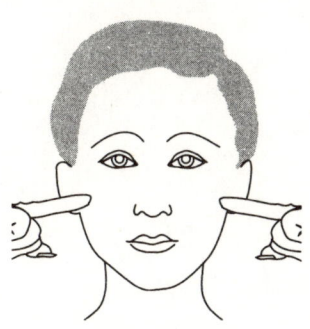

«Backenbohrer»

- Setzen Sie die Fingerspitzen der Zeigefinger in Höhe der Ohrläppchen auf die Kiefermuskeln. Sie spüren dort eine Vertiefung, und vermutlich ist die Umgebung ziemlich weich.
- Drücken Sie so lange direkt nach innen, bis Sie einen leichten Schmerz im Kieferbereich verspüren.
- Halten Sie den Druck fünf Sekunden lang, dann lassen Sie langsam los.
- Wiederholen Sie die Übung mindestens zehnmal.
- Kombinieren Sie sie mit anderen Ruhe-Übungen.

«Augenstern»

Diese Übung wirkt wahre Wunder bei Verspannungen des Gesichts, Ermüdung der Augen und Nervosität.

Drücken Sie die Spitzen Ihrer Zeigefinger direkt unterhalb der Augen auf die Wangenknochen. Wenden Sie so viel Druck an, daß es leicht unangenehm ist.

Halten Sie diesen Druck eine Minute lang, dann lassen Sie los.

Warten Sie zehn Sekunden, und wiederholen Sie dann die Übung. Tun Sie das bis zu fünfmal.

«Augenstern»

- Setzen Sie die Spitzen Ihrer Zeigefinger direkt unterhalb der Augen auf die Wangenknochen.
- Drücken Sie direkt nach innen, bis es schmerzhaft wird.
- Halten Sie diesen Druck eine Minute lang, dann lassen Sie langsam los.
- Kombinieren Sie die Übung mit der Power-Atmung.

«Schraubstock»

Akupressur beruht auf der Anwendung von Druck auf bestimmte Energiebahnen im Körper, die sogenannten Meridiane. Die Akupressur-Behandlung balanciert die Energie in diesen Bahnen aus.

Der Schraubstock ist ein verblüffend einfaches Beispiel dafür. Sie bringt Ihnen nicht nur Ruhe, sondern verringert auch die Spannung im Kopf- und Nackenbereich.

Im Prinzip gehört dazu nicht mehr als eine Hand im Nacken und eine Hand auf der Stirn. Keine der beiden Hände sollte stärkeren Druck ausüben, und trotzdem sollten Sie das Gefühl haben, daß Sie die Kontrolle über die Balance Ihres Kopfes und Ihres Nackens übernehmen – und so Ihre Nackenmuskulatur entlasten. Wenn Sie diesen Effekt verspüren, entspannen Sie die Arme, ohne die Hände von Stirn beziehungsweise Nacken zu nehmen. Die Wirkung ist am besten, wenn Rechtshänder ihre rechte Hand in den Nacken und die linke auf die Stirn legen; bei Linkshändern gilt das Umgekehrte.

Wenn Sie jetzt mit der Power-Atmung beginnen, werden Sie bald ruhig werden. So fühlt es sich an, wenn Ihre Energiebahnen ausbalanciert sind.

«Schraubstock»

- Legen Sie Ihre rechte Hand auf Ihren Nacken, direkt unterhalb der Schädelkante. (Linkshänder nehmen die linke Hand.) Die linke Hand legen Sie auf Ihre Stirn. Versuchen Sie, mit beiden Händen den Kopf von Ihrem Körper zu «heben» und entlasten Sie so die Nackenmuskeln. Entspannen Sie dann Ihre Arme.
- Beginnen Sie mit der Power-Atmung.
- Machen Sie das fünf Minuten lang.

Feng-chih («Teich des Windes»)

Es gibt zwei wichtige Akupressurpunkte an der Schädelkante; wenn man sie drückt, läßt nicht nur die Spannung in Nacken und Schultern nach, sondern es stellt sich auch ein wunderbares Ruhegefühl ein.

Shiatsu-Anwender behaupten, schon weniger als eine Minute konstanter Druck auf diese Punkte, die in der chinesischen Medizin *feng-chih* heißen, würde genügen, um völlige Entspannung herbeizuführen.

Wie findet man diese Punkte? Legen Sie Ihre Hände so auf den Hinterkopf, daß sich Ihre Daumen am oberen Ende der Wirbelsäule berühren. Tasten Sie mit den Daumen nach der Schädelkante (Abb. 31 a). Fahren Sie mit den Daumen von der Mitte aus an der Schädelkante nach außen. Wenn die Daumen etwa fünf Zentimeter voneinander entfernt sind, fühlen Sie eine Vertiefung, einen empfindlichen Punkt. Drücken Sie ihn; Sie spüren einen dumpfen Schmerz (Abb. 31 b).

Jetzt sind Sie dort, wo Sie hinwollten.

Um Spannungskopfschmerz zu lindern, drücken Sie lediglich mit den Daumen nach oben gegen diese beiden Punkte. Wenn Sie fest genug drücken, spüren Sie einen leichten Schmerz. Das kann

Abb. 31 a   Abb. 31 b

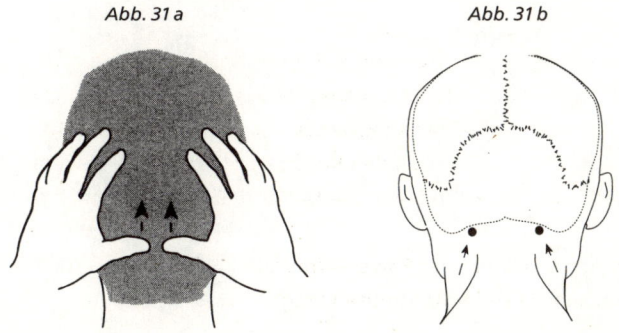

auch etwas unangenehm sein, wenn Sie sehr verspannt sind. Halten Sie den Druck möglichst zwanzig Sekunden lang. Dann lassen Sie langsam los.

Wiederholen Sie diese Übung mehrmals, bis sich Ihre Muskeln entspannen.

(Sie können auch eine andere Person bitten, diese Drucktechnik bei Ihnen anzuwenden.)

Feng-chih

- Legen Sie die Hände auf den Hinterkopf, und tasten Sie mit den Daumen nach den empfindlichen Punkten, die unterhalb der Schädelkante und etwa zwei bis drei Zentimeter links und rechts von der Wirbelsäule liegen. Sie fühlen eine Vertiefung, die Umgebung kann weich sein.
- Drücken Sie mit den Daumen nach oben, bis Sie einen leichten Schmerz verspüren.
- Halten Sie den Druck zwanzig Sekunden, falls möglich auch länger.
- Lassen Sie langsam los.
- Wiederholen Sie die Übung so oft, wie Sie es für nötig halten.

Himmlische Ruhe

Zu-sanli («Dritter Weiler am Fuß»)

Wenn man den Akupressurpunkt namens *zu-sanli* massiert, tritt Entspannung ein. Um ihn zu finden, setzen Sie sich mit angewinkeltem Knie hin. Legen Sie die linke Hand auf das Knie (Abb. 32). Der Punkt, den Sie suchen, befindet sich nun genau unter der Spitze Ihres Ringfingers. Nehmen Sie die Hand wieder weg.

Abb. 32

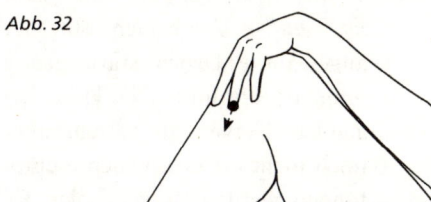

Massieren Sie den Punkt mit der Spitze des Zeigefingers, und zwar in kurzen (etwa 2,5 Zentimeter langen) *abwärts gerichteten* Strichen. Reiben Sie die Stelle in rascher Folge, mit etwa 100 bis 120 Strichen pro Minute.

Der Druck sollte stark genug sein, um die unter der Haut liegenden Nerven zu stimulieren, aber noch nicht als unangenehm empfunden werden. Streichen Sie immer nach unten.

Wiederholen Sie die Übung am rechten Bein. Die Massage an beiden Beinen sollte insgesamt fünf bis zehn Minuten dauern.

Wenn Sie sehr stark unter Streß und innerer Unruhe leiden, gewöhnen Sie sich an, diese und die folgenden Übungen jeden zweiten Tag durchzuführen.

Shao-ze («Der kleine Moorsee»)

Ein anderer wichtiger Akupressurpunkt für die Behandlung von Streß und innerer Unruhe ist *shao-ze*. Sie finden ihn, indem Sie Ihre Hand flach auf den Tisch legen und die Finger leicht spreizen. Der Punkt befindet sich an der Außenseite des kleinen Fingers direkt unterhalb vom Nagel (Abb. 33).

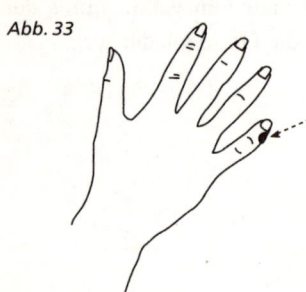

Abb. 33

Streichen Sie mit einer Fingerspitze in rascher Folge (100- bis 120mal pro Minute) von *innen nach außen*. Auch hier sollte der angewandte Druck stark genug sein, um die unter der Haut liegenden Nerven zu reizen, aber noch nicht als unangenehm empfunden werden. Wiederholen Sie die Übung an der anderen Hand.

Ran-gu («Drachenquelle»)

Dieser Akupunkturpunkt liegt auf der Innenseite des Fußes. Sie finden ihn, wenn Sie zwei Finger breit unterhalb des Knöchels weitere zwei Finger breit in Richtung Fußspitze gehen. Sie spüren dort eine kleine Vertiefung; das ist *ran-gu* (Abb. 34).

Streichen Sie mit einer Fingerspitze in rascher Folge (100- bis

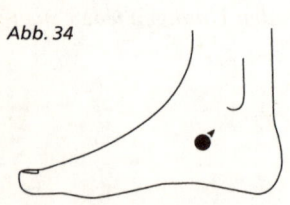

Abb. 34

120mal pro Minute) in Richtung Knöchel. Auch hier sollte der angewandte Druck stark genug sein, um die unter der Haut liegenden Nerven zu reizen, aber noch nicht als unangenehm empfunden werden. Wiederholen Sie die Übung am anderen Fuß.

Jiu-wei («Taubenschwanz»)

Idealerweise bearbeitet man die beschriebenen Akupressurpunkte (*zu-sanli, shao-ze, ran-gu*) nacheinander. Mit *jiu-wei* wird
die Reihe abgeschlossen; für sich alleine besitzt dieser Punkt
keine größere Bedeutung. Auch er ist leicht zu finden: Es ist der
unterste Punkt des Brustbeins. Wenn Sie dem Rippenbogen nach
oben folgen, können Sie ihn nicht verfehlen (Abb. 35).

Abb. 35

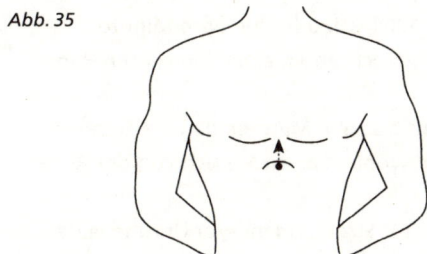

Streichen Sie mit einer Fingerspitze in rascher Folge (100- bis
120mal pro Minute) *nach oben*. Auch hier sollte der angewandte
Druck stark genug sein, um die unter der Haut liegenden Nerven
zu reizen, aber noch nicht als unangenehm empfunden werden.

*Wenn Sie sehr stark unter Streß und innerer Unruhe leiden, ge-
wöhnen Sie sich an, diese und die vorangegangenen Übungen jeden zweiten Tag durchzuführen.*

Himmlische Ruhe

- Suchen Sie die beschriebenen Akupunkturpunkte am linken Knie, an der linken Hand, am linken Knöchel und am Brustbein auf.
- Massieren Sie die Punkte mit der Spitze des Zeigefingers *in der angegebenen Richtung*, und zwar in kurzen (etwa 2,5 Zentimeter langen) Strichen. Reiben Sie die Stelle in rascher Folge, mit etwa 100 bis 120 Strichen pro Minute.
- Machen Sie dasselbe am rechten Knie, an der rechten Hand, am rechten Knöchel.
- Die Massage sollte fünf bis zehn Minuten dauern. Dann setzen Sie sich still irgendwohin. Lassen Sie sich von der Ruhe einhüllen.
- Wenn Sie sehr stark unter Streß und innerer Unruhe leiden, wiederholen Sie dieses Übungsprogramm jeden zweiten Tag.

Wichtiger Hinweis:
Massieren Sie während der Schwangerschaft keine Akupressurpunkte unterhalb des Knies (dadurch können Wehen ausgelöst werden).

Ohrpunkte

Der Franzose Dr. Paul Nogier entwickelte in den fünfziger Jahren zusammen mit seinen Mitarbeitern eine Karte des menschlichen Körpers für das Ohr, ähnlich der Karte des menschlichen Körpers auf den Fußsohlen bei der Reflexzonen-Therapie.

Bei Streß und innerer Unruhe

Es gibt zwei wichtige Punkte auf jedem Ohr gegen Streß und innere Unruhe.

Der erste ist leicht zu finden. Er liegt im unteren Abschnitt des rechten Ohrläppchens (Abb. 36, Punkt a). Streichen Sie mit der Oberseite des Fingernagels in rascher Folge (100- bis 120mal pro minute) *aufwärts*. Der angewandte Druck soll stark genug sein, um die unter der Haut liegenden Nerven zu reizen, aber noch nicht als unangenehm empfunden werden. Suchen Sie dann den entsprechenden Punkt am linken Ohr auf (Abb. 36, Punkt b). Dieses Mal streichen Sie *abwärts*.

Um den nächsten Punkt am rechten Ohr zu finden, werden Sie einen Freund oder einen Spiegel brauchen. Im oberen Abschnitt des Ohrs gibt es eine dreieckige Mulde (Abb. 36, Punkt c). Streichen Sie mit der Oberseite des Fingernagels in rascher Folge (100- bis 120mal pro Minute) *nach vorn*. Suchen Sie den entsprechenden Punkt am linken Ohr auf (Abb. 36, Punkt d). Dieses Mal streichen Sie nach *hinten*.

Abb. 36

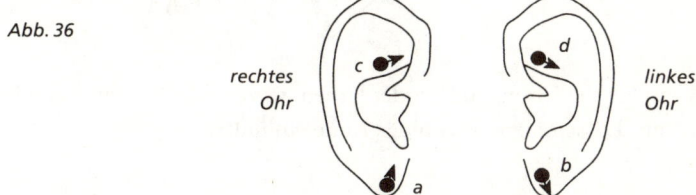

rechtes
Ohr

linkes
Ohr

Nach dieser Übung setzen Sie sich still irgendwohin. Lassen Sie sich von der Ruhe einhüllen.

Bei Anspannung und Nervosität

Es gibt noch eine Reihe anderer Punkte, die – wenn man sie richtig massiert – in der Behandlung von Anspannung und Nervosität wahre Wunder wirken.

Der erste Punkt am rechten Ohr liegt im Übergang zum Gesicht am unteren Rand des kleinen vorspringenden Knorpels (Abb. 37, Punkt a). Streichen Sie mit der Oberseite eines Fingernagels in rascher Folge *aufwärts*.

Der zweite Punkt am rechten Ohr liegt auf dem Ohrläppchen direkt unterhalb der tiefsten Mulde (Abb. 37, Punkt b). Streichen Sie in rascher Folge *abwärts*.

Der dritte Punkt liegt auf dem Vorsprung, der sich von oben in die Ohrmuschel hineinschwingt (Abb. 37, Punkt c). Dabei streichen Sie *schräg nach oben*.

Wiederholen Sie die Übung am anderen Ohr – aber in *umgekehrter* Strichrichtung.

Abb. 37

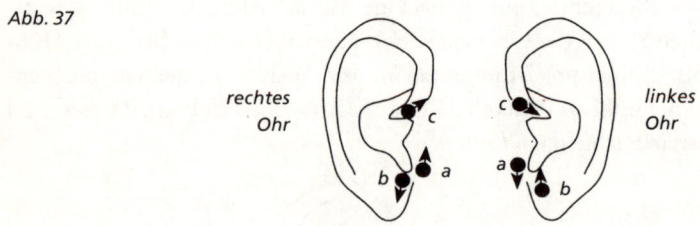

rechtes Ohr

linkes Ohr

Wenn Sie die Übungen beendet haben, setzen Sie sich still irgendwohin. Lassen Sie sich von der Ruhe einhüllen.

Ohrpunkte

- Suchen Sie den ersten Akupressurpunkt am rechten Ohr. Streichen Sie mit der Oberseite des Fingernagels *in der angegebenen Richtung*. Setzen Sie die Striche schnell, etwa 100- bis 120mal pro Minute.
- Machen Sie dasselbe – in der angegebenen Richtung – am linken Ohr.
- Massieren Sie jeden Punkt fünf bis zehn Minuten lang.
- Verfahren Sie mit den anderen Punkten in gleicher Weise. Dann setzen Sie sich still irgendwohin. Lassen Sie sich von der Ruhe einhüllen.
- Bei chronischem Streß führen Sie diese Übung einen Monat lang jeden zweiten Tag durch.

Kopfpunkte

Zwei weitere Akupressurpunkte für die Behandlung von Anspannung und Nervosität befinden sich auf dem Scheitel.

Der erste, mit dem Namen *bai-hui* («Zusammenkunft der Leitbahnen»), liegt auf einer gedachten Linie von Ohr zu Ohr auf der Schädelmitte (Abb. 38, Punkt a). Streichen Sie mit einer Fingerspitze in rascher Folge (etwa 100- bis 120mal pro Minute) *nach vorne* zum Gesicht zu. Wenden Sie nur so viel Druck an, daß es nicht unangenehm ist.

Der zweite Akupressurpunkt, *hou-ding* («Hinteres Schädeldach»), befindet sich drei Finger breit dahinter in einer kleinen Vertiefung, die man recht gut fühlt (Abb. 38, Punkt b). Massieren Sie auch diesen Punkt mit einer Fingerspitze *in Richtung Gesicht*.

Massieren Sie zusätzlich zu diesen beiden Punkten den *jiu-wei* (am Brustbein, siehe S. 177).

Zum Abschluß bleiben Sie ganz still sitzen, bis Sie spüren, daß sich ein Gefühl der Ruhe in Ihnen ausbreitet.

Abb. 38

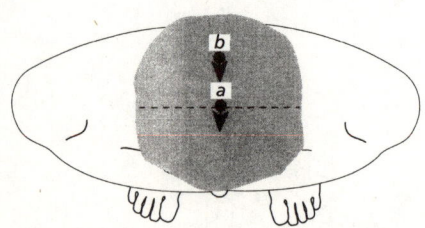

Kopfpunkte

- Suchen Sie den ersten Akupressurpunkt mitten auf der gedachten Linie zwischen Ihren beiden Ohren.
- Streichen Sie mit einer Fingerspitze in rascher Folge (etwa 100- bis 120mal pro Minute) *nach vorne* zum Gesicht zu. Machen Sie das etwa fünf Minuten lang.
- Suchen Sie den zweiten Akupressurpunkt (drei Finger breit hinter dem ersten) auf.
- Streichen Sie mit einer Fingerspitze in rascher Folge (etwa 100- bis 120mal pro Minute) *nach vorne* zum Gesicht zu. Machen Sie das etwa fünf Minuten lang.
- Massieren Sie den am Brustbein gelegenen Punkt *jiu-wei* (siehe S. 177).
- Bleiben Sie still sitzen, bis sich ein Gefühl der Ruhe in Ihnen ausbreitet.

Ruhepunkte am Handgelenk

Einer der wichtigsten Akupressurpunkte bei Angst und innerer Unruhe liegt in der Mitte des Handgelenks, und zwar auf einer vom Mittelfinger nach unten gezogenen Linie etwa zwei Daumen breit unterhalb der Handflächenunterkante. Er heißt *nei-guan* («Inneres Paßtor») (Abb. 39 a).

Man kann ihn auf zweierlei Art behandeln: Entweder Sie streichen mit der Fingerspitze in rascher Folge in Richtung Handfläche, oder Sie drücken den Punkt mit dem Daumen der anderen Hand.

(Letzteres – einfach drücken statt zu massieren – können Sie auch bei vielen anderen in diesem Buch vorgestellten Akupressurpunkten machen.)

Abb. 39 a   *Abb. 39 b*

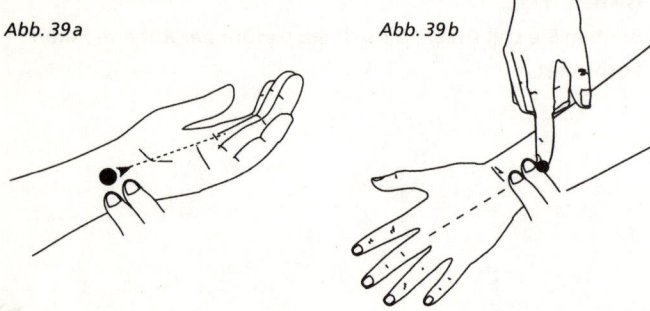

In dem Moment, in dem Sie den Punkt drücken, nehmen Sie einen vollen, tiefen Atemzug, ohne dabei die Schultern zu heben. Lassen Sie eine lange, langsame Ausatmung folgen. Diese Technik ist außerordentlich wirkungsvoll.

Ein weiterer Akupressurpunkt liegt auf der anderen Seite des Handgelenks, genau spiegelbildlich zum *nei-guan* (Abb. 39 b).

Massieren Sie diesen Punkt zwanzig Sekunden lang mit dem Zeigefinger, dem Daumen oder einem Fingerknöchel. Drücken

Sie fest nach unten, und führen Sie die Bewegung gegen den Uhrzeigersinn aus.

Wiederholen Sie das Ganze am anderen Handgelenk, bis Sie Erleichterung verspüren.

Ruhepunkte am Handgelenk

- Suchen Sie die Akupressurpunkte auf der Handgelenksinnen- beziehungsweise -außenseite auf. Sie liegen jeweils zwei Daumen breit unterhalb der Unterkante der Handfläche.
- Drücken Sie diesen Punkt fest mit dem Daumen oder einem Fingerknöchel.
- Atmen Sie voll und tief ein und lang und langsam aus.
- Massieren Sie den Punkt für zwanzig bis dreißig Sekunden. Auf der Handgelenksinnenseite sollte in Richtung Handfläche massiert werden, auf der Außenseite gegen den Uhrzeigersinn.
- Am anderen Handgelenk wiederholen. Massieren Sie die Punkte im Wechsel, bis Sie Erleichterung finden.

Ruhepunkt an der Hand

Diese einfache Technik können Sie jederzeit und an jedem Ort anwenden, wenn Sie schnelle und wirksame Entspannung von Körper und Geist suchen. Sie ist allerdings nicht für Schwangere geeignet.

Der Punkt *he-gu* («Vereinte Täler») liegt auf dem Handrücken im Dreieck zwischen Daumen und Zeigefinger am zum Zeigefinger gehörigen Mittelhandknochen (Abb. 41). Sie werden ihn deutlich spüren, nicht nur weil er leicht zu tasten ist, sondern auch weil er empfindlich auf Druck reagiert. Nehmen Sie die Stelle zwischen Daumen und Zeigefinger der anderen Hand und drücken Sie, bis es schmerzt.

Abb. 40

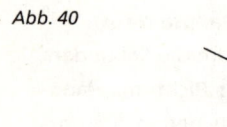

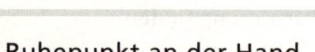

Ruhepunkt an der Hand

- Suchen Sie den Akupressurpunkt im Winkel zwischen Daumen und Zeigefinger auf.
- Drücken Sie diesen Punkt fest mit Daumen und Zeigefinger der anderen Hand.
- Halten Sie den Druck aufrecht, und nehmen Sie einen vollen, tiefen Atemzug; atmen Sie dann lang und langsam aus.
- Fahren Sie mit der Power-Atmung für fünf weitere Atemzüge fort.
- An der anderen Hand wiederholen.

Der Notfallpunkt

Am Handgelenk gibt es einen noch mächtigeren Akupressurpunkt als die beiden eben besprochenen. Er liegt auf der Innenseite des Handgelenks, dort, wo eine Verlängerung des kleinen Fingers nach unten auf die Handgelenksfalten stößt (Abb. 40).

Wenn Sie den Punkt gefunden haben, massieren Sie ihn für zwanzig Sekunden gegen den Uhrzeigersinn. Massieren Sie mit

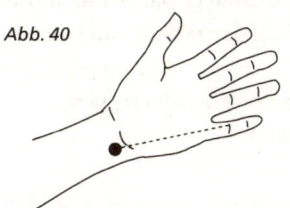

Abb. 40

dem Daumen, dem Zeigefinger oder einem Fingerknöchel, und üben Sie dabei starken, nach unten gerichteten Druck aus. Wiederholen Sie das Ganze am anderen Handgelenk, bis sich Ruhe einstellt.

Bewahren Sie sich diesen Punkt für Extremfälle. Massieren Sie ihn nur einmal an jedem Handgelenk, und gehen Sie dann zu einer beliebigen anderen Technik aus diesem Buch über.

Der Notfallpunkt
(wirklich nur im Extremfall verwenden!)

- Suchen Sie den Akupressurpunkt direkt unterhalb Ihrer Handfläche (in der Verlängerung des kleinen Fingers) auf.
- Drücken Sie diesen Punkt fest mit dem Daumen, Zeigefinger oder Knöchel der anderen Hand.
- Atmen Sie voll und tief ein und lang und langsam aus.
- Massieren Sie den Punkt zwanzig Sekunden lang.
- Verfahren Sie mit dem anderen Handgelenk ebenso.
- Wählen Sie eine beliebige andere Technik aus diesem Buch, wenn Sie sich noch nicht richtig erleichtert fühlen.

Selbstmassage (1)

Massage zählt normalerweise nicht zu den Behandlungsformen, die man an sich selbst anwenden kann. Es gibt jedoch ein paar große Ausnahmen. Die (Massage-)Streichungen, die ich im folgenden beschreibe, entfalten – wenn man sie kombiniert anwendet – in stressigen Situationen im Nu ihre beruhigende Wirkung.

Sie sind dem Shiatsu entlehnt (das sonst eher mit Druck als mit Streichungen arbeitet) und gehören zu den einfachsten, angenehmsten und natürlichsten Übungen in diesem Buch.

> *Verwenden Sie für diese Massagen ätherische Öle (siehe S. 267), um die Wirkung zu verstärken.*

Bei der ersten Übung arbeiten wir rund um die Augenhöhlen (Abb. 42 a). Führen Sie mit Daumen, Zeige- und Mittelfinger beider Hände eine knetende, kreisförmig *von innen nach außen* laufende Bewegung aus. Zehnmal wiederholen.

Dann kehren Sie die Richtung um und «kneten» zehn Kreise *von außen nach innen*.

Die zweite Übung betrifft einen Akupressurpunkt, der großen Einfluß auf das Wohlbefinden hat. Man sagt, das Massieren dieses Punktes lindere Depressionen ebenso wie das Gefühl, unter Druck zu stehen.

Dieser Punkt an den Schläfen trägt den Namen *tai-yang* («Die Sonne» oder «Das große Yang») (Abb. 42 b). Massieren Sie ihn mit den Mittelfingern beider Hände mit kreisenden, *vorwärtsgerichteten* Bewegungen (zehnmal), dann zehnmal *rückwärts*.

Die nächste Übung wird ebenfalls mit den Mittelfingern ausgeführt. Ausgehend von einem Punkt zwischen den Augenbrauen ziehen Sie mit den Fingern eine gerade Linie bis zu den Schläfen und von dort zum Hinterkopf (Abb. 42 c). Machen Sie das zwanzigmal.

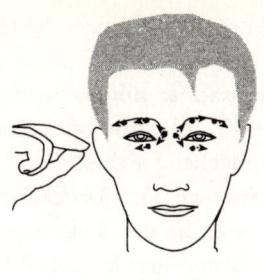

Abb. 42 a

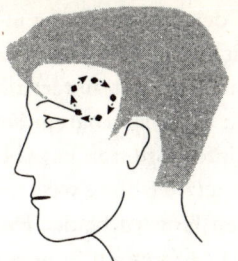

Abb. 42 b

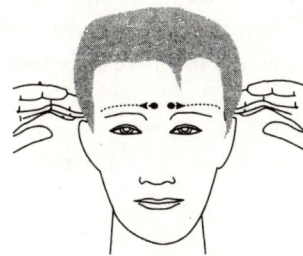

Abb. 42 c

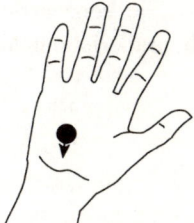

Abb. 42 d

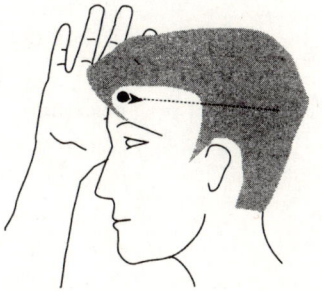

Abb. 42 e

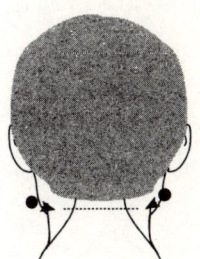

Abb. 42 f

Bei der vierten Übung in dieser Serie nehmen wir nicht die Fingerspitzen, sondern die Handballen (Abb. 42 d). Beginnend an der Stirn, direkt unterhalb des Haaransatzes, führen Sie Ihre Hände unter spürbarem Druck um den Kopf herum, bis sie sich am Hinterkopf treffen (Abb. 42 e). Das machen Sie dreißigmal.

Die letzte Übung wird am Hinterkopf ausgeführt. Drücken Sie mit den Fingern beider Hände die Punkte, die drei Finger breit von den Ohren entfernt an der Schädelkante liegen (Abb. 42 f). Dann lassen Sie Ihre Finger mit einer leichten Quetschbewegung in Richtung Nacken gleiten. Machen Sie das zehnmal.

Nach Abschluß der Übungsfolge setzen Sie sich still hin. Führen Sie konzentriert zehn Minuten lang die Power-Atmung durch, und erlauben Sie der Ruhe, sich in Ihnen auszubreiten.

Selbstmassage (2)

Diese Übungsfolge unterscheidet sich von der vorhergehenden in der weicheren und gefühlvolleren Art der Anwendung. Gemeinsam ist ihnen die Konzentration auf Kopf und Gesicht, wo sich der Streß meistens «zusammenballt».

Bevor Sie beginnen, nehmen Sie sich vor, daß Sie die Erfahrung, die Sie gleich machen, genießen werden. Allein dieser Vorsatz bringt schon Entspannung.

Die erste Übung ist eine einfache Kopfmassage (Abb. 43 a). Sie können heftig reiben, wie beim Haarewaschen, oder mit gespreizten Fingern langsam und fest über den Kopf tasten, was immer Ihnen besser gefällt. Wenn Sie möchten, tun Sie beides.

Die «Kopfwäsche» kann eine Minute oder länger dauern.

In den anderen Übungen dieser Reihe beschäftigen wir uns mit dem Gesicht.

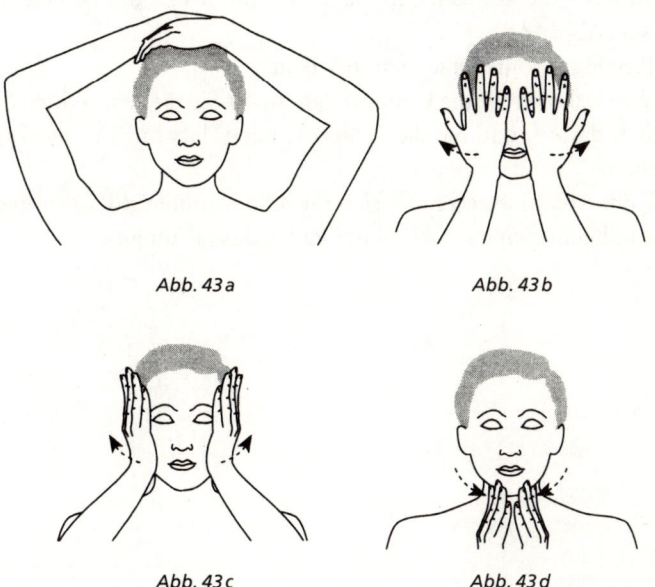

Abb. 43 a   *Abb. 43 b*

Abb. 43 c   *Abb. 43 d*

Als erstes bedecken Sie die Augen so mit den Handflächen, daß die Nase noch dazwischen herausschaut (Abb. 43 b). Beginnen Sie mit der Power-Atmung, und drücken Sie die Handballen dabei fest gegen die Wangenknochen. Bleiben Sie etwa zehn Sekunden in dieser Position, dann lassen Sie die Hände langsam über Ihr Gesicht nach außen gleiten; der Druck sollte dabei noch so stark sein, daß die Haut und die Gesichtsmuskeln verschoben werden.

Wenn Ihre Hände links und rechts vom Gesicht angekommen sind, lassen Sie sie nach oben rutschen. Spüren Sie, wie Ihre Gesichtsmuskeln in einer Art «Face-Lifting» hochgezogen werden (Abb. 43 c). Führen Sie diese Bewegung so langsam wie möglich aus.

Behalten Sie die Power-Atmung die ganze Zeit bei – und mit den Gesichtsmuskeln werden auch Sie sich entspannen.

Sobald Sie merken, daß sich diese Muskeln entspannen, streichen Sie mit Ihren Fingerspitzen – so zart, daß sie kaum die Haut berühren – die Wangen entlang zum Kinn, bis sie allmählich abheben (Abb. 43 d).

Ihre Haut sollte jetzt leicht prickeln.

Wiederholen Sie die Übungsfolge, so oft Sie mögen. Achten Sie jedoch darauf, daß Sie die Power-Atmung dabei nicht unterbrechen.

Zum Abschluß setzen Sie sich für zehn Minuten still irgendwohin und genießen das Gefühl der Ruhe, das Sie umgibt.

Ruhepunkte an der Nase

Wie wir bereits gesehen haben, gibt es um Auge und Nase einige für die Streßbekämpfung bedeutsame Akupressurpunkte. Manche sind zwar etwas schwerer zu finden als andere, aber die anfängliche Mühe lohnt sich, weil sie in der Regel sehr schnell und sehr deutlich Wirkung zeigen.

Im Bereich der Augenhöhle liegen drei wichtige Punkte. Zwar zeigt die Illustration (Abb. 44), wo sie ungefähr zu finden sind, doch nur durch Probieren läßt sich die genaue Lage ermitteln.

Normalerweise sind diese Punkte ziemlich empfindlich. Die Suche fällt leichter, wenn Sie verspannt sind, denn dann reagieren Sie noch sensibler. Doch selbst wenn man entspannt ist, genügt meist ein leichter Druck, um sie zu identifizieren.

Abb. 44

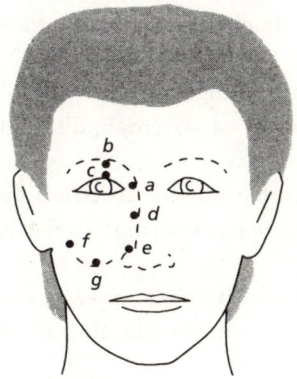

Am einfachsten ist der erste Punkt (a) zu entdecken: Er befindet sich dort, wo der Knochen unter der Augenbraue auf das Nasenbein trifft. Sie spüren ihn, wenn Sie an dieser Stelle sacht gegen die Augenbraue drücken.

Der zweite Punkt (b) liegt ebenfalls an diesem Knochen, aber direkt über der Iris und am Rande einer kleinen Vertiefung, die

Sie mit dem Daumen gut fühlen können. (Kontaktlinsen sollten Sie besser entfernen, bevor Sie diesen Punkt bearbeiten.)

Der dritte Punkt (c) befindet sich direkt neben oder hinter (b) noch weiter in der Augenhöhle. Drücken Sie vorsichtig mit dem Fingernagel gegen (b) und schieben Sie den Finger vor, bis Sie den Augapfel berühren; direkt darüber liegt Punkt (c). Es versteht sich von selbst, daß diese beiden Punkte sehr behutsam bearbeitet werden müssen.

Die Punkte (d) und (e) folgen der Nase. Punkt (d) liegt in einer kleinen Mulde etwas unterhalb der Stelle, wo die Augenhöhle auf die Nase trifft. Den tiefer gelegenen Punkt (e) findet man in einem Grübchen zwischen Nasenflügel und Wangenknochen.

Die Punkte (f) und (g) sind etwas weiter von der Nase entfernt. Auf den äußeren Punkt (f) stoßen Sie, wenn Sie Ihren Mund weit aufmachen und am Wangenknochen nach dem hinteren Rand des Kiefermuskels tasten. Der Punkt ist sehr empfindlich, Sie können ihn nicht verfehlen.

Punkt (g) liegt unter dem Wangenknochen in Höhe des Zahnfleisches. Auch dieser Punkt ist so empfindlich, daß man ihn leicht findet.

Auf zwei Dinge sollten Sie achten, gleich ob Sie die Punkte drücken (was vorzuziehen wäre) oder mit zwei Fingern massieren.

1. Diese Übungsfolge dient der Beruhigung – also nehmen Sie sich Zeit, und genießen Sie die sinnliche Erfahrung. Denken Sie an die Power-Atmung.
2. Zum Schluß bleiben Sie noch zehn Minuten ruhig sitzen und lassen sich von der aufkommenden Ruhe einhüllen.

Drücken

Streß und Spannung lassen nach, wenn Sie auf jeden der genannten Punkte einen gleichmäßigen Druck ausüben (behutsam am Auge, fest im Bereich der Nase), den Sie für zehn Sekunden halten. Dann langsam wieder loslassen und zum nächsten Punkt weitergehen.

Mit zwei Fingern massieren

Vielleicht fällt Ihnen die Zweifingermassage leichter als das Drücken der Punkte. Beginnen Sie außerhalb der Augenhöhle, streichen Sie mit Mittelfinger und Zeigefinger beider Hände in einer fließenden Bewegung die Nase entlang, um die Wangenknochen herum bis zu Punkt (f) – es gibt eine natürliche Bewegungsrichtung, der Sie ganz von selbst folgen.

Nun streichen Sie in die umgekehrte Richtung.

Wiederholen Sie den Bewegungsablauf zehnmal.

Die Füße entspannen

Die folgenden Übungen sind hervorragend geeignet, um jede Entspannungssitzung einzuleiten. Es spielt keine Rolle, ob Sie danach mit anderen Reflexzonen-Behandlungen weitermachen oder nicht: Diese Übungen sind an sich schon beruhigend und entspannend.

Bevor Sie beginnen, suchen Sie sich einen ruhigen, angenehmen Ort und nehmen sich ein paar Minuten Zeit für die Vorbereitung. Waschen Sie Ihre Füße, oder reinigen Sie sie mit einem feuchten, warmen Handtuch. Dann cremen Sie sie mit Feuchtigkeitscreme, Bodylotion oder – noch besser – mit einer entspannenden Mischung ätherischer Öle ein.

Diese Abfolge besteht aus fünf Übungen.

Führen Sie alle Übungen zunächst am einen und dann am anderen Fuß durch.

Legen Sie das linke Bein über das rechte Knie.

Fassen Sie den linken Knöchel mit der linken Hand, damit er nicht wegrutscht. Mit der rechten Hand nehmen Sie den Fuß und bewegen ihn sanft auf und ab. Das machen Sie zehnmal (Abb. 45).

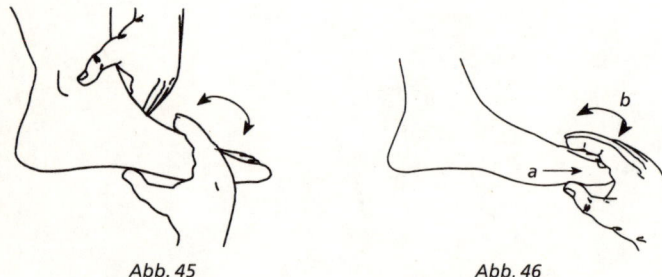

Abb. 45   Abb. 46

Massieren Sie jeden Zeh einzeln, dann ziehen Sie sachte daran (a). Bewegen Sie jeden Zeh im Gelenk auf und ab, hin und her (b). Wiederholen Sie jede Bewegung zehnmal (Abb. 46).

Halten Sie den Fuß mit Ihrer linken Hand gut fest, am besten direkt hinter den Zehen. Dann ballen Sie die rechte Hand zur Faust und drücken damit von unten gegen die Fußsohle (a). Wechseln Sie zwischen Druck mit der rechten Hand von unten und Quetschen mit der linken Hand von oben (b). Das machen Sie zehnmal (Abb. 47).

Lassen Sie Ihren Fuß locker hängen. Dann bewegen Sie ihn im Gelenk, indem Sie von der Seite leicht dagegen klopfen. Dieses Klopfen sollte stimulierend sein und nicht grob. Zwanzigmal wiederholen (Abb. 48).

Zum Schluß streichen Sie mit den Fingerspitzen so leicht wie nur möglich über Fußrücken und Fußsohle und vom Knöchel zu den Zehen; das sensibilisiert die Nervenendigungen in Ihren Füßen. Wiederholen Sie das Ganze mit dem rechten Fuß. Bleiben Sie danach für zehn Minuten still sitzen, während Sie weiterhin die Power-Atmung anwenden. Lassen Sie die Ruhe tief in sich eindringen.

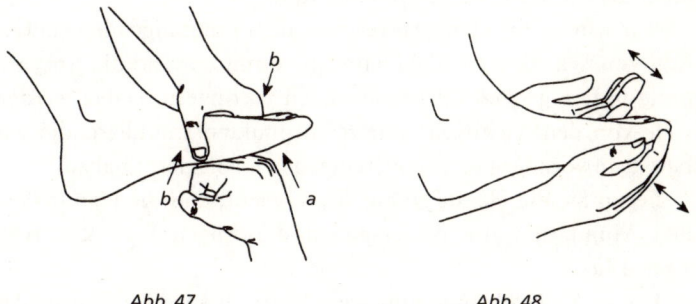

Abb. 47   Abb. 48

Akupressur und Massage für zwei

Es ist ein altbewährtes Mittel, Streß und Sorgen zu teilen. Aber es gibt auch noch einen anderen Aspekt, der mehr mit Entspannung zu tun hat: Wenn eine andere Person mitmacht, können Sie sich einfach zurücklehnen und es sich gutgehen lassen, während diese die Verantwortung und die Mühe für die Behandlung auf sich nimmt.

Suchen Sie sich für die folgenden Übungen einen Freund oder eine Freundin, die Ihnen gerne ihre Hilfe angedeihen lassen. Auch diese Übungen entfalten noch stärkere Wirkung, wenn man sie mit beruhigenden ätherischen Ölen durchführt.

Die nun folgenden Anleitungen richten sich an die Person, die die Massage durchführt.

Tiefenmassage für das Gesicht

Für diese beiden Übungen braucht der oder die Massierende nicht mehr als ein wenig Fingerspitzengefühl.

Wir wollen zwei Dinge erreichen: dem Empfangenden ein Gefühl von Wärme und Wohlbefinden vermitteln und die Anspannung in den großen Gesichtsmuskeln verringern. Dabei werden viele von den wichtigen Akupressurpunkten stimuliert, die wir bereits in vorangegangenen Übungen kennengelernt haben.

Legen Sie die Hände so auf das Gesicht, daß die Handballen den Mund und die Fingerspitzen die Augen bedecken (vgl. Abb. 49 a).

Lassen Sie die Hände unbewegt liegen, bis Sie die Wärme des anderen spüren. Dann warten Sie weitere dreißig Sekunden.

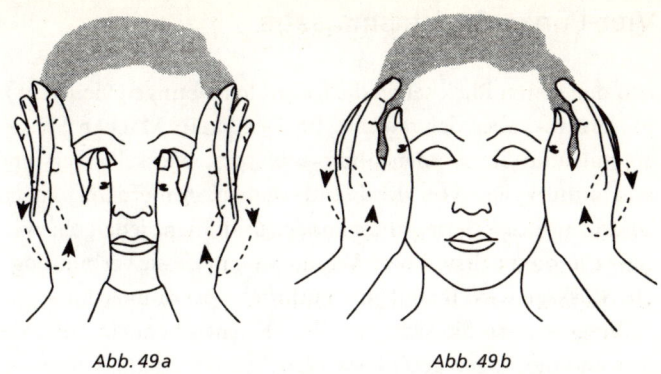

Abb. 49 a   Abb. 49 b

Fangen Sie an, die Fläche unter Ihren Händen mit leichtem Druck nach unten in in einer *auswärts* gerichteten Kreisbewegung zu massieren. *Nehmen Sie dabei nicht die Hände vom Gesicht.*

Setzen Sie diese Bewegung fort, solange Sie es für nötig erachten, jedoch für mindestens zwei Minuten.

Die zweite Übung verwendet eine ähnliche Technik. Dieses Mal legen Sie die Hände über die Schläfen, die Daumen lehnen an den Ohren an (Abb. 49 b).

Massieren Sie wieder, ohne die Hände abzuheben, in einer zum Hinterkopf gerichteten Kreisbewegung. Setzen Sie die Bewegung für mindestens zwei Minuten fort.

Obwohl sie nur kurz ist, wird diese wenige Minuten dauernde Massage die meisten Spannungen lösen, die sich im Gesicht eines gestreßten Menschen «zusammenballen». Diese Maßnahmen allein genügen häufig schon, um tiefe Ruhe herbeizuführen. Sollte die Verspannung trotzdem anhalten, wiederholen Sie die Übungen, oder verbinden Sie sie mit den folgenden.

Vier-Punkt-Gesichtsmassage

Auf den ersten Blick sehen die folgenden Übungen vielleicht kompliziert aus, aber das täuscht. Im Gegenteil: Machen Sie sie erst einmal, und Sie werden überrascht sein, wie selbstverständlich und intuitiv sie «von der Hand» gehen. Außerdem hängen die Übungen dieser Serie miteinander zusammen, jede geht wie von selbst in die nächste über. Achten Sie auf diese Verbindung, und die Massage wird Ihnen ganz natürlich vorkommen.

Vergewissern Sie sich, daß Ihr «Klient» bequem liegt, tief atmet und die Augen geschlossen hat. (Sie sitzen am Kopfende hinter ihm.)

Legen Sie Ihre rechte Hand so über sein oder ihr Gesicht (mit der Handfläche über die Stirn), daß sie die Haut kaum berührt (Abb. 50 a). Spüren Sie, wie die Körperwärme in Ihre Handfläche eindringt. Ziehen Sie die Hand langsam zurück in Richtung Scheitel; Ring- und Zeigefinger liegen rechts und links der Nase, *die Fingerspitzen berühren die Haut fast nicht.*

Wenn die rechte Hand den Haaransatz erreicht, machen Sie das gleiche mit der linken Hand. Wiederholen Sie die streichende Bewegung – ganz, ganz langsam. Rechts, links, rechts, links.

Als nächstes legen Sie die Handballen auf die Wangen (Abb. 50 b). Streichen Sie mit Handflächen und Fingerspitzen zart vom Halsansatz bis zu den Schläfen. Wiederholen Sie die Bewegung zwanzig- bis dreißigmal, aber sie soll nicht unangenehm werden.

Dann suchen Sie mit den Spitzen der Zeigefinger die Akupressurpunkte auf, die in den Grübchen zwischen Nasenflügel und Wangenknochen liegen (Abb. 50 c). Üben Sie für zehn Sekunden leichten Druck aus. Drücken Sie in gleicher Weise Punkt für Punkt in einem großen Bogen um die Augenhöhle herum bis zu den Schläfen. Zehn- bis zwanzigmal wiederholen.

Der letzte Bewegungsablauf beginnt im Bereich der Schläfen (Abb. 50 d). Er sollte als Höhepunkt dieser Übungsfolge angesehen werden und mit einer Mischung aus Leichtigkeit und Festigkeit ausgeführt werden – mit anderen Worten, *Sie* entscheiden während der Massage gefühlsmäßig, wie fest der Druck sein soll.

Von den Schläfen aus streichen Sie mit leicht gespreizten Fingern über die Stirn zum Haaransatz und von da zum Scheitel. Heben Sie die Hände langsam ab, und wiederholen Sie die Bewegung.

Denken Sie daran: Dies ist der Abschluß der Übungsfolge; selbst wenn Sie die ganze Folge noch mehrfach wiederholen soll-

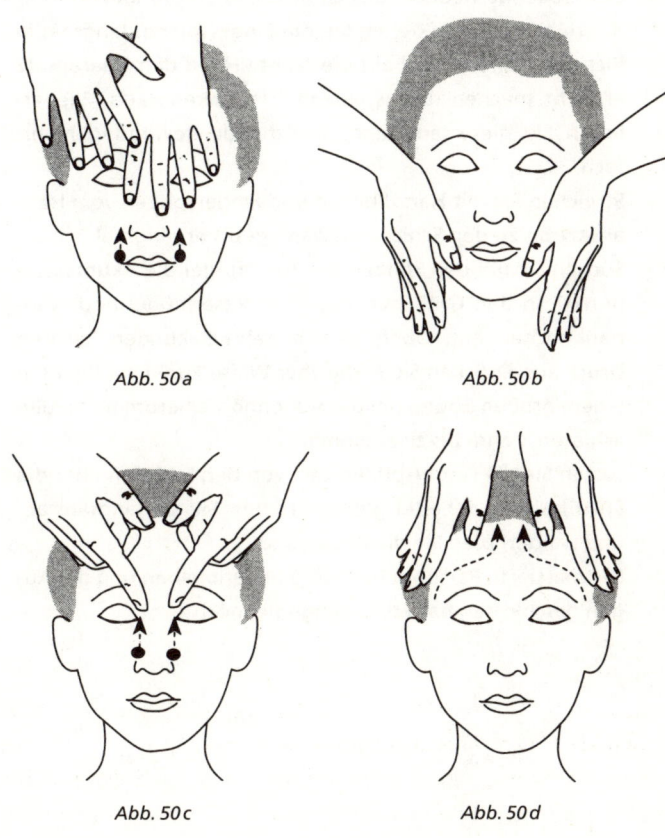

Abb. 50a

Abb. 50b

Abb. 50c

Abb. 50d

ten, lassen Sie die Bewegungen ausklingen, indem Sie gegen Ende *immer langsamer und leichter in der Berührung werden.*

Wenn Sie die Übungen beendet haben, nehmen Sie die Hände ab. Die massierte Person sollte ruhig liegenbleiben und die Augen geschlossen halten, so lange sie möchte.

Vier-Punkt-Gesichtsmassage

- Der Gebende bedeckt das Gesicht des Empfangenden mit der rechten Hand. Ziehen Sie die Fingerspitzen langsam in Richtung Scheitel. Sobald die rechte Hand den Haaransatz erreicht, machen Sie dasselbe mit der linken Hand. Wiederholen Sie diese langsame, streichende Bewegung mehrfach.
- Streichen Sie mit Handflächen und Fingerspitzen vom Halsansatz bis zu den Schläfen. Zwanzig- bis dreißigmal.
- Suchen Sie mit den Spitzen der Zeigefinger die Akupressurpunkte in den Grübchen zwischen Nasenflügel und Wangenknochen auf. Üben Sie für zehn Sekunden leichten Druck aus. Drücken Sie in gleicher Weise Punkt für Punkt in einem großen Bogen um die Augenhöhle herum bis zu den Schläfen. Zehn- bis zwanzigmal.
- Lassen Sie die Fingerspitzen zart von den Schläfen über die Stirn bis zum Scheitel gleiten. Heben Sie sie langsam ab, und wiederholen Sie die Bewegung.
- Die massierte Person sollte ruhig liegenbleiben und die Augen geschlossen halten, so lange sie möchte.

Schönheitsmassage für das Gesicht

Am wirksamsten ist diese Massage, wenn man sie mit beruhigenden ätherischen Ölen oder Lotionen anwendet.

Abbildung 51 zeigt, in welchen Bereichen des Gesichts Massagen die stärkste beruhigende Wirkung entfalten. Lassen Sie die Finger die gestrichelten Linien entlanggleiten. An den dicker gezeichneten Punkten halten Sie inne und drücken spürbar nach unten.

Abb. 51

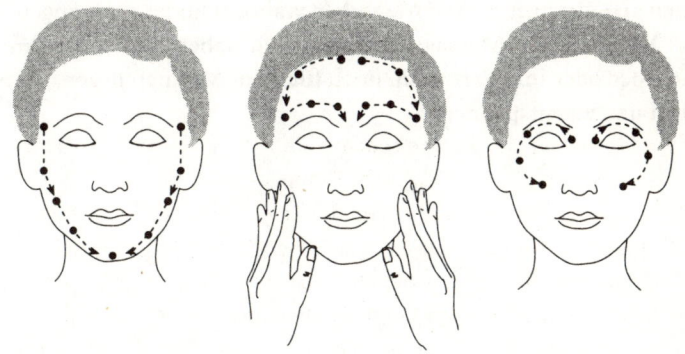

Die erste Bewegung fließt wie von selbst – ausgehend von den Schläfen, über den höchsten Punkt des Wangenknochens, die dahinter liegende Vertiefung (mit dem Kiefermuskel), den Kinnansatz bis zur Kinnspitze.

Die zweite umschreibt die Stirn. Sie beginnt am höchsten Punkt in der Stirnmitte, verläuft unterhalb des Haaransatzes zu den Schläfen, zieht um die Augenhöhle herum und endet an den Akupressurpunkten in den Winkeln zwischen Augenbrauen und Nase. Halten Sie an jedem der eingezeichneten Punkte für ein paar Sekunden inne, und üben Sie mäßigen Druck auf sie aus.

Zur dritten Bewegungsfolge gehören einige der Nasenpunkte,

die wir bereits kennen (siehe S. 193). Sie beginnt im Winkel zwischen Augenbraue und Nase, setzt sich fort über die Vertiefung am höchsten Punkt der Augenhöhle und dem an ihrem äußeren Ende, verläuft dann weiter über den Schläfenbereich hinab zum Kiefermuskel und nach innen zum Grübchen zwischen Nasenflügel und Wangenknochen. Beschreiben Sie einen Bogen, wobei Sie an jedem der genannten Punkte anhalten und leichten Druck ausüben.

Lassen Sie sich für diese Massagen genügend Zeit; machen Sie sie ohne Hast. Legen Sie möglichst viel Gefühl und Zärtlichkeit in sie hinein. Das Ergebnis lohnt den Aufwand unbedingt – Sie werden an einem gestreßten Menschen wahre Wunder vollbringen.

Wenn Sie die Massage abgeschlossen haben, bitten Sie Ihren Partner oder Ihre Partnerin, noch für zehn Minuten liegenzubleiben und zu entspannen.

Massage im unteren Rücken

Viele Streßgeplagte empfinden die Spannungen am deutlichsten im unteren Rückenbereich; wir haben mehrfach darüber gesprochen. Und sogar die, die eigentlich keine Schmerzen verspüren, sind oft überrascht, wieviel verdrängtes Mißempfinden sich dort verbirgt – sobald sie eine Massage in diesem Bereich erhalten.

Bevor Sie beginnen, sorgen Sie für etwas gedämpftes Licht. Wenn es Ihnen angenehm ist, machen Sie leise Musik an. Ihr Partner oder Ihre Partnerin sollte sich bäuchlings auf den Boden legen und vom Oberschenkel bis zum Bauchnabel unbekleidet sein.

Träufeln Sie etwas Massageöl oder Bodylotion auf den Bereich, der massiert werden soll. (Massageöl können Sie selbst herstellen, indem Sie ein paar Tropfen beruhigender ätherischer Öle mit einem neutralen Öl, wie Mandel- oder Aprikosenkernöl, mischen. Siehe auch S. 269). Achten Sie darauf, daß das Öl etwas mehr als Zimmertemperatur hat.

Beginnen Sie mit ganz leichtem, kaum spürbarem Streichen – vom unteren Rücken zu den Schultern. Fahren Sie so lange fort, bis sich Ihr Partner entspannt (Abb. 52 a).

Dann legen Sie eine Hand über die andere (Abb. 52 b) und bearbeiten die Gesäßmuskeln kräftig mit der flachen Hand. Um die gewünschte Wirkung zu erzielen, müssen Sie ziemlich starken Druck ausüben; doch seien Sie vorsichtig, es soll trotzdem nicht unangenehm sein. Massieren Sie jede Seite mindestens fünf Minuten lang.

Abb. 52 a  *Abb. 52 b*

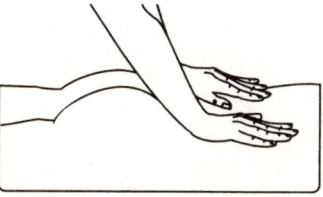
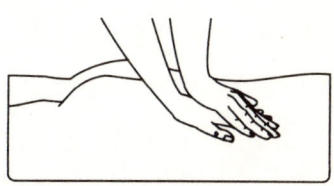

Nun bewegen Sie sich nach oben ins Kreuz zum Hüft-Lenden-Muskel: Massieren Sie vom Gesäß aus in Richtung Taille. Wenn Sie beide Partien ausgiebig bearbeitet haben – was schon ein paar Minuten dauern wird –, können Sie sich entweder noch weiter zur Schulter hinauf vorarbeiten oder die leichten, kaum spürbaren Streichungen wiederaufnehmen, mit denen Sie begonnen haben.

Fahren Sie so lange fort, wie Sie es für nötig halten. Achten Sie darauf, die Muskeln nicht überzustrapazieren. Sobald Sie spüren, daß Ihr Partner entspannt ist, können Sie mit der Massage aufhören. Bringen Sie ihn dazu, noch eine Weile liegenzubleiben und den momentanen Frieden zu genießen.

Schulter- und Nackenmassage

Schultern und Nacken sind die Körperregionen, in denen sich streßbedingte Mißempfindungen am stärksten bemerkbar machen.

Selbst eine nicht ganz fachmännisch durchgeführte Massage in diesem Bereich bringt Erleichterung. Zumindest wird die Handlung als solche als tröstlich und angenehm empfunden.

Suchen Sie sich ein warmes Zimmer, dämpfen Sie das Licht, spielen Sie leise Musik, wenn es Ihnen gefällt. Ihr Partner oder Ihre Partnerin liegt auf dem Bauch und ist von der Taille aufwärts unbekleidet. Geben Sie etwas warmes Massageöl oder Bodylotion auf Rücken und Schultern, und folgen Sie der Anleitung.

Beginnen Sie mit ganz leichtem, kaum spürbarem Streichen über den Schulterbereich. Fahren Sie so lange fort, bis sich Ihr Partner entspannt.

Legen Sie Ihre Hände links und rechts neben die Wirbelsäule, und arbeiten Sie sich mit etwas kräftigeren Strichen (die Haut vor den Fingerspitzen sollte nur eine kleine «Bugwelle» bilden) den Rücken hinauf bis zu den Schultern (Abb. 53 a). Machen Sie das zehnmal, und verlängern Sie dabei jedesmal die Streichung.

Gehen Sie zu den Schulterblättern über, und machen Sie fünf feste Streichungen auf jeder Seite. Versuchen Sie dabei, die Schulterblätter immer ein wenig mehr zu bewegen.

Dehnen Sie diese Bewegung bis zum Schultermuskel (Deltamuskel) aus (Abb. 53 b). Mit einer rollenden Bewegung arbeiten Sie sich auf den Mittelpunkt des Trapezmuskels zu, der bis zur Schädelkante hinaufzieht. Setzen Sie Ihre Daumen so ein, daß der Trapezmuskel wellenförmig vor den anderen Fingern herläuft. Das machen Sie etwa zehnmal.

Nehmen Sie die leichten, kaum spürbaren Streichungen wieder auf, mit denen Sie begonnen haben. Fahren Sie fort, so lange Sie es für nötig halten. Achten Sie darauf, die Muskeln nicht überzustrapazieren.

Wenn Ihr Partner entspannt ist, hören Sie auf. Sorgen Sie dafür, daß er oder sie noch eine Weile ruhig liegenbleibt.

Abb. 53 a

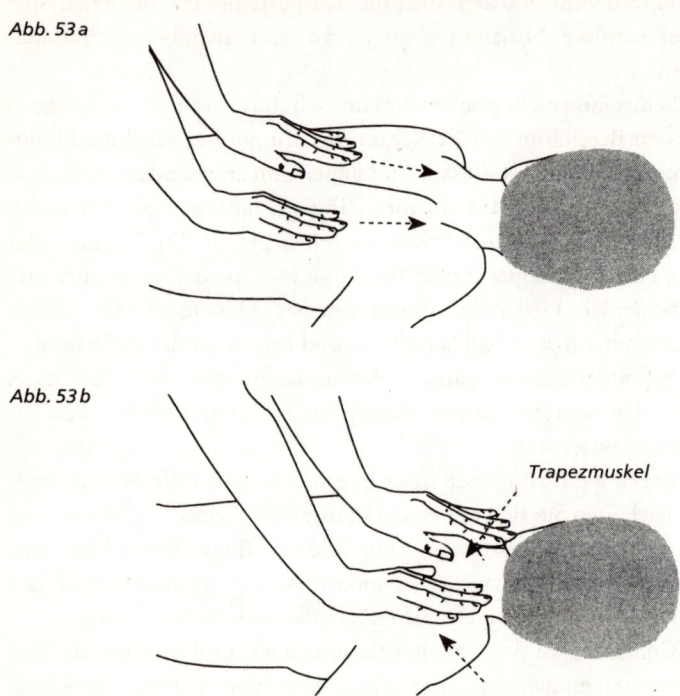

Abb. 53 b

Trapezmuskel

Deltamuskel

Reflexzonen-Massage für Anfänger

In der Reflexzonen-Therapie betrachtet man die Füße als kleine Landkarten des Körpers und seiner Organe. Mittels Druck auf bestimmte Bereiche am Fuß versucht der Behandler, Blockaden in Energiekanälen zu beseitigen und so Erkrankungen und Befindlichkeitsstörungen in anderen Teilen des Körpers zu lindern. In vielerlei Hinsicht ist diese Methode dem Druckpunktesystem von Akupressur und Shiatsu sehr ähnlich.

Die Reflexzonen

Auf der Oberseite des Fußes, oberhalb des Grundgelenkes für den großen Zeh, liegt die Reflexzone, die dem Bereich des siebten Halswirbels (H7) entspricht, wo sich immer soviel Anspannung konzentriert (Abb. 54 a).

Auf der Fußsohle gibt es ein Band über die Zehenspitzen, das dem Kopf zugeordnet ist, während das an der Zehenbasis zum Schulter-Nacken-Bereich gehört. In beiden Regionen sind die negativen Auswirkungen von Streß besonders deutlich.

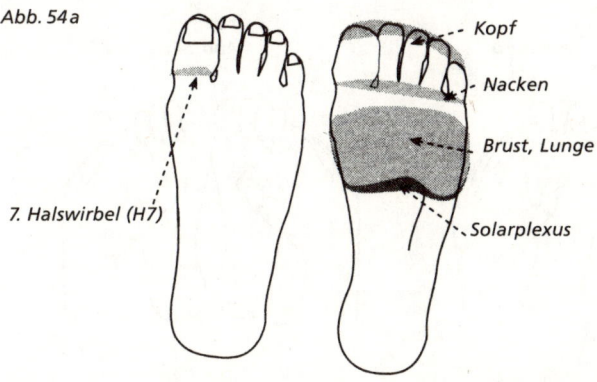

Abb. 54 a

7. Halswirbel (H7)

Kopf

Nacken

Brust, Lunge

Solarplexus

Die breite Zone über den Fußballen hat Entsprechungen zu Brust und Lunge, während die Vertiefung direkt dahinter zum Solarplexus und dem Magen gehört. Auch hier machen sich Streß und Anspannung schmerzhaft bemerkbar.

Die folgenden Übungen sind leicht nachzuvollziehen.

Suchen Sie sich zusammen mit dem Menschen, dem Sie eine Massage geben wollen, ein gemütliches, ruhiges Plätzchen. Die Übungen werden immer erst am einen, dann am anderen Fuß ausgeführt.

Sie beginnen, indem Sie den Fuß mit einer Hand am Knöchel fassen und ihn leicht hin und her schütteln, bis die Spannung nachläßt (Abb. 54 b). Zum Aufwärmen massieren Sie jeden Zeh

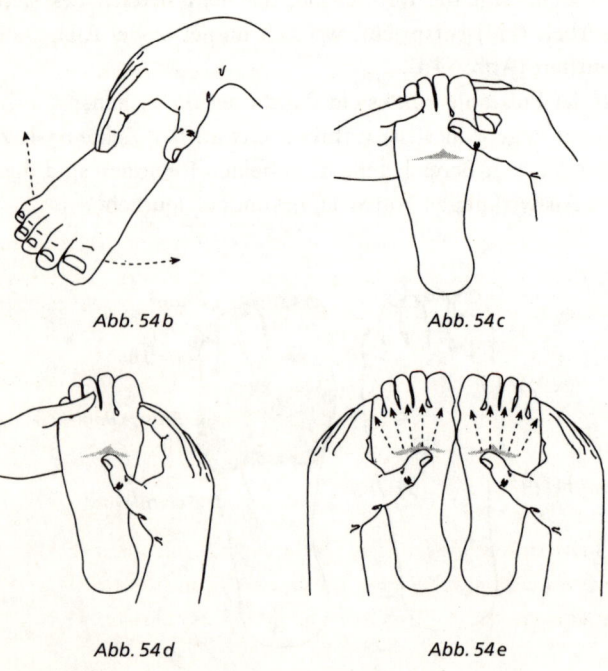

Abb. 54 b   Abb. 54 c

Abb. 54 d   Abb. 54 e

einzeln, dann ziehen Sie vorsichtig daran, bewegen ihn im Gelenk und lassen wieder los (Abb. 54 c).

Als nächstes ergreifen Sie den Vorderfuß mit der einen Hand und bearbeiten mit dem Daumen der anderen den Solarplexus-Bereich auf der Fußsohle (Abb. 54 d). Dazu knicken Sie lediglich Ihren Daumen im ersten Fingergelenk ein wenig ab und lassen ihn in kleinen «Schritten» über die Fußsohle «spazieren». Machen Sie das möglichst weich und mit gleichmäßigem Druck. Dann drehen Sie den Fuß auf dem ruhenden Daumen hin und her (wie eine Orange auf der Saftpresse oder eine Tür in der Angel), wenn es Ihrem Partner nicht unangenehm ist.

Bearbeiten Sie diesen Bereich für mindestens eine Minute, bis Sie merken, wie der oder die andere in einen Zustand tiefer Entspannung gerät.

Wenn das der Fall ist, können Sie zu anderen Körperteilen übergehen. Mit den gleichen kleinen Schritten des Daumens bewegen Sie sich weiter den Fuß hinauf in den Fußballen, den Bereich von Brust und Lunge (Abb. 54 a, S. 209). Das ist eine ziemlich breite Zone, deshalb wird es eine Weile dauern, bis Sie sie abgearbeitet haben.

Danach gehen Sie an die Zehengrundgelenke – sie entsprechen dem Schulter-Nacken-Bereich – und spazieren mit dem Daumen durch diesen schmalen Gürtel (Abb. 54 a, S. 209). Dabei sollten Sie auch um die Basis des großen Fußzehs herum auf die andere Fußseite gelangen.

Als nächstes nehmen Sie einen Fuß in jede Hand und massieren den Solarplexus- und den Brust-Lungen-Bereich mit dem Daumen. Doch dieses Mal drücken Sie nicht, sondern Sie streichen (Abb. 54 e).

Zum Abschluß streichen Sie so zart wie möglich von den Knöcheln zu den Zehen, zu den Fußspitzen und den Fersen, um die Nervenendigungen zu stimulieren und das Gefühl der Ruhe zu verstärken, das Sie bereits haben entstehen lassen.

Mit Hilfsmitteln zur Ruhe kommen

Jeder streßgeplagte Mensch träumt davon, ein einfaches Gerät oder Hilfsmittel zu finden, das sofort Ruhe bringt – ohne eigenes Zutun, ohne Mühe.

Aber dieses Wunschdenken ist absolut unrealistisch. Wenn es solche Geräte gäbe, hätte ich mit Sicherheit eine Verkaufsstrategie dafür entwickelt, statt dieses Buch zu schreiben.

Dennoch habe ich natürlich nach solchen Mitteln gesucht, und im folgenden will ich einige beschreiben, auf die ich bei meinen Recherchen gestoßen bin.

Allerdings funktionieren auch Geräte und andere Hilfsmittel nicht ohne ein Mindestmaß an Mühe und Einsatz von Ihrer Seite.

Und selbst wenn manche nicht so bequem, schnell und ortsunabhängig sind wie andere hier vorgestellte Techniken, erfüllen sie nichtsdestoweniger ihren Zweck.

Einige davon sogar außerordentlich gut.

Fingerschnüre

Ähnlich wie bei der Reflexzonentherapie an den Füßen und bei der Ohrakupressur gibt es auch die Vorstellung von einer Landkarte des Körpers und seiner Organe an den Händen. Organe, Drüsen und Nerven können über die entsprechenden Abschnitte auf den Händen angesprochen werden. Der Daumen der rechten Hand beispielsweise ist der Hypophyse, der Zirbeldrüse, der Schilddrüse, Hals und Rachen zugeordnet. Wenn man also den Daumen massiert, sollen diese Drüsen und Körperbereiche stimuliert werden. Über den Zeigefinger erreicht man wieder andere Organe. Therapeuten, die diese Art der Behandlung anwenden, massieren einmal täglich alle Finger – und behandeln und entspannen so den ganzen Körper gleichzeitig.

Eine Alternative dazu stellt das Fingerschnüren dar, eine ziemlich merkwürdige, aber offensichtlich erfolgreiche Methode. Es erfordert kein besonderes Talent und nur sehr wenig Aufwand. Sie müssen sich lediglich ganz normale (Büro-)Gummibänder um die Fingerspitzen wickeln (Abb. 56).

Wickeln Sie die Gummiringe so stramm, daß die Fingerspitzen blau anlaufen. (Wenn es Ihnen unangenehm wird, hören Sie jedoch auf.) Sobald alle Finger geschnürt sind, ballen Sie die Hände für drei Minuten fest zusammen.

Dann wieder loslassen.

Abb. 56

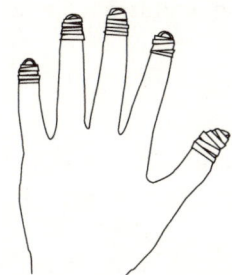

Machen Sie das gleiche an der anderen Hand, wenn Sie möchten auch an den Zehen.

Entfernen Sie die Gummibänder, warten Sie fünf Minuten, und wiederholen Sie die Übung. Sofern Sie das täglich praktizieren, dürfen Sie wahre Entspannungswunder erwarten.

(Vielleicht ist Ihnen aufgefallen, daß diese Vorgehensweise große Ähnlichkeit mit den normalen körperlichen Streßreaktionen hat: zusammengekrampfte Hände mit gegen die Handflächen gepreßten Fingerspitzen. In Streßsituationen sucht der Körper automatisch nach Erleichterung, indem er Anspannung und Entspannung in der beschriebenen Weise abwechselt.)

Statt der Gummibänder können Sie auch Wäscheklammern benutzen. Klemmen Sie sie an die Fingerspitzen, und lassen Sie sie für fünf Minuten dort.

Fingerschnüre

- Wickeln Sie sich normale (Büro-)Gummibänder so stramm um die Fingerspitzen, daß diese blau anlaufen.
- Ballen Sie die Hände für fünf Minuten fest zusammen. Dann wieder loslassen.
- Entfernen Sie die Gummis, warten Sie fünf Minuten, dann wiederholen Sie die Übung.
- Setzen Sie sich für zehn Minuten ruhig irgendwo hin, machen Sie die Power-Atmung, und lassen Sie sich von der Ruhe einhüllen.

Kammtherapie

Eine weitere merkwürdige Entspannungsmethode ist die «Kammtherapie»; bei ihr wird das Streichen aus der Massagetechnik mit einem Kamm verstärkt.

Ziehen Sie den Kamm in aufwärts gerichteten Bewegungen über Finger und Fingerspitzen – sowohl auf der Ober- wie der Unterseite der Hand. Verlängern Sie die Streichbewegung bis zum Handgelenk, bis zum Ellbogen, bis hinauf zu den Schultern.

Machen Sie dasselbe an den Füßen.

Setzen Sie die Streichung fort, solange es Ihnen angenehm ist. Diese Übung hilft sehr gut gegen Nervosität, Müdigkeit und Durchblutungsstörungen.

Die Wirkung der Kammtherapie läßt sich noch verstärken, wenn man sie mit einem Druck auf die Zungenspitze (drei Minuten lang mit einem Löffel oder dem Griff der Zahnbürste) kombiniert; dort liegt ein weiterer Akupressurpunkt.

Abb. 57

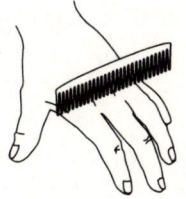

Fußroller

Eines der moderneren Streßlinderungsmittel ist ein ganz normaler Tennisball.

Aber man benutzt ihn nicht wie die «Streßbälle» (siehe S. 224), sondern rollt ihn unter dem Fuß hin und her.

Nach den Prinzipien der Reflexzonen-Behandlung (S. 209) werden mit dem Fußroller die vielen Druckpunkte (Nervenendigungen) angesprochen, die es am Fuß gibt. Wenn man diese Nervenendigungen stimuliert, indem man auf die richtigen Stellen drückt, läßt die Spannung in weiten Teilen des Körpers nach – nicht nur in den Füßen oder Beinen.

Nehmen Sie einen ganz normalen Tennisball, und legen Sie ihn unter das Fußgewölbe Ihres unbekleideten Fußes.

Verlagern Sie etwas Gewicht auf den Ball (der Druck sollte nicht unangenehm sein), und bewegen Sie den Fuß vor und zurück: Der Ball bewegt sich von den Zehen zur Ferse und umgekehrt (Abb. 58).

Abb. 58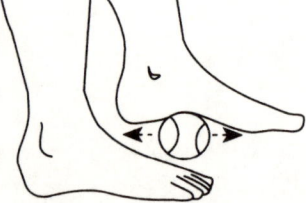

Machen Sie das zwei Minuten lang mit dem linken, dann zwei Minuten lang mit dem rechten Fuß.

Wiederholen Sie die Übung, so oft Sie es brauchen. Kombinieren Sie sie mit der Power-Atmung.

Nackenrolle

Dies ist eine genial einfache Methode, um Spannungen zu lindern, die sich in Rücken-, Nacken- und Schädelmuskulatur aufgebaut haben. Sie ist origineller als das gerollte Handtuch aus der Füße-hoch-Übung (S. 154) und fällt manchen Menschen leichter als die Feng-chih-Akupressur (S. 173).

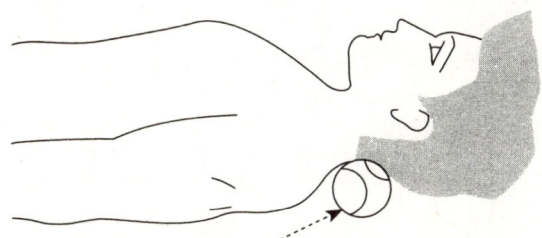

Das Hilfsmittel für diese Übung können Sie ohne Probleme selbst herstellen. Stopfen Sie einfach zwei Tennisbälle in einen Strumpf, und verschließen Sie ihn mit einem Knoten. Das war's.

Nun haben Sie ein zuverlässiges Mittel zur Hand, um Spannungen und Spannungskopfschmerzen auf einfache Weise zu behandeln – und die Entspannung ist zum Greifen nah.

Legen Sie sich auf den Fußboden, die Beine auf einem Stuhl, Ihr Nacken ruht zwischen den beiden verpackten Bällen. Der Druck, den diese ausüben, löst selbst die «hartnäckigsten» Verspannungen, denn die Bälle befinden sich direkt unter den Feng-chih-Akupressurpunkten an der hinteren Schädelkante. Außerdem drücken sie zusätzlich auf die verspannten Kopfdrehermuskeln, die von der Schädelkante am Hals entlang zum Brustbein ziehen.

Abb. 59

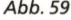

Nackenrolle

- Stecken Sie zwei Tennisbälle in einen Strumpf, und verknoten Sie ihn.
- Rufen Sie sich die Voraussetzungen für Ruhe und Entspannung in Erinnerung.
- Legen Sie sich rücklings auf den Boden, die Füße auf einem Stuhl.
- Schieben Sie sich die Tennisbälle so unter den Kopf, daß sie auf die Schädelkante drücken. Das bringt Ihre verspannten Muskeln dazu, sich zu lockern. Wenn Ihnen schwindlig wird, brechen Sie die Übung ab und setzen sich auf.
- Bleiben Sie für zehn bis zwanzig Minuten mit den Bällen im Nacken liegen. Wenn Sie sich besser fühlen, gehen Sie zu anderen Übungen aus diesem Buch über.

Gebetsketten

Im Nahen Osten findet man nicht selten ritualisierte Formen der Streßvermeidung und Streßbekämpfung, wie zum Beispiel die folgenden beiden, die zu den beliebtesten gehören. Sie wirken vielleicht etwas fremdartig, tun aber ihre Wirkung.

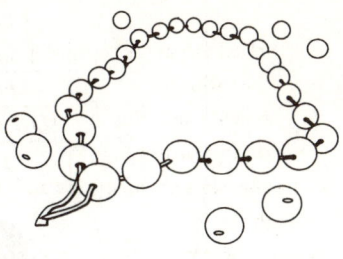

Das erste ist eher eine innere Einstellung als eine Methode. Es ist ein Verhältnis zur Zeit, das – was die Beseitigung oder besser das Vermeiden von Ängsten und innerer Unruhe angeht – wahre Wunder vollbringt.

Für viele westliche Menschen erstreckt sich die Zeit wie ein endloses Band: Ein Schritt folgt dem anderen, hinter jeder Aufgabe lauert bereits die nächste (Abb. 60a, S. 220). Im Nahen Osten erlebt man Zeit häufig unmittelbarer.

Bildlich gesprochen, ist Zeit dort eher etwas, das den Weg eines Menschen kreuzt (Abb. 60b, S. 220) als etwas, das sich vor ihm ausbreitet. Obwohl der Unterschied in der Betrachtungsweise nicht groß ist, ermöglicht es diese kleine Veränderung der Perspektive, die Zukunft auszublenden und in der Gegenwart zu leben. Und wenn man die Zukunft ausblendet, vermeidet man alle diesbezüglichen Ängste und Sorgen. Umgekehrt fördert die sequentielle Sichtweise der Zeit bei westlich orientierten Menschen unbestimmte Ängste, denn diese beziehen sich gewöhnlich auf die Zukunft.

(Es gibt einige Psychotherapeuten, die dieses andere Zeitkonzept verwenden, um streßgeplagte Menschen zu behandeln. Ich halte es für einen interessanten Ansatz. Den meisten Mitteleuropäern fällt es allerdings schwer, es zu übernehmen.)

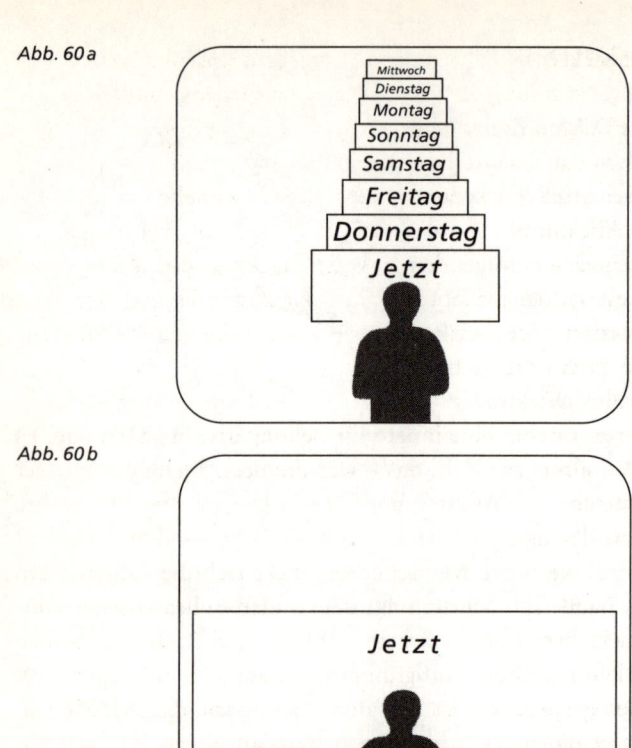

Abb. 60a

Abb. 60b

Die zweite aus dem Nahen Osten stammende Methode können
wir alle anwenden, auch wenn wir nicht verstehen, was ihr zugrunde liegt.

Es geht um das Verschieben von Gebetskugeln.

Sicher haben Sie solche Ketten schon bei ausländischen Mit-
bürgern gesehen, die zum Beispiel aus der Türkei oder aus arabi-
schen Staaten stammen. Doch Ähnliches gibt es auch in Indien
und in westlichen Ländern. Haben Sie sich je gefragt, was die
Hare-Krischna-Jünger in der kleinen Tasche haben, die ihre linke

Hand bedeckt? Im Katholizismus werden Rosenkränze in Andachten verwendet, Mönche und andere Ordensleute tragen sie sogar als Teil ihrer Tracht.

Und was hat das alles mit Streßlinderung zu tun?

Das Schieben von Gebetskugeln ist eine schnelle und unkomplizierte Art, mit Streß umzugehen. Die Bewegung verbraucht die nervöse Energie, die in Ihren Fingern steckt. Die Kugeln gleiten unablässig und langsam durch Ihre zappligen Finger; der Vorgang erfordert so gut wie keine körperliche oder geistige Anstrengung von Ihrer Seite und ist erstaunlich beruhigend. Wenn Sie die Kugeln über längere Zeit benutzen – sagen wir dreißig Minuten oder eine Stunde –, hat das fast schon meditative Wirkung. In der Tat: Voll konzentriert durchgeführt wird diese kleine Übung zur Meditation.

Um mit den Kugeln arbeiten zu können, müssen Sie sich eine Kette aus zwanzig bis dreißig erbsen- bis haselnußgroßen Perlen machen. Woher die Perlen stammen, spielt ebensowenig eine Rolle wie ihr Aussehen.

Wenn Sie es auf die traditionelle Art machen wollen, nehmen Sie die Kette in die linke Hand. Mit Daumen und Zeigefinger verschieben Sie dann eine Kugel nach der anderen.

Konzentrieren Sie sich darauf, das so glatt und mühelos wie möglich zu machen. Nach einer Weile werden Sie nichts mehr wahrnehmen außer den Kugeln und der Tatsache, daß Sie sie benutzen. Das ist ein wirklich beruhigender meditativer Zustand, einer der beruhigendsten, die Sie überhaupt erreichen können.

Der grüne Weg

Wenn ich Ihnen erzählen würde, daß ein dreißigminütiger Spaziergang durch einen Park oder einen lichten Wald Ihre Streßsymptome besser lindert als jedes Medikament oder Genußmittel, würden Sie sagen: «Klar, das weiß doch jeder.»

Stimmt, jeder weiß es. Aber wie viele Leute kennen Sie, die diesen schnellen Weg zu Ruhe und Frieden in Zeiten von Streß und Anspannung wirklich einschlagen?

Ein Spaziergang in einer das Auge erfreuenden, sauerstoffreichen Umgebung wie einem Park hat eine sofortige Wirkung auf Ihre Streßpegel. Machen Sie das jeden Tag zweimal, und Sie sind auf dem besten Weg, ein ganz ruhiger Mensch zu werden.

Die Wirkung wird noch verstärkt, wenn Sie dabei ins Weite blicken können (zum Beispiel auf Bergketten in der Ferne, grüne Täler, weites Meer), denn solche Bilder geben uns das Gefühl von Offenheit und Hoffnung.

Doch was tun, wenn es in Ihrer Nähe keine solchen Ausblicke und Parkanlagen gibt? Was tun, wenn man seinen Arbeitsplatz untertags nicht verlassen kann?

In solchen Fällen hat man zwei machtvolle Alternativen.

Bei der ersten stellen Sie sich einfach eine solche Umgebung vor. Verwenden Sie dazu die Breitwand-Visualisierung von Seite 108. Sie brauchen sich nur auf das gewünschte Szenario zu konzentrieren und sich selbst hineinzustellen, und Sie werden echte Ruhe finden.

Die zweite Methode ist in Japan schon seit Jahrhunderten sehr beliebt. Es ist ein Miniaturgarten oder ein Meditationsgarten, wenn Sie es so nennen wollen.

In Japan, wo freie Flächen sehr knapp sind, sind diese Gärten winzig und bewußt zurückhaltend gestaltet. Normalerweise beanspruchen sie kaum mehr Raum als ein Eßteller. Aber weil die Vorstellungskraft wichtiger ist als die körperliche Anwesenheit, haben sie eine ungemein beruhigende Ausstrahlung.

Wenn auch Sie glauben, daß manchmal schon eine Spur Natur genügen würde, um sich vom Alltagsstreß zu befreien, dann setzen Sie doch die Erfahrungen mit den Meditationsgärten bei sich zu Hause oder im Büro um. Alles, was Sie dafür brauchen, Material, Ideen, Anleitung, erhalten Sie in einem guten Bonsai-Fachgeschäft.

Schon das Schaffen eines solchen Fleckchens Natur ist die reine Entspannung. Und wenn es fertig ist, setzen Sie sich für zehn bis fünfzehn Minuten ruhig hin und konzentrieren sich darauf. Es hängt davon ab, wie stark Sie sich der Illusion hingeben können, aber viele, die es mit solchen Meditationsgärten versucht haben, sind überrascht, wieviel Ruhe und Zufriedenheit sie auf diese Weise erlangen.

(Um das Erlebnis noch zu vertiefen, können Sie zusätzlich Musik mit Naturklängen – Vogelgezwitscher, Meeresrauschen und so weiter – abspielen, die es in vielen Plattengeschäften zu kaufen gibt. Kombinieren Sie das mit meditativen Gedanken, und Sie haben ein hochwirksames Mittel gegen Streß.)

Der Streßball

Bevor es Bodybuilding-Studios gab, erfreute sich ein Gerät zur Kräftigung der Handmuskulatur großer Beliebtheit. Ein schlichter Ball, den man in der Hand zusammendrückte. Man hatte damit die Möglichkeit, unabhängig von Ort und Zeit zu trainieren.

Vielleicht können Sie sich daran erinnern, diese Bälle in Kinofilmen der späten Fünfziger gesehen zu haben – eine Zeitlang gehörte es fast zum Klischee des nervösen Hollywood-Machos, ständig einen Ball in der Hand zu drücken.

Abb. 61

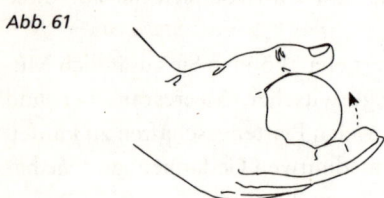

Viele Menschen, die auf diese merkwürdige Art trainierten, machten eine interessante und unerwartete Entdeckung: Die Arbeit mit dem Ball kräftigte nicht nur die Handmuskulatur, sondern baute außerdem sehr effektiv Spannungen ab. Dieses geistlose, gleichförmige Training zeigte beinahe meditationsähnliche Wirkung, vergleichbar dem Effekt von Gebetskugeln, Korbflechten oder Stricken, die bei anderen Menschen diesen Zweck erfüllen.

Auch Sie können sich diese Übung zunutze machen. Inzwischen gibt es «Streßbälle» – Bälle von ähnlicher Größe, die mit verschiedensten komprimierbaren Flüssigkeiten gefüllt sind – auch zu kaufen. Genauso gut aber können Sie sich selbst einen basteln.

Ein Streßball zum Selbermachen

Schneiden Sie einem kleinen Luftballon den Hals ab.

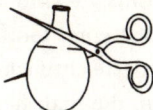

Füllen Sie in den entstandenen Sack Reis oder Linsen.

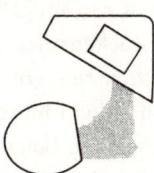

Schneiden Sie einem anderen Ballon den Hals ab, und stülpen Sie ihn so über den ersten, daß die Öffnung verdeckt wird.

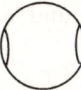

Wiederholen Sie das mit einem weiteren Ballon.

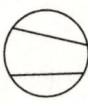

Packen Sie so viele Ballons um diese Kugel, wie Sie möchten.

Und nun drücken Sie einfach weg, was Sie bedrückt.

Qigong-Kugeln

Die Qigong-Kugeln – für die es noch eine Reihe anderer Namen gibt, darunter so exotische wie «Die Kugeln des fauchenden Drachens und des singenden Phönix» – sind aus Stahl oder Messing und haben ungefähr die Größe eines Golfballs (oder auch etwas mehr). Im Laufe der Jahrhunderte entwickelten sich aus ihnen die klingenden hohlen Versionen, die man heute in mit Seide ausgeschlagenen Kästen in Asia- oder New-Age-Läden kaufen kann.

Wenn man behutsam mit ihnen umgeht, geben diese Kugeln Töne von sich, fast wie ein Glockenspiel, diesen schreibt man allerlei wundersame Eigenschaften zu – von der Vorbeugung gegen Arthritis bis zur Senkung von hohem Blutdruck.

Ich werde nicht versuchen, diese Behauptungen zu beweisen, ich sage nur soviel: Die Kugeln wirken auf die Akupressurpunkte der Hand. Darüber hinaus kann ich bestätigen, daß Qigong-Kugeln sehr gut dafür geeignet sind, die Nerven zu beruhigen. Wenn Sie sie in der beschriebenen Art und Weise benutzen, bringen sie phantastische Ergebnisse.

Qigong-Kugeln

- Rufen Sie sich die Voraussetzungen für Ruhe und Entspannung in Erinnerung.
- Beginnen Sie mit der Power-Atmung.
- Nehmen Sie zwei oder mehr Qigong-Kugeln in die rechte Hand. Bewegen Sie die Kugeln unter Einsatz aller Finger gegen den Uhrzeigersinn auf der Handfläche.
- Wiederholen Sie die Übung mit der linken Hand und einer Bewegung im Uhrzeigersinn.

Augenpackung

Wäre es nicht schön, wenn es ein Hilfsmittel gäbe, das die Vorzüge von einigen der besprochenen Akupressurtechniken hätte, aber keine Bemühungen von Ihrer Seite erforderte, um Streß und Alltagssorgen schwinden zu lassen?

Ein solches Hilfsmittel ist die Augenpackung.

Im Grunde genommen handelt es sich um nichts anderes als eine Maske aus Seide, die leicht auf die Augen drückt; praktisch ist es jedoch ein Massagegerät, das viele der Akupressurpunkte am Auge sanft berührt.

Eine Augenpackung kann man leicht selbst herstellen, indem man ein Säckchen aus Seide mit Leinsamen füllt. Die kühle Seide ergibt zusammen mit der festen, aber formbaren Leinsamenfüllung eine sehr wohltuende Augenauflage: glatt, kühl, fest, angenehm.

Wenn Sie die Augenpackung anwenden wollen, legen Sie sich irgendwo bequem hin, schließen Sie die Augen, und drapieren Sie das Säckchen darüber. Der sanfte, kühle Druck läßt die Streßgefühle schwinden – fast augenblicklich. In dieser entspannenden Lage können Sie noch weitere Techniken aus diesem Buch anwenden, besonders die Power-Atmung.

Wie man eine Augenpackung herstellt

- Nehmen Sie ein Stück glatte Seide (Satin), etwa 18 Zentimeter lang und 18 Zentimeter breit. Falten Sie es in der Mitte, und nähen Sie es an zwei Seiten zu. Eine Schmalseite lassen Sie offen.
- Wenden Sie die Hülle, so daß die Außenseite nach innen kommt.
- Füllen Sie sie mit 200 g Leinsamen. Achten Sie darauf, daß die Packung nicht zu voll wird. Dann nähen Sie die offene Seite ebenfalls zu.
- Wenn es draußen heiß ist, legen Sie die Packung vor dem Gebrauch für zwanzig Minuten in den Kühlschrank; das macht sie noch angenehmer.
- Tropfen Sie etwas Lavendel- oder Rosenöl darauf.*

---

*   Noch weniger Mühe hat man, wenn man in einem Fachgeschäft für Sanitätsbedarf oder der entsprechenden Abteilung eines Kaufhauses eine sogenannte Eismaske (manchmal auch Migräne-Brille genannt) erwirbt. Sie besteht aus Kunststoff und kann in Wasser erwärmt oder im Kühlschrank abgekühlt werden, bevor man sie benutzt – je nachdem, was Sie als angenehmer empfinden (Anm. d. Übers.).

Der Isolationstank

Merkwürdige, aber wundersame Mittel zur Streßbeseitigung hatten ihre Blütezeit in den siebziger Jahren; den Höhepunkt stellt jedoch der Isolationstank dar. Als etwas überspannt und «typisch amerikanisch» abgetan, fand er seinerzeit nur mäßigen Anklang, doch in den streßgeladenen Achtzigern wurde das Interesse daran wiederbelebt.

Es gibt diese Tanks in allen möglichen Formen und Ausführungen, aber im wesentlichen besteht er aus einer lichtundurchlässigen Plexiglaskiste, die zur Hälfte mit einer Salzlösung gefüllt ist.

Abb. 62

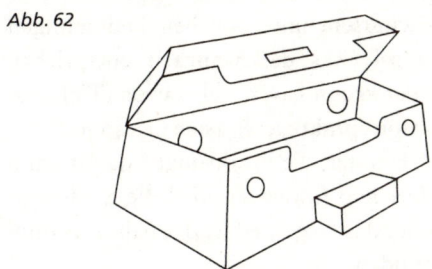

Theoretisch ist es die einfachste Entspannungsmethode der Welt: Sie steigen hinein, schließen die Augen, lassen sich treiben, und Ihr Streß löst sich auf. Das Salz im Wasser gibt Auftrieb, das heißt, Sie schweben gleichsam im Wasser, und die lichtundurchlässige, schalldichte Umgebung hält alle Ablenkungen fern.

Praktisch gibt es jedoch ein paar Nachteile. Zuallererst ist es teuer: Um Wirkung zu zeigen, muß er regelmäßig benutzt werden, und das kostet in etwa soviel wie eine Ganzkörpermassage. Auch wenn die Tanks normalerweise ziemlich groß sind, entwickeln doch viele Leute darin Platzangst. Und wenn Sie es nicht gewohnt sind, Ohrstöpsel zu tragen, empfinden Sie es vielleicht als beunruhigend, mit den Ohren unter der Wasseroberfläche auf dem Rücken dahinzutreiben.

Für Menschen, denen das nichts ausmacht, stellt der Isolationstank ein hervorragendes Mittel zur Tiefenentspannung dar.

Das Treibenlassen ist ein angenehmer und müheloser Weg, körperlichen Streß zu beseitigen. Das völlige Fehlen von äußeren Reizen – absolute Dunkelheit und Geräuschlosigkeit (die Ohren befinden sich unter der Wasseroberfläche) – verhindert Ablenkung in einer Weise, um die Sie mancher Meditierende beneiden würde. In der Tat lenkt das Fehlen von äußeren Reizen die Aufmerksamkeit nach innen, so daß Sie sich problemlos auf Ihr eigenes Atemgeräusch konzentrieren können.

Einige begeisterte Anhänger lassen sich Entspannungsmusik oder Bänder mit Autosuggestionen in den Tank einspielen, da sie glauben, daß das Unterbewußtsein unter solchen Bedingungen besonders aufnahmebereit sei (was der Wahrheit entspricht). Man kann auch eine Form der Progressiven Relaxation (Tiefmuskelentspannung nach Jacobson) praktizieren (siehe Kasten).

Egal, wie man den Tank benutzt, die Erfahrungen damit kann man in zwei Kategorien einteilen: Entweder wird die Streßempfindung schnell beseitigt, oder das Gegenteil ist der Fall. Das muß jeder selbst für sich herausfinden.

Progressive Relaxation im Isolationstank

- Sobald Sie im Tank liegen, beginnen Sie mit ein paar Minuten Power-Atmung.
- Spüren Sie, wie leicht Ihre Hände auf dem Wasser treiben. Vergewissern Sie sich, daß Sie wirklich locker und entspannt sind.
- Stellen Sie sich vor, daß sich das Gefühl des leichten Dahintreibens von Ihren Händen über Ihre Ellbogen, die Arme entlang bis zu den Schultern ausbreitet.
- Stellen Sie sich vor, daß sich dieses Gefühl von Ihren Schultern über den Rücken zum Hinterkopf ausbreitet.
- Stellen Sie sich vor, daß sich dieses Gefühl den Rücken hinab, in Gesäß und Oberschenkel bis hinunter in die Füße ausbreitet.
- Dann kehren Sie den Vorgang um: Lassen Sie das Gefühl des leichten Dahintreibens von Ihren Füßen aufsteigen, bis Sie Ihre Hände wieder erreichen.
- Konzentrieren Sie sich auf Ihr Atemgeräusch (welches viel deutlicher zu vernehmen ist als sonst, da Sie Ohrstöpsel tragen).

Der Isolationstank für zu Hause

Eine billige Alternative zum Isolationstank steht vermutlich in Ihrer Reichweite – im Badezimmer. Vorausgesetzt, Ihr Badezimmer ist ein hinreichend ruhiges und warmes Plätzchen und verfügt über eine wohldimensionierte Badewanne.

Das A und O bei dieser Methode ist warmes Wasser. Warmes Wasser – ein paar Grad wärmer als Ihre normale Körpertemperatur – hat phantastische entspannende Wirkung: es erhöht die Durchblutung, lockert die Muskeln und setzt – neuesten wissenschaftlichen Erkenntnissen zufolge – biochemische Prozesse in Gang, die Körper und Geist beruhigen. (Machen Sie das Wasser aber keinesfalls zu heiß, das schockt den Kreislauf und läßt die Muskeln zusammenkrampfen.)

Um den Isolationstankeffekt herbeizuführen, schütten Sie einfach eine Packung Bittersalz in das warme Wasser; das ist Ihre Salzlösung. Zur Wirkungssteigerung können Sie noch ein paar Tropfen eines beruhigenden ätherischen Öls zufügen. Wenn das alles erledigt ist, zünden Sie sich eine Kerze an und löschen das Licht. Machen Sie es sich in der Wanne bequem, beginnen Sie mit der Power-Atmung, und führen Sie die Übungen von S. 231 durch (Progressive Relaxation im Isolationstank).

Mit Schaufel und Spaten

Ein Garten hat wesentlich mehr Gutes zu bieten als Nahrungs-mittel. Leute, die gärtnern, gehören zu den ruhigsten und ent-spanntesten Menschen überhaupt, denn Gärtnern ist eine der natürlichsten Arten der Streßbekämpfung, die man sich vorstel-len kann.

Über die Gründe dafür läßt sich spekulieren, doch es ist nicht von der Hand zu weisen, daß Sie mit der Erde arbeiten (nach der chinesischen Vorstellungswelt ist die Erde mit Ruhe und Bestän-digkeit assoziiert), daß Sie sich körperlich betätigen und daß Sie, was sehr wichtig ist, etwas Konstruktives tun – im Gegensatz zum geistlosen Abrackern im Fitneß-Studio.

Und als Belohnung für Müh und Plage entsteht unter Ihren Händen eine Insel der Ruhe und des Friedens – bestehend aus Gemüse, Blumen, Bäumen und vielleicht auch Kieselsteinen.

Biofeedback

Mit Biofeedback (engl. *feedback* = Rückkopplung) bezeichnet man ein elektronisches Verfahren, um physiologische Vorgänge zu regulieren, die (normalerweise) nicht willentlich beeinflußt werden können. Mit Hilfe einer Vielzahl von Meßfühlern – zum Beispiel Elektroden, die an Brust oder Kopf geklebt werden – lernen Sie, Funktionen wie Blutdruck, Herzschlag, Muskelspannung, Schmerz, ja sogar Gehirnströme zu beeinflussen.

Nehmen wir als Beispiel einen Mann mit hohem Blutdruck. Beim Biofeedback sieht er auf dem Bildschirm vor sich vielleicht, wie sein Blutdruck sinkt, wenn er an vorüberziehende Wolken denkt – oder sich vorstellt, er mache Atemübungen. Auf diese Weise erlernt er durch das Biofeedback eine Methode, mit der sich so unkontrollierbare Dinge wie der Blutdruck doch steuern lassen.

Auf die gleiche Art hilft Biofeedback dabei, Streß und innere Unruhe in den Griff zu bekommen. Um zu verstehen, wie es eine Antistreßwirkung entfaltet, muß man jedoch eine ungefähre Vorstellung davon haben, wie Meditation funktioniert.

In der Meditation stellt sich ein Zustand tiefer Entspannung ein, wobei der Geist – im Gegensatz zum Schlaf – hellwach und aufmerksam ist. Während der Meditation findet eine ungewöhnliche Veränderung im Muster der Hirnströme statt. Es kommt zu einer Zunahme der Alphawellen, die normalerweise nur im Wachzustand auftreten; außerdem verstärken sich die für den Tiefschlaf charakteristischen Deltawellen.

In der Meditation sind paradoxerweise gleichzeitig Alpha- und Deltawellen vorhanden, die den Wachzustand beziehungsweise den Tiefschlaf anzeigen – nach den gängigen Vorstellungen zur Physiologie ein unmöglicher Vorgang.

Die Rolle von Biofeedback als Mittel, um Ruhe zu finden, beschränkt sich meist auf die Alphawellen. Mit Hilfe einer Reihe technischer Kniffe kann man sein Bewußtsein dazu benutzen, die

Alphawellen, die das Gehirn produziert, zu regulieren. Sobald genügend Alphawellen produziert werden, tritt der Entspannungszustand ein. Das ist alles.

Es dauert meistens ein paar Sitzungen, bis man das Biofeedback beherrscht, am Ende genügt es dann jedoch, sich auf seine eigenen Hirnstrommuster einzustimmen, um in einen Zustand tiefer Entspannung zu fallen.

«Mind Machines»

Aufbauend auf dem Biofeedback-Konzept sind in den letzten Jahren zahlreiche Geräte speziell für die Streßbekämpfung entwickelt worden.

Die meisten benutzen Töne und Farben, um bestimmte physiologische Reaktionen hervorzurufen. In Deutschland werden solche Geräte unter dem Namen «Mind Machines» oder «Brain Machines» angeboten, wobei die englischen Bezeichnungen «mind» (= Geist) und «brain» (= Gehirn) auf die Veränderung der Gehirnströme anspielen.

Diese bestehen kurz gesagt aus einer Programmiereinheit, an die eine Art Schutzbrille und manchmal auch ein Kopfhörer angeschlossen ist. Dahinter steckt das Prinzip, daß sich die Alphawellen, die das Gehirn produziert, über Licht- und Tonpulse in der Brille beziehungsweise dem Kopfhörer beeinflussen lassen. Und durch die Steigerung der Alphawellen erreicht man einen Zustand tiefer Entspannung und Kreativität.

Zwar scheint das Prinzip hinter den Mind Machines recht einsichtig, aber funktioniert es in der Praxis? Ich kenne viele Leute, die darauf schwören. Aber fast ebenso viele finden ein elektronisches Gerät für diesen Zweck aufgezwungen und unästhetisch.

Probieren Sie es. Vielleicht ist es der einfachste Weg, um wahre Ruhe zu finden.

Musik

Musik besänftigt das wildeste Tier, behauptete William Congreve *, aber kann sie auch wirklich Streßniveaus senken? Ist es möglich, daß Musik allein Ihnen von einem Zustand innerer Unruhe zu innerem Frieden verhilft? Ich bin sicher, die meisten Menschen sind davon überzeugt, daß Musik dies vermag.

Neuere Untersuchungen haben gezeigt, daß der Verbrauch an Betäubungsmitteln gesenkt werden kann, wenn man im Operationssaal beruhigende Musik spielt: Der Patient ist dann nämlich viel besser entspannt. Und wenn Sie selbst schon einmal im Zahnarztstuhl über Kopfhörer Debussy gelauscht haben, können Sie bestätigen, wie wohltuend sich das auf den Schmerz oder die Angst vor dem Schmerz auswirkt.

Musiktherapeuten wissen, daß Musik echte physiologische Veränderungen herbeiführen kann – und zwar nicht nur so offensichtliche wie beim Herzschlag oder Atemrhythmus, sondern auch beim Hautwiderstand, beim Blutdruck, in den Hormonspiegeln, der Immunantwort und bei den Gehirnströmen. Und alle diese Faktoren spielen eine Rolle bei Angst- und Streßgefühlen.

Aber welche Art Musik braucht man dafür? Und wie benutzt man sie am besten?

Auf jeden Fall sollte die Musik langsam, ruhig und instrumental sein. Gesangsstücke sollte man meiden – es sei denn, sie wurden eigens für diesen Zweck geschrieben –, denn meistens wirken sie eher stimulierend. Das allerwichtigste bei beruhigender Musik ist jedoch, daß man sie kennt und mag: Es hat keinen Wert, Bach zu spielen, wenn einem der Sinn nach Jazz steht.

Forschungen haben gezeigt, daß beruhigende Musik idealerweise ein Tempo hat, das etwas langsamer ist als der Herzschlag. Der Puls versucht nämlich, sich anzupassen, und wird dadurch verlangsamt; manchmal sinkt sogar gleichzeitig der Blutdruck.

*   englischer Dramatiker, 1670–1729

Moderne Musik ist meistens wesentlich schneller im Rhythmus, daher greift man besser auf Klassik, Romantik oder langsame Jazz-Stücke zurück.

Doch der Rhythmus ist nicht das einzige Kriterium für beruhigende Musik, genauso wichtig ist die Melodie.

Experimentieren Sie ein bißchen.

Hören Sie Erik Saties *Gymnopédies* oder Chopins *Nocturnes*, Schostakowitschs *Symphonie Nr. 10*, Saint-Saëns' *Allegro appassionato* oder *Le Cygne*, Delius' *Romance*, Elgars *Salut d'amour*, Faurés *Après un Rêve*, Schuberts *Sinfonie Nr. 8 in h-Moll* («Die Unvollendete»), Debussys *Trois Nocturnes*, Bachs *Konzert in d-Moll für zwei Violinen*. Alternativ können Sie den Klängen von Dexter Gordons frühem Tenorsaxophon lauschen oder sogar einigen von Charlie Mingus' langsameren Stücken.

Wenn Sie nichts finden, was bei Ihnen funktioniert, versuchen Sie es mit «Meditationsmusik» oder anderen Instrumentalstücken, die vor allem im Esoterik-Handel in reicher Auswahl angeboten werden. Selbst wenn das meiste davon relativ seicht und anspruchslos ist, funktioniert es in der Regel doch recht gut als «Einstimmung» auf viele der hier beschriebenen Techniken.

Wenn das alles nichts hilft, fassen Sie doch einmal eine Windharfe oder ein Glockenspiel ins Auge. Für manche Menschen gibt es nichts Beruhigenderes als die Zufallsmelodien, die durch einen leichten Luftzug darin entstehen. (Begrenzender Faktor für diese Methode ist natürlich das Vorhandensein eines solchen Lüftchens.) Wenn Sie sich dafür entscheiden, geht es noch um die Art des Windspiels – für mich haben Bambus- oder Aluminiumröhren den beruhigendsten Klang.

Musik

- Suchen Sie sich ein ruhiges Plätzchen, machen Sie es sich bequem, schließen Sie die Augen, und lauschen Sie der Musik, die Sie ausgesucht haben.
- Beginnen Sie mit der Power-Atmung.
- Nach ungefähr einer Minute richten Sie Ihre Aufmerksamkeit auf die Musik statt auf die Atmung.
- Geben Sie sich der Musik völlig hin. Versuchen Sie zu «spüren», wie die Noten Ihren Körper berühren; versuchen Sie zu «sehen», wie sie über Sie hinwegstreichen.
- Je besser Sie die Noten «spüren» und «sehen» können, um so mehr werden sich Streß und Spannung in Ihrem Körper auflösen.

«Sorgenpüppchen»

Eine der wirkungsvollsten Methoden, Sorgen loszuwerden, ist für nicht wenige Menschen eine, die vor Hunderten, vielleicht Tausenden von Jahren in den Regenwäldern von Guatemala entwickelt wurde.

Die Kinder dieser Region benutzten ein genial einfaches Mittel, um mit erlebten Schrecknissen und ihren kindlichen Ängsten und Nöten umzugehen. Das funktionierte so gut, daß es viele dieser Kinder auch als Erwachsene noch für ihre «großen» Sorgen verwendeten.

Das «Gerät» wurde als «guatemaltekisches Sorgenpüppchen» bekannt. Aber mit einer Puppe im landläufigen Sinne hat es überhaupt nichts zu tun; es sieht auch nicht aus wie ein guatemaltekisches Baby. Eigentlich haben diese Dinge nicht die geringste Ähnlichkeit mit einem menschlichen Wesen. Wie sie aussehen, ist jedoch auch unwichtig; was zählt, ist, was sie für Sie tun können.

Im Grunde genommen ist das Sorgenpüppchen nichts weiter als ein kleiner Korb mit einem Deckel. Darin befinden sich ein oder mehrere «Puppen»; diese können rohe kleine Holzstücke sein oder aufwendig geschnitzte Figuren oder etwas dazwischen – das Äußere hat keinen Einfluß auf die Wirksamkeit des Ganzen.

Es funktioniert im wahrsten Wortsinne «kinderleicht» und ist doch elegant – von der Warte des Psychologen gesehen.

Wenn ein Kind in Guatemala untertags von einer oder mehreren Sorgen heimgesucht wurde, lupft es nur am Abend vor dem Zubettgehen den Deckel und flüstert der Puppe zu, was es bedrückt. Die Puppe übernimmt dann während der Nacht die Sorgen, während das Kind friedlich und unbelastet schläft.

Genial? Verrückt? Naiv? Vielleicht alles zusammen. Aber es funktioniert. Die Frage ist nun, wie können Sie sich das zunutze machen?

Sie können sich selbst aus jedem beliebigen Gegenstand ein Sorgenpüppchen herstellen – aus einer Garnrolle, einem Kristall oder einem alten Briefumschlag. Es braucht keine besondere Form oder ein bestimmtes Material.

Wichtiger ist, daß Sie auf Ihre Fähigkeit vertrauen, Ihre Sorgen irgendwohin zu übertragen, sie aus Ihrem Kopf verbannen. Und nachdem es das Unterbewußtsein ist, das diese Aufgabe zu erfüllen hat (der Teil Ihres Gehirns, der immer ganz begeistert auf Bilder «anspringt»), können Sie sich denken, wie gut es funktioniert, ungeachtet dessen, wie kindisch das Mittel ist, das es ermöglicht.

Sie können sich selbst davon überzeugen, daß es auch bei Ihnen funktioniert, wenn Sie diese Technik regelmäßig und in Form eines kleinen Rituals anwenden.

«Sorgenpüppchen»

- Suchen Sie irgendeinen Gegenstand aus, der Ihr «Sorgenpüppchen» sein soll. Er muß nicht im entferntesten an eine Puppe erinnern. Eine Garnrolle oder ein Briefumschlag tun es auch.

- Diesem Sorgenpüppchen flüstern Sie jeden Tag am gleichen Platz und zur gleichen Zeit zu, was Sie bedrückt. Tun Sie das mit dem Bewußtsein, daß Sie die Sorgen zu einem späteren Zeitpunkt (zum Beispiel «morgen») wieder aufnehmen.

- Bis dahin vergessen Sie sie.

Luftionisierer

Heutzutage findet man Ionisierer in vielen alternativ angehauchten Haushalten. Genauer gesagt, handelt es sich um ein Gerät, das negativ geladene Ionen erzeugt.

Auch wenn man beim ersten Lesen des Wortes vielleicht das Gegenteil vermutet, haben negative Ionen ausgesprochen positive Wirkung. Sie erfrischen die Luft, unterstützen die Atmung, und – was das Besondere ist – sie führen gleichzeitig ein Gefühl von Ruhe und von Energie herbei.

Selbst wenn Sie keinen Ionisierer besitzen, haben Sie die Auswirkungen von negativen Ionen schon einmal erfahren. In den Minuten vor oder nach einem Gewitter ist die Luft voll von diesen segensreichen kleinen Teilchen. In ihrer Anwesenheit fällt das Atmen leichter, die Luft scheint sauberer zu sein und fühlt sich ein wenig kühl an. Viele Menschen empfinden diesen Zustand als erfrischend, belebend und stimmungsaufhellend.

Und wissen Sie was? Die Luft *ist* viel sauberer. Staubteilchen werden in der Gewitteratmosphäre elektrisch geladen und sinken zu Boden. Aus diesem Grund finden Sie Staub und Schmutz um den Ionisierer herum, wenn Sie das Gerät längere Zeit ununterbrochen betreiben. Aus diesem Grund sind Aufnahmestudios und Computerbüros oft mit Ionisierern ausgestattet, damit die empfindlichen Gerätschaften geschützt werden.

Der Ionisierer ist ein preiswertes Gerät, das diese «Gewitterluft» herstellt. Stellen Sie einen in Ihr Schlafzimmer und einen neben Ihren PC, dann werden Sie Tag und Nacht frische Luft atmen und sich gut und entspannt fühlen.

Wie soll das gehen?

Negative Ionen stimulieren die Produktion von *Serotonin* im Gehirn. (Serotonin ist der chemische Botenstoff, der für die langsamen Wellen des Tiefschlafs verantwortlich ist.) Mit anderen Worten, es gibt handfeste physiologische Gründe, warum negative Ionen entspannende Wirkung haben.

Haustiere

Seit Jahrhunderten schon sind die Vorzüge eines höchst angenehmen und höchst wirksamen Mittels gegen den Alltagsstreß bekannt.

Ich spreche von einem Haustier.

Zahlreiche Untersuchungen belegen, daß Menschen mit einem
Haustier nicht nur weniger unter den Auswirkungen von Streß
und innerer Unruhe leiden, sondern daß sie nötigenfalls auch besser damit umgehen. Es gibt sogar Studien, die darauf hinweisen,
daß ein Haustier lebensverlängernd wirken kann.

Warum das so ist, ist leicht zu erklären. Bei einem Haustier
können wir uns ganz ungezwungen benehmen: Wir spielen mit
ihm, knuddeln es, sprechen mit ihm, ja, wir vertrauen ihm sogar –
und es, es würde uns niemals kritisieren oder maßregeln. Solange
man ein Haustier gut behandelt, hält es einen für das wunderbar-
ste Wesen, das je geschaffen wurde.

Und das tut einfach gut, wenn man sich miserabel fühlt.

Kleidung

Als ich vor einigen Jahren bei den Recherchen für mein Buch *The Calm Technique* einige sehr esoterische Meditationszentren besuchte, lernte ich, daß Kleidung einen großen Einfluß darauf haben kann, wie man sich fühlt. Helle Kleider vermitteln ein friedvolleres Gefühl als dunkle. In lockerer Kleidung fühlt man sich entspannter als in enganliegender. Baumwolle gibt mehr Ruhe als Synthetik.

Das Tragen von lockerer, weißer Baumwollkleidung sollte also einen starken Einfluß auf Ihr Wohlbefinden haben. Wenn man den «Eingeweihten» glaubt, fühlen Sie sich in pflanzen- oder mineralgefärbten Baumwollsachen ruhiger als in solchen mit synthetischen Farben.

Als ich das Thema mit Kollegen diskutierte, bildeten sich zwei Lager: Die einen hielten alles für psychosomatisch, die anderen räumten ein, daß Farben, Schnitt und Stoffart eventuell physikalische Eigenschaften haben *könnten*, die das Wohlbefinden beeinflussen. Ich vermute, daß beide recht haben.

Außerdem spielt die Begründung keine Rolle; Fakt ist, daß Kleidung das Wohlbefinden beeinflußt! Wenn Sie sich also ruhig und entspannter fühlen wollen, greifen Sie zu locker sitzender, heller Kleidung aus Naturfasern.

Massagesandalen

Wir verbringen den größten Teil des Tages damit, auf hartem und unnachgiebigem Untergrund in harten und unnachgiebigen Schuhen herumzulaufen. Kein Wunder, daß so viele körperliche Probleme ihren Ursprung an den Füßen haben. Diese tragen nicht nur Mißempfindungen in die Beine hinein, sondern verursachen bisweilen auch Kreuzschmerzen.

Von da verbreitet sich das Streßgefühl im ganzen Körper.

Ein einfacher Weg, dagegen etwas zu tun, ist die Massagesandale. In diesen Schuhen gehen Sie auf einem Fußbett aus Gumminoppen, und Ihre Beschwerden in Füßen und Beinen lassen sehr rasch nach.

Da die Noppen auf die Akupressurpunkte am Fuß drücken, werden Ihre Füße massiert, wo Sie gehen und stehen, und ein Gefühl von Entspannung breitet sich im ganzen Körper aus. Es dauert ein paar Wochen, bis sich die Füße daran gewöhnt haben, doch das Ergebnis lohnt die Standhaftigkeit.

Die Aufbißschiene

Es ist schon erstaunlich, daß etwas so Gewöhnliches wie zusammengebissene Zähne (angespannte Kiefermuskeln) die Ursache für so viele streßabhängige Beschwerden, vor allem im Bereich des Kopfes, sein kann. Die Klagen reichen von Kopfschmerzen über Nackensteife bis zu allgemeinem Unwohlsein. (Die Gründe dafür sind auf S. 42 im Zusammenhang mit dem Ausstrahlungsschmerz ausführlicher erklärt.)

Der Therapeut, der Ihnen den Druck in diesem Bereich nehmen kann, hat nicht das geringste mit alternativen Heilweisen zu tun. – Es ist Ihr Zahnarzt.

Wenn Sie zu den «Knirschern» gehören oder bei sich häufig angespannte Kiefermuskeln feststellen, fragen Sie Ihren Zahnarzt nach einer Aufbißschiene. Das ist ein kleines Plastikteil, das nach einem Abdruck Ihres Oberkiefers gefertigt wird, und das Sie wie eine Prothese tragen. Die Aufbißschiene nimmt etwas von dem Druck, der auf den Zähnen lastet, und damit auch von der Spannung im Kiefermuskel.*

(Billiger und leichter verfügbar als die Aufbißschiene sind die Übungen zur Lockerung der Kiefermuskulatur auf S. 140).

---

* Die Kosten werden in der Regel von den Kassen übernommen (Anm. d. Übers.).

Das heiße Handtuch

Was haben Schönheitssalons, die Business-Class vieler Fluggesellschaften und japanische Restaurants in puncto Entspannung gemeinsam?

Sie alle kennen die beruhigende Wirkung des heißen Handtuchs. Für diese uralte Methode brauchen Sie nur ein kleines Handtuch. Tauchen Sie es in warmes bis heißes Wasser, dann wringen Sie es aus. Jetzt müssen Sie es sich nur noch über das Gesicht legen und sich mit geschlossenen Augen irgendwohin setzen.

Sie werden staunen, wie schnell die Spannung aus Ihrem Körper fließt und wie rasch Sie sich entspannt fühlen. Kombinieren Sie das heiße Handtuch mit irgendeiner anderen Methode aus diesem Buch, und Ihr Weg zur Ruhe wird sogar noch angenehmer.

Das heiße Handtuch

- Tauchen Sie ein kleines Handtuch in warmes bis heißes Wasser, dann wringen Sie es aus.
- Suchen Sie sich einen ruhigen Ort, lehnen Sie sich zurück, rufen Sie sich die Voraussetzungen für Ruhe und Entspannung in Erinnerung.
- Schließen Sie die Augen, und legen Sie das Handtuch über Ihr Gesicht.
- Machen Sie die Power-Atmung, während Sie so daliegen und entspannen.

Ruhe durch Essen und Trinken

«Ruhevitamine»

Wie Sie mit Streß umgehen und wie streßempfindlich Sie sind, hängt sehr stark von Vitaminen ab.

Die Bildung von Hypophysen- und Nebennierenhormonen (die beim Umgang mit Streß eine Rolle spielen und durch Streß erschöpft werden) im Körper wird von einer ausgewogenen Vitaminzusammensetzung in der Nahrung stark beeinflußt. Ein Mangel an Vitamin E, Vitamin A oder Vitaminen der B-Gruppe beeinträchtigt die Produktion dieser «Anti-Streß-Hormone».

Genauso führt ein Mangel an Vitamin C zu erhöhter Empfänglichkeit für körperlichen und seelischen Streß. (Neuere Studien zeigen, daß Magnesium – ein Mineralstoff, kein Vitamin – ein gutes Mittel gegen die gesundheitsschädigenden Auswirkungen von Streß ist.)

Die Vitamine C, E, A und einige B-Vitamine werden als «Antioxidantien» bezeichnet; man schreibt ihnen vielfach heilende, beruhigende und die Alterung bremsende Eigenschaften zu.

Zu wissen, welche Vitamine man braucht, ist das eine; sie immer in den richtigen Mengen im Körper zu haben, ist jedoch etwas ganz anderes. Idealerweise nimmt man Vitamine mit der normalen Ernährung zu sich. Das ist nicht immer machbar. Wenn die Aufnahme mit der üblichen Ernährung nicht ausreicht, gibt es Vitamin-Präparate, die man fast überall kaufen kann.* Schwangere sollten unbedingt ärztlichen Rat einholen, bevor sie sich auf diese Weise in größeren Mengen Vitamine zuführen.

---

* Allerdings sind nicht nur die Preisunterschiede beträchtlich, auch die Vitaminmengen können je nach Produkt sehr unterschiedlich ausfallen. Es lohnt sich, die Inhaltsangabe zu studieren und mit den Empfehlungen der Deutschen Gesellschaft für Ernährung zu vergleichen (Anm. d. Übers.).

Ganz allgemein kann man empfehlen, möglichst viele Nahrungsmittel aus folgender Liste zu essen, um ausreichend «Ruhevitamine» aufzunehmen:

- *Vitamin-E*-reich sind die meisten Gemüse (vor allem als Rohkost), viele Früchte, Eier, Milchprodukte.
- *Vitamin A* enthalten Joghurt, Sahne, Butter, Eier, Leber, Karotten, Blattgemüse, Obst. (Vitamin A wirkt den negativen Auswirkungen von Streß entgegen.)
- *Vitamin-C*-reich sind alle Obst- und Gemüsesorten, vor allem jedoch Paprika, schwarze Johannisbeeren, Kiwis, Rosenkohl, Erdbeeren und Orangen. (Vitamin C wirkt sich positiv auf Ihre Stimmung aus.)
- *Magnesium* findet man in allen Vollkornprodukten, Vollkornmehl und in «Körnern».
- *Panthotensäure* (Vitamin B_5) ist in Erdnüssen, Weißkraut, Rotkraut, Blumenkohl, Brokkoli, Leber und Eiern enthalten.
- Andere *Vitamin-B*-haltige Nahrungsmittel sind Bohnen, Linsen, Erbsen, Nüsse, Samen, Weizenkeime, Kleie, ganze Körner, Milch, Käse, Joghurt, Fleisch, Fisch, Geflügel und Blattgemüse. (Denken Sie daran, daß B-Vitamine, wie die meisten Vitamine, durch Licht, Hitze, Dampf, langes Kochen und langes Lagern rasch zerstört werden.)

Beruhigende Nahrungsmittel

Heute ist allgemein bekannt, daß die Ernährung auf Körper und Seele gleichermaßen Einfluß nimmt: Der Mensch ist, was er ißt.

Aber gibt es wirklich Nahrungsmittel, mit denen man «Ruhe essen» kann, die sich beruhigend auf Ihre Streß- und Unruhepegel auswirken? Sie können es gerne glauben.

Ob es bestimmte Lebensmittel gibt, die sich sofort auf körperliches oder seelisches Befinden auswirken, müssen Sie individuell ausprobieren. Manche helfen im Nu, andere nach einer halben Stunde, wieder andere brauchen vielleicht noch mehr Zeit. Aber sie helfen!

Wie Säuren und Basen für Ruhe sorgen

Es gibt zwei Arten von Nahrungsmitteln: solche, die im Körper Säuren entstehen lassen, und andere, die Basen bilden. Die ideale «Ruheernährung» enthält etwa achtzig Prozent Basen- und zwanzig Prozent Säurebildner.

Eine Verschiebung dieser Zusammensetzung in Richtung Säuren – das heißt säurebildender Nahrungsmittel – macht nicht nur krankheitsanfälliger, sondern verstärkt auch Streßgefühle. Wenn Sie umgekehrt größere Mengen von Basenbildnern verzehren, vor allem in Streßzeiten, hilft Ihnen das, besser damit umzugehen.

Zu den Basenbildnern, die achtzig Prozent Ihrer Ernährung ausmachen sollten, gehören Vollkornmehl und Getreideprodukte sowie (möglichst ungekochtes) Obst und Gemüse.

Zu den Säurebildnern, die etwa zwanzig Prozent Ihrer Ernährung ausmachen sollten, zählen Kaffee, Fleisch, Zucker, Weißmehl, verarbeitete Lebensmittel und Konserven.

Versuchen Sie, dieses Verhältnis von achtzig zu zwanzig einzuhalten, und Sie sind auf dem besten Weg, die negativen Auswirkungen von Streß auszulöschen.

Nahrungsmittel für eine «Ruheernährung»

Sprossen

Sprossen gehören zum Besten, was Mutter Natur in puncto Ernährung zu bieten hat. Sie sind ungewöhnlich reich an Vitamin C und B-Vitaminen (was für die Behandlung von streßbedingten Beschwerden sehr hilfreich ist). Der Vitamin-B_2-Gehalt von Hafer beispielsweise steigt um 2000 Prozent, wenn man ihn keimen läßt.

Bananen

Um mit Streß gut umzugehen, brauchen Sie das richtige Natrium-Kalium-Verhältnis in Ihrer Ernährung. Normalerweise nehmen wir zuviel Natrium (in Form von Kochsalz) zu uns. Indem Sie den Kochsalzverzehr einschränken und mehr kaliumreiche Lebensmittel (wie zum Beispiel Bananen) essen, verbessern Sie das Natrium-Kalium-Verhältnis. Kalium fördert die Atmung und die Sauerstoffaufnahme ins Blut, beides wichtige Faktoren, um sich entspannt und gefaßt zu fühlen.

In zwei Ernährungsstudien stellte man einen Zusammenhang zwischen dem Verzehr von Bananen und einem Gefühl vermehrter Energie sowie guter Laune und Wohlbefinden fest.

Leber

Zwar sollte man sie nur in Maßen verzehren (und sie ist auch nicht jedermanns Geschmack), doch sie gehört zu den besten Vitamin-A-Lieferanten und ist reich an B-Vitaminen und Magnesium – all das ist wichtig, um den Auswirkungen von Streß entgegenzuwirken.

Kiwi

Für ihren hohen Gehalt an Vitamin C ist sie bekannt (ein Vielfaches von dem der Orange), aber sie stellt auch eine ausgezeichnete Kaliumquelle dar.

Tomaten

Sie sind andere gute Kaliumspender (etwa 400 Milligramm in einer mittelgroßen Frucht), besonders solche, die am Stock reifen konnten. Richten Sie sie mit frischem Basilikum oder Estragon an, die beide als spannungslösend bekannt sind, und Sie verdoppeln die Wirkung; *das gilt vor allem für ungekochte Tomaten.*

Bohnen (getrocknete)

Ebenfalls eine hervorragende Kaliumquelle und somit von beruhigender Wirkung. Am besten sind Stangenbohnen und Sojabohnen. Tofu, den man aus Sojabohnen herstellt, wäre es wert, in Ihren Speiseplan aufgenommen zu werden.

Eier

Die Cholesterin-Hysterie hat dem Ruf des armen Eies schweren Schaden zugefügt. Heute wird es jedoch nicht mehr so rundweg abgelehnt wie einst. In der Tat empfehlen nicht wenige Ernährungswissenschaftler seinen Verzehr wieder. Kein Wunder, denn Eier sind reich an den Vitaminen E, B_2, A und D.

Weizenkeime

Es gibt keine bessere Vitamin-E-Quelle als Weizenkeime. Außerdem enthalten sie viel Magnesium.

Sesamsamen

Eine hervorragende Quelle für Vitamin E, B-Vitamine und Magnesium.

Joghurt

Reich an B-Vitaminen sowie Vitamin A und D, die für die Streßbekämpfung unschätzbaren Wert besitzen. Magerjoghurt enthält weniger Vitamine als Joghurt aus Vollmilch.

Hafer

Ebenfalls reich an Vitamin B$_2$. Viele Menschen sagen dem Hafer beruhigende Wirkung weit über seinen Vitamingehalt hinaus nach. Meiner Meinung nach stellt er eines der wichtigsten Nahrungsmittel für streßgeplagte Menschen dar.

Allgemeine Ernährungsempfehlungen

Es wird Sie sicher nicht überraschen zu hören, daß die ideale Ernährung ausgewogen sein soll – reich an Gemüse, Obst und komplexen Kohlehydraten, aber arm an Fett. Eine solche Ernährung gibt Ihnen nicht nur innere Ruhe, sondern auch Energie und den ganzen Tag ein gutes Gefühl.

Starten Sie, wann immer möglich, mit frischem Obst oder Fruchtsaft in den Tag, beginnen Sie jede Mahlzeit mit etwas rohem Gemüse oder einem Salat.

Wenn Sie Obst oder Vollkornbrot als Zwischenmahlzeit nehmen, werden Sie sich in jeder Hinsicht besser fühlen.

Meiden Sie möglichst «schnelle Lösungen»: Kaffee, Limonaden, fett- oder zuckerreiche Snacks. Diese heben zwar momentan Ihre Stimmung, doch innerhalb kurzer Zeit verstärken sie Spannungen und Müdigkeit.

Greifen Sie *so oft wie möglich* zu folgenden Nahrungsmitteln:

- Obst und Gemüse (vor allem als Rohkost)
- Joghurt, Milch, Sahne, Butter, Eier
- Getreide (als ganzes Korn) und Vollkornbrot
- Bohnen, Linsen, Erbsen, Nüsse, Samen, Weizenkeime, Kleie
- Fleisch, Fisch, Geflügel (in kleinen Mengen)

Meiden Sie möglichst folgende Nahrungsmittel:

- konservierte Lebensmittel
- raffinierte Lebensmittel
- Zucker, Salz und Gewürze im Übermaß
- Zusatzstoffe aller Art

Anhänger einiger traditioneller Meditationsrichtungen behaupten, man könne Lebensmittel in bestimmte Kategorien einteilen, die jeweils unterschiedliche Wirkungen auf den Gemütszustand haben. Versuche mit diesen Lebensmitteln scheinen viele dieser Aussagen zu bestätigen.

Nach den Yogi-Prinzipien fallen alle Lebensmittel in eine von drei Kategorien: beruhigende Lebensmittel, anregende Lebensmittel und lähmende Lebensmittel. Um ruhig und entspannt zu sein, sollte die Ernährung vor allem aus beruhigenden Lebensmitteln bestehen, kombiniert mit etwas stimulierenden und dem Verzicht auf lähmende Lebensmittel.

Beruhigende Lebensmittel
Sie sind leicht verdaulich, reinigend, beruhigend und geben viel Energie. Zu ihnen gehören
- alle Obstarten
- die meisten Gemüse (möglichst wenig gekocht)
- Nüsse und Samen (unverarbeitet)
- Bohnen
- Körner
- Milch und Milchprodukte (wobei die Chinesen Milch strikt ablehnen, während die Inder sie hochschätzen)
- Kräuter und Gewürze (in Maßen)

Anregende Lebensmittel
Sie machen unruhig und erhöhen die geistige Aktivität. Die Yogis nehmen sie nur in kleinsten Mengen zu sich. Zu ihnen zählen
- Essig
- Rettichsorten, Knoblauch, Zwiebeln
- Kaffee, Tee, koffeinhaltige Limonaden
- ein Übermaß an Gewürzen
- Nahrungsmittel mit Konservierungsstoffen
- Lebensmittel in Dosen, abgepackte Ware

Lähmende Lebensmittel

In einer Ernährung nach Yogi-Art sollten diese Lebensmittel fehlen. Sie benötigen zuviel Zeit und Energie für die Verdauung und machen müde. Einige von ihnen fallen auch in die vorhergehende Kategorie der anregenden Lebensmittel. Fleisch beispielsweise macht müde und schwerfällig, doch es verursacht gleichzeitig auch ein Gefühl von innerer Unruhe. Zu den lähmenden Lebensmitteln gehören

- alle Arten von Fleisch
- raffinierte Lebensmittel
- Alkohol
- eingelegte oder zu lange gelagerte Lebensmittel

Wahrscheinlich haben Sie bemerkt, daß die hier geschilderte Ernährungsweise einer vegetarisch ausgerichteten Vollwerternährung entspricht. Ob Sie sich dieser Art der Ernährung anschließen oder nur Elemente davon in Ihren Speiseplan aufnehmen, ist nicht Gegenstand dieses Buches und soll ganz Ihnen überlassen bleiben.

Das einzig Wichtige ist, daß Sie erkennen, welche Rolle die Ernährung tatsächlich für Ihr Wohlbefinden spielt. Wenn Sie Ihre Nahrungsmittel mit Bedacht auswählen, helfen sie Ihnen sicherlich dabei, Ruhe und Entspannung zu finden.

Beruhigende Getränke

Interessanterweise gibt es fast mehr Getränke mit beruhigender Sofortwirkung als Nahrungsmittel.

Spitzenreiter dieser Liste, das beruhigendste Getränk von allen, ist der Kamillentee.

Kamille

Früher als Getränk von grün-alternativen Gesundheitsaposteln abgetan, wird die krampflösende und damit beruhigende Wirkung von Kamillentee heute allgemein anerkannt.

Tragen Sie immer einen oder mehrere Beutel bei sich, und trinken Sie statt schwarzen (koffeinhaltigen) Tee ein Glas Kamillentee, wenn es stressig wird.

Wenn Ihnen der Geschmack nicht so sehr behagt, fügen Sie etwas Honig oder Zitrone bei, oder mischen Sie ihn mit einem Quentchen Pfefferminztee.

Andere Kräutertees mit bekanntermaßen beruhigender Wirkung sind Linden- und Orangenblütentee, Passionsfrucht-, Lavendel- und Melissentee, eventuell auch Hagebutten- und Hibiskustee.

Bleichselleriesaft

Bleichsellerie gehört zur selben Pflanzenfamilie wie Petersilie und enthält eine einzigartige Substanz, das für seine gute beruhigende Wirkung verantwortlich ist. Ein Glas Selleriesaft (falls Sie möchten, kombiniert mit Karottensaft) erfrischt nicht nur, sondern läßt Sie innerhalb weniger Minuten entspannen.

Schwarzer Johannisbeersaft

Schwarze Johannisbeere ist reich an Gammalinolensäure, die man in der Bluthochdruck-Behandlung einsetzt. Auch sie fördert das Ruhegefühl. Schwarze Johannisbeeren enthalten außerdem viel Vitamin C.

Pfefferminze

Pfefferminze ist zwar besser als Verdauungshilfe bekannt, doch besitzt sie auch ausgeprägte beruhigende Eigenschaften. Und wenn Sie auf anregende Getränke wie Kaffee oder Tee verzichten und sie durch Pfefferminztee ersetzen, können Sie seine Wirkung auf Ihren Gemütszustand noch vervielfachen.

Löwenzahn

Aus der Löwenzahnwurzel werden verschiedene Kaffee-Ersatzgetränke hergestellt. (Die Wurzel enthält Mannitol, eine Substanz, die auch für die Behandlung von hohem Blutdruck und Angstzuständen verwendet wird.) Sie erhalten sie in Reformhäusern und anderen Geschäften mit gesunden und/oder alternativen Nahrungsmitteln. Wenn Sie anregende Getränke wie Kaffee oder Tee durch löwenzahnhaltige ersetzen, wird das ihre Wirkung auf Ihren Gemütszustand wieder vervielfachen.

Milch

Milch enthält die Aminosäure Tryptophan, die im Körper in Serotonin umgewandelt wird; dieser chemische Botenstoff löst die Tiefschlafphasen im Gehirn aus. Darüber hinaus ist Milch reich an Kalzium, dem man muskelentspannende Wirkung nachsagt. Das alte Hausmittel, bei Einschlafproblemen vor dem Zubettgehen ein Glas (warme) Milch zu trinken, hat also eine echte wissenschaftliche Grundlage.

Chai

Dieses Getränk ist nicht nur eines der beliebtesten in Indien, es ist auch eines der beruhigendsten. Zwei seiner Zutaten sind für diese beruhigende Wirkung verantwortlich: Milch und Ingwer. Für die Zubereitung bringen Sie eine Tasse Milch mit einer Tasse Wasser zum Kochen, dann fügen Sie Tee, eine Zimtstange, Zucker (oder Honig) und ein paar ordentliche Stückchen frischen Ingwer hinzu und lassen das Ganze fünf Minuten lang ziehen. Manche Menschen verfeinern das Getränk noch mit einer Prise schwarzem Pfeffer, doch das könnte – wie auch der Zucker – schon zu anregend für Sie sein.

Die Zubereitung von Kräutertee

Die bequemste Art, Kräutertee zu kochen, ist die «Teebeutel-Methode». Aber manche Tees gibt es nicht in Teebeuteln. Und genauso wie manche Leute lieber losen schwarzen Tee trinken statt Beuteltee, ziehen andere den richtigen Kräuteraufguß vor.

Die einfachste Art, aus «echten» Kräutern Tee zu bereiten, besteht darin, einen Teelöffel frische oder getrocknete Kräuter in eine Tasse zu geben, heißes Wasser aufzugießen und das Ganze für fünf bis zehn Minuten ziehen zu lassen.

Um den Geschmack zu verbessern, können Sie etwas Honig oder Zitronensaft zufügen. Pfefferminz- und Hagebuttentee ergeben erfrischende Getränke, wenn man sie abkühlen läßt.

Wasser – Quell des Lebens

Wasser ist die Grundlage allen Lebens. Der menschliche Körper besteht hauptsächlich aus Wasser. Die Nahrung, die wir zu uns nehmen, besteht hauptsächlich aus Wasser (ja sogar ein gebratenes Steak ist zu siebzig Prozent aus Wasser). Ebenso wie die Luft ist Wasser ein Element, ohne das wir nicht lange überleben können.

Viele Körperfunktionen hängen von einer ausreichenden Wasserzufuhr ab, unter anderem auch die Reaktion auf Streß. Eine zu geringe Wasseraufnahme führt beispielsweise zu Müdigkeit und Trägheit und macht anfälliger für Angstgefühle.

Das rührt daher, daß der Körper unter Streß mehr rote und weiße Blutkörperchen produziert und größere Mengen von Gerinnungsstoffen in die Blutbahn abgibt. Das «eingedickte» Blut kann alle möglichen Beschwerden nach sich ziehen, von Herz-Kreislauf-Problemen bis zu Beklemmungen und Schwindel.

Das Gegenmittel für diese Beschwerden heißt häufig Hydratisierung: die Zufuhr von Wasser. Nehmen Sie einfach nur mehr Wasser zu sich, und Sie werden sich nicht nur viel ruhiger fühlen, sondern Sie können damit vielleicht auch Bluthochdruck, Herzbeschwerden, Schlaganfall, Atemproblemen, Verstopfung, Kopfschmerzen, Karies und sogar Alterserscheinungen vorbeugen.

Das sichtbarste Zeichen ist vermutlich das Aussehen Ihrer Haut: Sie wirkt jünger, glatter und sogar strahlender.

Doch was für dieses Buch wichtiger ist: Wasser bringt Ruhe.

Ich kann Ihnen nicht sagen, wieviel Wasser Sie in einer kritischen Situation zu sich nehmen müssen. Aber ich kann Ihnen versichern, daß mehrere Gläser Wasser (*mit Raumtemperatur*) eine sofortige Wirkung zeigen.

Außerdem verbessert sich Ihre Fähigkeit zur Streßbekämpfung, und Ihre Streßresistenz nimmt zu, wenn Sie sich angewöhnen, immer ausreichend viel Wasser zu trinken. Die Verbesserung ist in vielen Fällen *dramatisch*.

Wieviel Wasser sollte man trinken, um sich ständig ruhig und gesund zu fühlen? Eine Empfehlung, die ich immer wieder gehört habe, liegt bei acht Gläsern pro Tag (rund zwei Liter).

Es gibt einige Therapien, die eine wesentlich größere Wasserzufuhr pro Tag erfordern. Ich habe von einer chinesischen Wassertherapie gehört, die verlangt, morgens nach dem Aufstehen einen Eimer voll Wasser zu trinken. Das klingt übertrieben, doch ich kenne einige Fachleute auf diesem Gebiet, von denen jeder morgens nach dem Aufstehen acht Gläser voll abgekochtes Wasser trinkt und die behaupten, großen gesundheitlichen Nutzen daraus zu ziehen.

Für unsere Zwecke genügen acht Gläser pro Tag. Auch das wird einigen Leserinnen und Lesern noch ziemlich viel vorkommen. Doch ich würde sagen, das ist die Mindestmenge. *Denn je mehr Wasser Sie gewohnt sind zu trinken, desto mehr möchten Sie trinken, und desto besser fühlen Sie sich am Ende.*

Stille Wässer

Die beruhigende Wirkung von Wasser ist am stärksten, wenn es mit Raumtemperatur oder *eine Spur* kühler getrunken wird. Gekühltes Wasser ist nicht ideal, aber Limonade, Kaffee oder Tee in jedem Fall vorzuziehen.

Wenn es Ihnen schwerfällt, die acht Gläser einfaches Leitungswasser täglich zu trinken, können Sie natürlich auch stilles (!) Mineralwasser verwenden. Probieren Sie verschiedene Marken, bis Sie eines gefunden haben, das Ihnen schmeckt. Wer sich erstmalig mit den «Wundern des Wassers» beschäftigt, wird erstaunt sein zu hören, daß Wasser unterschiedlich schmecken kann. Probieren Sie es. Es gibt nichts Erfrischenderes und Befriedigenderes als klares Wasser.

Manche mögen's heiß

Dies ist ein Geheimtip, der auf den ersten Blick vielleicht nicht so revolutionär aussieht. Aber es ist eine Alternative zu Kaffee und Tee ebenso wie zu Limonade und Fruchtsaft. Und es ist mindestens so erfrischend wie jedes einzelne dieser Getränke.

Es kostet nichts und erfordert kaum Vorbereitung.

Und was das wichtigste ist, es hilft Ihnen, sich tagsüber oder vor dem Zubettgehen zu entspannen – besonders wenn Sie es anstelle von Kaffee oder Tee zu sich nehmen.

Ich spreche von einer Tasse heißen Wassers.

Auch wenn das vielleicht fade und langweilig klingt, nach ein paar Schlückchen werden Sie merken, daß es sich kaum von irgendeinem schwachen Tee oder «Blümchen»-Kaffee unterscheidet. Nach ein paar Tassen (das heißt, wenn Sie sich an das Fehlen von Koffein gewöhnt haben) stellen Sie dann überrascht fest, wie erfrischend heißes Wasser sein kann. Falls Sie es doch noch etwas beleben wollen, geben Sie ein Stückchen Zitrone dazu.

Beruhigendes Wasser

- Trinken Sie mindestens acht Gläser Wasser am Tag.
- Trinken Sie zwei Gläser nach dem Aufstehen und eines vor jeder Mahlzeit.
- Trinken Sie zu Alkohol oder Kaffee immer auch Wasser (zwei Schluck Wasser auf einen Schluck Alkohol oder Kaffee).
- Stellen Sie sich immer eine Flasche oder einen Krug Wasser auf den Schreibtisch, ins Auto, neben das Bett.
- Trinken Sie kühles Wasser anstelle von Cola oder Limonade.
- Trinken Sie heißes Wasser anstelle von Kaffee oder Tee.

Pflanzliche Beruhigungsmittel

Die beruhigenden Eigenschaften von Kräutertees haben wir weiter vorne bereits erwähnt (S. 256). Es gibt jedoch noch eine ganze Reihe anderer Heilpflanzen, die man für unseren Zweck in Betracht ziehen kann.

Viele Kräuterkundige sind der Auffassung, allgemeine Empfehlungen für Kräuter seien nicht so wirkungsvoll wie eine individuelle Verschreibung, da Kräuter bei Menschen unterschiedlich funktionierten.

Von Kamille beispielsweise sagt man, sie funktioniere am besten bei Menschen, die einem in der Sprechstunde den gesamten Tagesablauf bis ins kleinste Detail schildern. Und Baldrian sei für Leute, deren Nervosität sich in Hemmungen, verkrampften Fingern und ähnlichem äußert. Doch selbst wenn bestimmte Kräuter bei bestimmten Menschen besser funktionieren, glaube ich, daß sie bei jedem wenigstens *etwas* bewirken.

Es folgt nun eine Reihe altbekannter pflanzlicher Beruhigungsmittel. Bei einem Gang in die Apotheke oder ins Reformhaus können Sie aber noch weit mehr entdecken.

Baldrian

Wegen seiner sedierenden (dämpfenden) Wirkung auf das Nervensystem wird Baldrian oft als «natürlicher Tranquilizer» bezeichnet. Man verwendet die getrocknete Wurzel der Baldrianpflanze, die überall in Europa heimisch ist.

Baldrian gibt es in vielen verschiedenen Darreichungsformen (Tabletten, Tropfen, Tees) in Apotheken und in den Gesundheitsregalen von Drogerien und Reformhäusern.

Als schnell wirkendes, natürliches Beruhigungsmittel – eines, auf das man sich in streßreichen Zeiten verlassen kann – ist Baldrian konkurrenzlos. *Doch wie alle hochwirksamen Beruhigungs- (und Anregungs-)mittel sollte es nur mit Bedacht verwendet werden.*

Nachtkerze

Sie hat sich in den letzten Jahren einen guten Ruf für die Behandlung von prämenstruellen Beschwerden erworben, die für Frauen sehr belastend sein können. Aber die Nachtkerze ist auch bei anderen streßverursachenden Krankheitserscheinungen ausgesprochen hilfreich.

Aus der Pflanze gewinnt man ein Öl, das in der Regel in Kapselform angeboten wird.

Der Nutzen von Nachtkerzenöl geht jedoch weit über die Behandlung von Menstruationsbeschwerden hinaus. Sein Hauptinhaltsstoff, die Gammalinolensäure, wird unter anderem auch zur Blutdrucksenkung eingesetzt.

Hopfen

Hopfen ist von alters her für seine sedierenden (dämpfenden) Eigenschaften bekannt. Einige neuere Studien belegen, was die Menschen in Europa seit Jahrhunderten wissen – Hopfen wirkt beruhigend und schlaffördernd.

Am besten verwendet man ihn frisch oder wenigstens frisch gestoßen. Geben Sie einen Teelöffel Kraut oder Pulver auf eine Tasse kochendes Wasser, lassen Sie es einige Minuten simmern (simmern = kurz vor dem Kochen halten) und dann für eine halbe Stunde ziehen. Falls nötig, süßen Sie den Tee ein wenig.

Hopfentee erhalten Sie in der Apotheke oder im Reformhaus. Häufig werden auch Kombinationen mit Baldrian angeboten.

Helmkraut

Das Helmkraut ist ein weiteres natürliches Beruhigungsmittel, es steht jedoch dem Baldrian an Wirksamkeit nach. Man verwendet es auch zur Behandlung von Arthritis und zur Senkung des Cholesterinspiegels.

Estragon

Estragon ist eines der beliebtesten Kräuter in der französischen Küche. Und die Franzosen wissen schon seit Jahrhunderten, daß dieses wunderbare Kraut Anwendungen hat, die weit über die Küche und Kochkunst hinausgehen.

Weichen Sie einen Teelöffel getrockneten Estragon in einem Liter heißen Wassers ein, und lassen Sie ihn eine halbe Stunde ziehen. Estragontee ist ein ausgezeichnetes Mittel gegen Schlaflosigkeit und Verspannungen. Mit einer kleinen Handvoll frischem Estragon erhalten Sie ein ähnliches, jedoch noch erfrischenderes Getränk.

Katzenminze

Wie der Name schon sagt, gehört diese Pflanze in die Familie der Minzen. Für die entspannende Wirkung der Katzenminze ist das Nepetalacton verantwortlich, eine chemische Substanz, die dem Valepotriaten des Baldrians relativ ähnlich ist.

Für diesen Tee geben Sie einen Teelöffel voll Kraut in einen halben Liter heißen Wassers (es darf nicht mehr kochen!) und lassen es zwanzig Minuten ziehen. Falls Sie die Möglichkeit haben, frische Katzenminze (gibt es als Gartenpflanze) zu verwenden, ist dies dem getrockneten Kraut vorzuziehen.

Ginseng

Ginseng ist zu Recht als exotisches Gewächs bekannt: Er gehört zu den am höchsten verehrten und am meisten geschmähten Pflanzen seit dem Marihuana. In der chinesischen Medizin spielt er eine herausragende Rolle, in manchen Regionen Georgiens und Rußlands wird er hoch gerühmt, er ist die Grundlage eines beliebten koreanischen Erfrischungsgetränks, er wird aus verschiedenen Pflanzen gewonnen, und er ist extrem selten. Das macht ihn teuer und ruft Fälscher auf den Plan. (Außerdem gibt es beträchtliche Unterschiede zwischen den einzelnen Ginseng-Arten; am gesuchtesten ist der Sibirische Ginseng.)

Wenn man über ein paar Wochen täglich Ginseng einnimmt, lindert er nicht nur die Streßgefühle, sondern er wirkt auch den körperlichen Streßerscheinungen entgegen. Er ist bekannt dafür, das Nervensystem anzuregen und gleichzeitig zu entspannen.

Hinweis: Ginseng genießt in vielen Teilen der Welt auch den Ruf eines mächtigen Aphrodisiakums. Dafür können wir allerdings keine Gewähr übernehmen.

Andere beruhigende Heilpflanzen sind Passionsblume, Rosmarin, Johanniskraut, Melisse, Mistel, Lavendel und Kava-Kava.

Bach-Blüten

Die als Bach-Blüten bezeichneten Heilmittel wurden in den dreißiger Jahren von Dr. Edward Bach, einem Londoner Bakteriologen und homöopathischen Arzt, entwickelt. Inzwischen genießen die Bach-Blüten einen geradezu erstaunlichen Ruf.

Hinter dem Konzept der Bach-Blüten steht die Vorstellung, daß die Essenz bestimmter Blüten extrahiert und dazu verwendet werden kann, das seelische Gleichgewicht eines Menschen wieder ins Lot und ihn oder sie auf diese Weise auf den Weg zu Gesundheit und Wohlbefinden zu bringen.

Die Bach-Blüten-Therapie ist ein zu spezielles Gebiet, um ihr in diesem Buch gerecht zu werden. Außerdem stehen ihre Grundlagen in krassem Gegensatz zum Ziel dieses Buches, nämlich schnelle Lösungen anzubieten. Bach-Blüten und Homöopathie wollen kleinste physiologische Ungleichgewichte korrigieren und die Selbstheilungskraft des Körpers stärken. In den meisten Fällen ist das eine längerfristige Angelegenheit.

Doch ironischerweise ist eines der bekanntesten Bachschen Heilmittel namens *Rescue* (die sogenannten Notfalltropfen) berühmt für seine sofortige Wirkung.

Notfalltropfen

Rescue ist vermutlich das beliebteste und kommerziell erfolgreichste Bach-Blütenmittel. Es enthält Sonnenröschen (*rock rose*), Kirschpflaume (*cherry plum*), Milchstern (*Star-of-Bethlehem*), Springkraut (*impatiens*), Waldrebe (*clematis*). Nicht für den Dauergebrauch bestimmt sind die Notfalltropfen sehr nützlich, wenn rasche Linderung gefragt ist; sie besitzen eindeutig beruhigende Wirkung. Der Einsatzbereich erstreckt sich von seelischen Traumen über körperliche Verletzungen wie Verbrennungen, Zerrungen und Abschürfungen. Manche Menschen setzen sie mit großem Erfolg bei allen noch so kleinen Ängsten des Alltags ein.

Homöopathie

Die Homöopathie versucht, Gesundheit über eine ganzheitliche Annäherung an die individuelle Konstitution wiederherzustellen oder zu fördern. Aus diesem Grund ist es unmöglich, einzelne Heilmittel gegen Streß oder Angst hervorzuheben. Ein Homöopath müßte sich zunächst einen Gesamteindruck Ihres körperlichen und seelischen Befindens verschaffen, ehe er eine Empfehlung aussprächte.

Hinter der Homöopathie steht die Vorstellung, daß durch die Einnahme kleinster, aber «potenzierter» (= in der Wirkung verstärkter) Mengen eines Minerals, einer Pflanze oder gar eines tierischen Giftes die Selbstheilungskräfte des Körpers angeregt werden können. Dabei geht man vom selben «Ähnlichkeitsprinzip» aus, nach dem auch Impfstoffe und Gegengifte hergestellt werden.

Wenn Sie nach langfristigen Lösungen suchen, ist die Homöopathie sicher einen Versuch wert.

Aromatherapie

Obwohl der Begriff erst um 1928 geprägt wurde, gehört die Aromatherapie zu den ältesten Therapieformen der Welt; ihre Ursprünge liegen über 6000 Jahre zurück. Heute wird sie als neue Errungenschaft gefeiert.

Die Popularität der Aromatherapie wächst nicht nur in «alternativen» Kreisen, man beobachtet auch in der breiten Öffentlichkeit mehr und mehr Akzeptanz für diese ebenso angenehme wie wirksame Methode – das gilt sowohl für die westliche Welt wie auch für Asien. Eingefleischte Anhänger glauben, daß die dreißigminütige Wirkung einer Aromamischung genügt, um den Streß und die Anspannung des stressigen Stadtlebens zu lindern. Manche Leute stellen sich ihre eigenen Heildüfte her. Sie können raffiniert parfümierte Socken, Halstücher und Unterwäsche kaufen. In Japan gibt es sogar Wecker, die Sie mit einem Hauch von Kiefernadeln und Eukalyptus munter machen.

Die Aromatherapie war einst eine alte chinesische Form der Kräutermedizin, die sich gereinigter Pflanzenextrakte (Essenzen) bediente. Heute beschäftigen sich mehr und mehr Wissenschaftler damit, die Auswirkungen von Düften auf Stimmung und Verhalten zu studieren. Die Forschungen zeigen, daß bestimmte Gerüche wirklich ganz bestimmte physiologische Reaktionen hervorrufen. Pfefferminze und Zitrone beispielsweise regen das Nervensystem an (und können tatsächlich die Arbeitsproduktivität erhöhen), während Rosmarin und Zitrone angeblich die Konzentration verbessern.

Ihre größten Erfolge zeigen die ätherischen Öle jedoch im Hinblick auf Entspannung und Streßminderung. Und in der Tat konnte man nachweisen, daß bestimmte Öle die Produktion von Serotonin im Gehirn anregen. (Wie Sie sich sicher erinnern, ist Serotonin der chemische Botenstoff, der den Tiefschlaf einleitet.)

Was sind ätherische Öle?

Die Aromatherapie bezieht ihre Wirkung aus reinen ätherischen Ölen. Man gewinnt diese Öle aus Pflanzen, Blüten, Rinden, Samen, Blättern und Harzen unterschiedlichster Art. Darin sind sie in so geringen Mengen enthalten, daß man unter Umständen eine Tonne Blüten benötigt, um einen halben Liter Öl zu extrahieren. Diese kleine Menge reinsten Öls reicht allerdings ziemlich weit, denn man braucht nur ein paar Tropfen bei jeder Anwendung.

Ätherische Öle sind nicht mit den in der Küche verwendeten dickflüssigen Ölen zu vergleichen; im Gegensatz dazu handelt es sich um entzündliche und leicht flüchtige Essenzen. Für den täglichen Gebrauch mischt man sie deshalb mit schwereren Ölen. Ätherische Öle sind so «leicht», daß sie beinahe sofort nach der Anwendung in die Haut eindringen und ihre Wirkung entfalten.

Wie man mit ätherischen Ölen umgeht

- Stellen Sie sie nicht direkt ins Licht und nicht zu warm.
- Benutzen Sie zum Mischen nur Gefäße aus Glas oder Edelstahl.
- Bewahren Sie sie in gut schließenden dunklen Flaschen auf.
- Atmen Sie niemals reines Öl direkt aus der Flasche ein.
- Mischen Sie für eine Anwendung nie mehr als drei Öle.
- Wenn Sie schwanger sind, unter Bluthochdruck leiden oder Epilepsie haben, erkundigen Sie sich bei einem Spezialisten, bevor Sie ätherische Öle anwenden.
- Verwenden Sie in der Schwangerschaft weder Majoran- noch Basilikumöl.
- Halten Sie die Öle von kleinen Kindern fern.
- Bringen Sie sie nicht in die Augen.

Ätherische Öle haben ihre Stärke bei der Behandlung von Streß und um Entspannung herbeizuführen.

Der Geruch von Vanille, Orangenblüten, Rose, Kamille und Lavendel (und andere Blütendüfte) bringt spürbar Ruhe ins Gemüt, während Lavendel, Sandelholz und Muskat dazu beitragen, die krankmachenden Streßwirkungen abzustreifen. Patschuli hilft, Ängste zu beseitigen, und hebt die Stimmung (es soll auch aphrodisierende Wirkung besitzen, aber darüber machen sich streßgeplagte Menschen keine Gedanken, oder?).

Lavendelöl ist vermutlich das nützlichste von allen: Es hilft nicht nur, sich zu entspannen, sondern lindert auch alle möglichen Schmerzen, wie zum Beispiel Kopfschmerz. Instinktiv wußten das unsere Urgroßmütter, wenn sie ihr mit Lavendel- oder Rosenwasser parfümiertes Taschentuch hervorholten.

Wir kennen eine ganze Reihe ätherischer Öle, die eindeutig beruhigende Wirkung haben. Manche diese Öle besitzen auch noch andere Eigenschaften. Basilikum beispielsweise ist nicht nur ein beruhigendes Öl, sondern auch ein «stimmungsaufhellendes» Öl (und eines, das während der Schwangerschaft vermieden werden sollte).

Kamille dagegen gehört nicht zu den stimmungsaufhellenden Ölen, aber kann sehr gut zur Behandlung von Streß und streßbedingten Beschwerden eingesetzt werden.

Nachfolgend finden Sie eine Liste mit beruhigenden Ölen und ihren sonstigen Eigenschaften.

beruhigende Öle	stimmungsaufhellende Öle	streßlindernde Öle	Öle, die Schwangere meiden sollten
Basilikum	Basilikum		Basilikum
Bergamotte	Bergamotte		
Beinwell			Beinwell
Geranium	Geranium	Geranium	
Kamille		Kamille	
Lavendel	Lavendel	Lavendel	
Lorbeer			Lorbeer
Majoran		Majoran	Majoran
Melisse	Melisse	Melisse	Melisse
Neroli (Orangenblüten)			
Patschuli			
		Pfefferminze	
Rose			
Salbei			Salbei
Sandelholz		Sandelholz	
Wacholder	Wacholder		Wacholder
Weihrauch			
Ylang-Ylang			
Ysop			Ysop
Zeder			
Zimt			
Zypresse			

Obwohl Weihrauch üblicherweise nicht im Zusammenhang mit ätherischen Ölen genannt wird, wirkt auch er auf bestimmte Gehirnzentren und regt dort die Bildung von Serotonin an.

Nützliche Kombinationen

Zum Entspannen und um ein Gefühl der Ruhe herbeizuführen, kann man auch Kombinationen der genannten Öle verwenden. Experimentieren Sie selbst mit unterschiedlichen Mischungen, um herauszufinden, wie sie wirken. Doch denken Sie daran, nie mehr als drei Öle zusammenzugeben.

Mir persönlich gefällt besonders gut eine Kombination aus Majoran, Neroli (Orangenblüten) und Bergamotte. Eine andere schöne Mischung ist Lavendel, Bergamotte und ein Hauch von Sandelholz (im Mengenverhältnis 3 : 2 : 1). Probieren Sie es selbst aus. Folgen Sie Ihrer Nase, und lassen Sie sich von dem (ver-) führen, was Sie als angenehm oder anziehend empfinden. Ihr Körper wird Sie bei Ihrer Wahl leiten.

Anwendungsmöglichkeiten

Das schöne an ätherischen Ölen sind die vielen angenehmen Arten, sie zu benutzen: Man kann in ihnen baden, sie auf die Haut auftragen, sie inhalieren und, und, und.

Im folgenden liste ich einige der bekanntesten Anwendungsmöglichkeiten auf. Ihrem Einfallsreichtum sind darüber hinaus keine Grenzen gesetzt.

Baden

Vermutlich ist das die älteste Art, ätherische Öle zu benutzen. Geben Sie einfach zehn Tropfen (oder mehr) Ihres Öls beziehungsweise Ihrer Ölmischung in eine Badewanne voll warmes Wasser. Schaffen Sie sich gedämpftes Licht, und tauchen Sie ein ins Vergnügen. Denken Sie an die Power-Atmung, wenn Sie Ihr Bad genießen.

Massage

Wir haben bereits darüber gesprochen, wie nützlich Massagen sind, um selbst die hartnäckigsten Verspannungen zu lindern. Sie können die Wirkung noch verstärken, indem Sie dem Massageöl (am besten einem neutralen wie Aprikosen- oder Jojobaöl) zwei oder mehr Prozent beruhigendes Öl beifügen.

Fußbad

Tiefe Entspannung finden Sie, wenn Sie vier oder fünf Tropfen eines beruhigenden Öls in ein warmes Fußbad geben und dabei die Power-Atmung praktizieren. Parallel dazu durchgeführte Fußmassage wird selbst das gestreßteste Wesen zur Ruhe bringen.

Verdunsten

Es gibt verschiedene Geräte, mit denen Sie durch das Verdunsten von ätherischen Ölen Atmosphäre schaffen können. Von Duftlämpchen über Tonringe (die man um Glühbirnen legt) und Luftbefeuchter bis zu elektrisch betriebenen «Sprudlern». Das Verdunsten ist eine der beliebtesten Methoden, um ätherische Öle ihre beruhigende Wirkung entfalten zu lassen.

Auftragen auf die Haut

Die einfachste Art, die beruhigenden Eigenschaften ätherischer Öle zu nutzen, ist die direkte Anwendung am Körper. Tragen Sie ein klein wenig auf die Handgelenke auf, und nehmen Sie das Öl als Parfüm. Oder mischen Sie sich selbst ein «Eau de Toilette», indem Sie ein paar Tropfen ätherisches Öl zu etwas destilliertem Wasser geben. Oder fügen Sie einem Trägeröl für ein Gesichtsöl etwa ein Prozent, für eine Bodylotion drei bis vier Prozent Ihres Duftöls bei.

Kompressen

Tauchen Sie ein sauberes Baumwolltuch in eine Schüssel mit warmem Wasser, dem Sie fünf bis zehn Tropfen Öl beigegeben haben. Drücken Sie das Tuch aus, und legen Sie es sich auf die Stirn, während Sie die Power-Atmung machen.

Inhalieren

Geben Sie vier bis zwölf Tropfen Ihres ätherischen Öls in eine Schale mit sehr heißem Wasser. Beugen Sie sich darüber, und hüllen Sie Ihren Kopf (mitsamt der Schüssel) in ein Handtuch. Atmen Sie tief und langsam. Benutzen Sie diese Methode nur in extremen Fällen von Streß und innerer Unruhe.

Weitere Möglichkeiten

- Tropfen Sie etwas Öl auf das Feuerholz, bevor Sie es anzünden.
- Benutzen Sie Duftkerzen.
- Geben Sie ein paar Tropfen auf Ihr Kopfkissen oder Ihr Taschentuch.

Duftbad

- Lassen Sie sich warmes, nicht zu heißes Wasser einlaufen.
- Geben Sie fünf bis zehn Tropfen Ihres Öls oder Ihrer Ölmischung ins Wasser. Schließen Sie Fenster und Türen, damit die beruhigenden Düfte im Raum bleiben.
- Tauchen Sie langsam in das warme Wasser ein, und atmen Sie dabei tief ein und aus.
- Beginnen Sie mit der Power-Atmung, während Sie sich entspannen.

Gewohnheiten ändern

Eine der Hauptthesen dieses Buches ist, daß die gesundheits-schädlichen Auswirkungen von negativem Streß aufgehoben wer-den können, indem man die körperlichen, seelischen oder physio-logischen Symptome umkehrt, die dadurch verursacht wurden.

Wenn Sie wissen, daß ständig zusammengebissene Zähne und angespannte Kiefermuskeln den Streßpegel in Ihrem Körper an-heben, dann kehren Sie die Symptome um, um den Streß abzu-bauen: Sie lockern die Kiefermuskulatur. Viele dieser «Umkehr-techniken» auf körperlicher Ebene wurden bereits in anderen Kapiteln besprochen.

Aber was tun, wenn der Streß in (Lebens-)Gewohnheiten be-gründet liegt?

Das folgende Kapitel widmet sich einigen der häufigsten mit viel Streß verbundenen Angewohnheiten und Lebenseinstellun-gen. Dem gegenüber stehen die «Umkehrungen», die Grundhal-tungen, die Sie haben sollten, wenn Sie ein streßarmes Leben führen möchten.

Nur ein Beispiel: Wenn Sie wissen, daß Sie immer alles negativ sehen und dadurch leichter als andere Streß empfinden, dann kehren Sie dieses Verhalten um, um den Streß zu verringern: Ler-nen Sie positives Denken.

Sie werden feststellen, daß es – unabhängig vom gewählten «Heilmittel» – oft bereits genügt, ein Problem in seiner richtigen Dimension wahrzunehmen, und schon sind Sie auf dem besten Weg, es zu lösen.

Gegensätzliche Angewohnheiten und Lebenseinstellungen

streßreiche Einstellungen	*streßarme Einstellungen*
Sie fühlen sich ständig genervt, unruhig und hilflos.	Ihr Leben ist vielfältig: ruhige Zeiten wechseln sich mit Phasen anregender und anspruchsvoller Tätigkeiten ab.
Sie sehen keinen Ausweg aus den Ängsten und den Anforderungen, die dauernd von allen Seiten an Sie gestellt werden.	Sie achten sehr darauf, regelmäßig Zeit für sich selbst zu haben; in dieser Zeit tun Sie nichts anderes, als abzuschalten und sich zu entspannen.
Sie haben das Gefühl, immer nur Opfer zu sein und selbst kein Ziel zu besitzen.	Sie geben sich ehrlich über Ihre Stärken und Schwächen Auskunft und konzentrieren sich dann auf Ihre Stärken.
Es gibt so viel zu tun, und Sie haben so wenig Zeit dafür.	Sie nehmen sich die Zeit, um Ihre Ziele zu definieren, und setzen die Erwartungen an sich selbst realistisch an.
Sie fragen sich, ob Sie die Dinge je in den Griff bekommen.	Sie übernehmen nur Aufgaben und Termine, die machbar sind; wenn nötig, verhandeln Sie nochmals darüber.

Sie werden das Gefühl nicht los, daß demnächst etwas schiefgeht.

Sie haben sich ganz nüchtern überlegt, was schiefgehen kann, die Wahrscheinlichkeit abgeschätzt, daß es passiert, und dann positive Schritte eingeleitet, um es zu verhindern, oder es als unwahrscheinlich verworfen.

Sie können nicht entspannen und es sich gutgehen lassen.

Für Sie ist klar: Auch das Vergnügen stellt einen Wert an sich dar. Schließlich ist Sichvergnügen schon das halbe Vergnügen.

Sie haben ein schlechtes Gewissen, weil Sie nicht dauernd etwas Nützliches tun.

Sie geben zu, daß auch «unsinnige» spielerische Aktivitäten für das innere Gleichgewicht wichtig sind.

Das Leben ist so grauenhaft ernst.

Sie wissen, daß das Leben auch heitere und fröhliche Seiten hat – selbst für vielbeschäftigte und erfolgreiche Typen. Sie können sogar manchmal über sich lachen.

Weil Sie so sind, wie Sie sind, erwartet jeder, daß Sie auf eine bestimmte Art denken und handeln.

Ihnen ist klar, daß außergewöhnliche Dinge nur von echten Persönlichkeiten geleistet werden – im Gegensatz zu Leuten, die nur ihre Rolle spielen.

Ihre Arbeit ist eine einzige Plage: unbefriedigend, undankbar und langweilig.

Alles, was Sie tun, machen Sie richtig und mit ganzem Herzen.

Sei es aus Eifersucht, Streit oder Trägheit – Ihre Beziehungen zu anderen Menschen bringen Ihnen nichts außer Frust und Unannehmlichkeiten.

Für Sie sind Beziehungen ein kreativer Prozeß, aufbauend auf Unabhängigkeit und Individualität. Selbstverständlich suchen Sie sich Ihre Freunde auf dieser Grundlage.

Das Leben ist beschissen, aber man hält besser den Mund.

Sie lernen, wie man sich durchsetzt, um das zu bekommen, was man möchte.

Sie können einfach nicht aufhören zu rauchen, zu trinken oder zuviel zu essen.

Sie genießen die Vorzüge eines aktiven, gemäßigten und gesunden Lebensstils (der seinerseits in der Regel dazu führt, solche Laster aufzugeben).

Es hat doch keinen Wert zu kämpfen, die Stolperfallen und Fußangeln des Lebens sind unvermeidbar.

Sie haben immer eine Wahl. Sie sagen sich stets: *Mein Schicksal liegt in meiner eigenen Hand.*

Gehen Sie's langsam an

Einige der auffälligsten Verhaltensmuster von stark gestreßten Personen haben mit Geschwindigkeit zu tun.

Die Sprache ist beschleunigt. Die Worte kommen wie aus der Pistole geschossen. Der Zwang, Kommunikation so schnell wie möglich zu erledigen, kann so stark werden, daß in einem Extremfall, den ich selbst erlebt habe, ein Mann beim Lesen nur jedes zweite oder dritte Wort aussprach.

Für... Wort... Schmerz... er.

Ein anderes Verhalten, das nicht zu übersehen ist, ist das Herumzappeln: Hände ringen, Fingertrommeln, Füße hin- und herschieben, am Kragen zupfen, Beine übereinander legen und wieder zurückstellen. In schlimmen Fällen beobachtet man auch zitternde Hände und gefletschte Zähne.

Das letzte, was auffällt, ist die Atmung. Ein gestreßter, unruhiger Mensch atmet in schnellen, flachen Atemzügen. Dadurch kann es manchmal sogar zu Atmungsproblemen, wie Atemnot oder Hypoventilation (zuwenig Ausatmung), kommen.

Die Verhaltensmuster eines ruhigen und entspannten Menschen sind das genaue Gegenteil davon.

Sein Atem geht langsam und tief. Der Sprechrhythmus ist gemäßigt und entspannt. Sein Auftreten wie auch die Bewegungen von Händen und Füßen sind bedächtig – fast träge.

Sollte es möglich sein, die Gefühle von Streß, die Sie herumzappeln und schnell sprechen lassen, allein dadurch umzukehren, daß Sie die äußerlichen Merkmale eines ruhigen Menschen übernehmen? Genau so ist es.

Ebenso wie Sie ein verängstigtes Kind beruhigen, indem Sie sanft mit ihm sprechen, ebenso wie Sie einen aufgebrachten Erwachsenen beruhigen, indem Sie locker atmen, langsam sprechen und sich ganz ruhig geben, ebenso können Sie auch sich selbst beruhigen, indem Sie diese äußerlichen Merkmale übernehmen.

(Sie werden auch den umgekehrten Fall beobachten können: Wie leicht verbreitet ein ängstlicher Mensch Unruhe in einer Gruppe, und wie leicht ist es, andere aufzubringen, indem man sich in deren Nähe wütend gibt.)

Die Technik

Der erste und wichtigste Schritt ist, die Atmung zu regulieren. Beginnen Sie mit der Power-Atmung, und behalten Sie sie bei, bis Ihre Atmung langsam und tief geht. (Wenn Sie es richtig machen, haben Sie anfangs das Gefühl, sie sei unnatürlich langsam; doch hören Sie nicht auf damit, der Rhythmus wird Ihnen bald angenehm sein.)

Der nächste Schritt besteht in einer bewußten Anstrengung, um Ihre Bewegungen und Handlungen zu verlangsamen. Sprechen Sie langsamer – sogar langsamer, als Sie es für normal halten. Jedesmal, wenn Sie Hände oder Füße bewegen, zwingen Sie sie, sich langsamer und nur absichtlich zu bewegen. Denken Sie über jede Bewegung nach, die Sie machen. Meiden Sie die äußeren Merkmale von gestreßten Menschen: die verschränkten Arme, das Übereinanderlegen und Wiederzurückstellen der Beine, das Zupfen, Zucken und Kratzen und so weiter. Jede Bewegung, die Sie machen, sollte langsam und absichtsvoll sein. Denken Sie darüber nach. Langsam und absichtsvoll. Noch langsamer, als Sie es für normal halten.

Bei Bedarf machen Sie die Übungen zur Muskelentspannung von S. 85 ff., denn die zwingen Sie dazu, das Tempo herabzusetzen.

Über die oben genannten Aktivitäten hinaus denken Sie auch daran, alles andere langsamer zu tun.

Gehen Sie langsamer.

Fahren Sie langsamer.

Denken Sie langsamer.

Gehen Sie's langsam an

- Rufen Sie sich die Voraussetzungen für Ruhe und Entspannung in Erinnerung.
- Beginnen Sie mit der Power-Atmung. Konzentrieren Sie sich darauf, Ihre Atemzüge langsamer und tiefer werden zu lassen. Machen Sie das etwa eine Minute lang.
- Bemühen Sie sich ganz bewußt, alle Ihre Bewegungen und Handlungen zu verlangsamen.
- Zwingen Sie Ihre Hände und Füße dazu, sich langsam und absichtsvoll zu bewegen. Denken Sie über jede Bewegung nach, die Sie machen. Vermeiden Sie es, die Arme zu verschränken, die Beine übereinanderzulegen und wieder zurückzustellen, an sich herumzuzupfen und so weiter. Jede Bewegung sollte langsam und beabsichtigt sein. *Sogar langsamer, als Sie für normal halten würden.*
- Bemühen Sie sich ganz bewußt, langsamer zu sprechen. Denken Sie an die Geschwindigkeit Ihrer Worte. *Sprechen Sie langsamer, als Sie glauben, daß normal sei.*
- Auch wenn Ihnen dieses Tempo unnatürlich vorkommt, fahren Sie fort, langsam und absichtsvoll zu atmen, zu sprechen und sich zu bewegen, wobei Sie über alles, was Sie tun, nachdenken. Behalten Sie diese Gewohnheit bei, nachdem Ruhe und Entspannung eingetreten sind – dann bleiben sie auch.

Lächeln Sie

In den Gesichtsmuskeln offenbart sich sehr viel von der Anspannung, die Sie mit sich herumtragen. Dabei nehmen sie nicht nur Einfluß darauf, wie Sie sich fühlen, sondern sie teilen diese Gefühle auch noch aller Welt mit. Den Gesichtsausdruck eines von Streß und Unruhe geplagten Menschen kann man überhaupt nicht anders deuten: die Stirn ist gerunzelt, die Lippen sind gespannt, die Kiefer aufeinandergepreßt.

Diese typischen Kennzeichen im Gesichtsausdruck lassen sich leicht ins Gegenteil verkehren, und damit verändern sich auch Ihre Empfindungen.

Die meisten Veränderungen in der Gesichtsmuskulatur kennen Sie bereits aus dem Kapitel «Das Ruhe-Gesicht» (S. 145 ff).

Eine davon besitzt ein schier unglaubliches Potential, obwohl sie so einfach anzuwenden ist, daß man sie fast übersehen könnte.

Es ist ein «Umkehrmuster», das Sie seit Ihrer Kindheit benutzen. Es bringt angespannten Gesichtsmuskeln die maximale Entspannung. Es ist die «normale» Position der Gesichtsmuskeln, wie man sie üblicherweise in entspannten Gesichtern findet. Es besitzt eine tiefere Bedeutung und wird von einer inneren Einstellung begleitet, die jedem Menschen angenehm ist und über die sich jeder freut.

Es ist das Lächeln.

Das Lächeln ist die Umkehrung der oben beschriebenen Verspannungen im Gesicht.

Darüber hinaus stellt das Lächeln eine perfekte Konditionierung dar, wie wir sie im Kapitel «Die beruhigende Berührung» (S. 126 ff) untersucht haben. Neueren Untersuchungen zufolge gibt es einen Zusammenhang zwischen einer bestimmten Art zu lächeln (die Lachfältchen-Variante) und seelischem Wohlbefinden. Diese Art zu lächeln regt nämlich das Lustzentrum im Gehirn an.

Erweitern Sie das Lächeln zu einem Lachen, und Sie vervielfachen seine positiven Wirkungen. Lachen gibt Ihnen nicht nur ein gutes Gefühl, sondern hat auch direkte körperliche Vorteile: Es hilft, den Blutdruck zu stabilisieren und die Durchblutung zu verbessern. Zweifellos ist das der Grund, daß man das Lachen schon als «inneres Aerobic» bezeichnet hat.

Wie man das macht? Am besten mit viel Spaß.

Lächeln Sie

- Halten Sie immer nach Dingen Ausschau, über die Sie lächeln können.
- Wenn Sie nichts zum Lachen bringen kann, dann tun Sie so, als ob Sie etwas komisch finden. Oder ansprechend. Und lächeln Sie.

Ihr zweites Gesicht

Sie können es ruhig zugeben, Sie nehmen sich selbst zu ernst.

Das muß Sie nicht beunruhigen, denn dieser Zustand ist bei Menschen, die sich dauernd Sorgen machen, weit verbreitet.

Vor vielen Jahren nahm ich einmal an einem Clown-Kurs teil. Dieser Kurs hatte zum Ziel, die Teilnehmer von ihrem würdevollen, geschraubten Ernst zu befreien und ihnen einen neuen, spaßigen Weg zu zeigen, das Leben zu betrachten. Der Kurs ging ganz direkt vor: Man lernte, Clown-Make-up anzulegen, sich zu kleiden und zu benehmen wie ein Clown; und das mußte man dann vorführen. Zu unserer Überraschung funktionierte es. Die Teilnehmer lernten eine ganze Reihe von Fertigkeiten, die ihnen dabei halfen, ihre Ernsthaftigkeit abzulegen und sich selbst etwas gelassener zu sehen.

Aber es geht noch einfacher.

Suchen Sie sich einen dieser Fotoautomaten, wie man sie in Bahnhöfen findet. Vergewissern Sie sich, daß niemand in der Nähe ist, dann gehen Sie hinein und ziehen die Vorhänge zu. Werfen Sie die nötige Anzahl Münzen in den Apparat, und atmen Sie tief durch.

Und jetzt schneiden Sie die vier dümmsten Gesichter, zu denen Sie fähig sind. Für diese Übung kann überhaupt nichts lächerlich genug sein. Machen Sie, was immer Ihnen Blödsinniges einfällt. Lassen Sie sich richtig gehen. Es sollte Ihnen schon fast peinlich sein.

Danach besitzen Sie vier Fotos, die das Bild, das Sie von sich selbst haben, dramatisch verändern können – und zwar von einem Augenblick auf den anderen. Wenn Sie das Gefühl haben, Sie seien ernsthafter als unbedingt notwendig, ziehen Sie nur die Fotos aus der Tasche und überlassen diesen albernen Gesichtern den Rest.

Wenn Sie ein ernsthafter Mensch sind, sagen Sie vermutlich, so eine Technik funktioniere bei Ihnen nicht. Aber wenn Sie so ernsthaft sind, wirkt Sie gerade bei Ihnen. Ganz im Ernst.

Zur Ruhe gehen

Wie gerne übersehen wir doch das Offensichtliche. Was tun Sie für gewöhnlich, wenn Ihre Unruhe den Höhepunkt erreicht, wenn die Welt um Sie zusammenbricht, wenn der Puls rast und Sie glauben, daß Sie es nicht einen Moment länger ertragen? Sie fangen an herumzurennen.

Könnte es sein, daß Ihr Unterbewußtsein etwas weiß, was Ihrem Bewußtsein entgangen ist? Genau so ist es. Es weiß, daß Gehen eines der großen natürlichen Mittel gegen Streß ist, ein sicherer Weg, um die «Streßhormone» abzubauen, die sich in Kampf-oder-Flucht-Reaktionen bilden.

Deshalb bin ich ein großer Verfechter dieser Methode.

Wenn die Streßpegel steigen, lassen Sie fallen, was immer Sie gerade in der Hand haben, und machen Sie einen Spaziergang. Wenn Sie die Unruhe packt, laufen Sie ihr davon. Wenn ein Problem Sie drückt, schütteln Sie es ab, und gehen Sie darüber hinweg.

Gehen Sie um den Block. Noch besser ist ein Spaziergang im Park. Gehen Sie aufrecht, erhobenen Hauptes und mit straffen Schultern. Denken Sie sich größer, als Sie sind. Schauen Sie den Menschen in die Augen, nicht herausfordernd, sondern selbstsicher.

Gehen Sie eine halbe, nein besser noch eine ganze Stunde lang. Legen Sie ein solches Tempo vor, daß Ihr Puls steigt und sich ein leichter Schweißfilm auf Ihrer Stirn bildet.

Wenn Sie sich die Zeit nehmen, gibt es keine bessere Übung, um Streß zu beseitigen und das Wohlbefinden zu steigern.

Zur Ruhe gehen

- Sobald Sie sich unter Druck fühlen oder unter innerer Unruhe leiden, gehen Sie auf die Straße.
- Legen Sie ein flottes Tempo vor – Kopf hoch, Brust raus.
- Denken Sie sich größer, als Sie sind. Schauen Sie den Menschen in die Augen.
- Gehen Sie so lange, bis Ihr Puls steigt und sich ein leichter Schweißfilm auf Ihrer Stirn bildet.

Ein Ort der Ruhe

Bei Menschen, die längere Zeit unter Streß leiden, verbinden sich die Probleme auf ungewöhnliche Weise mit bestimmten Orten und Verhaltensweisen.

Ein total gestreßter Abteilungsleiter zum Beispiel leidet am meisten, wenn er an seinem Schreibtisch sitzt. Wenn der Streßpegel hoch bleibt und zum Normalzustand wird, stellt sich irgendwann einmal eine Verbindung her – selbstverständlich nur im Unterbewußtsein – zwischen «am Schreibtisch sitzen» und dem Gefühl von Streß. Dann braucht er sich nur an diesen bestimmten Tisch zu setzen, und schon tauchen Streßgefühle auf.

Diese Art der Verbindung ist nichts weiter als ein Negativbeispiel für die Konditionierung, über die wir schon gesprochen haben: Sie gewöhnen sich streßerzeugendes Verhalten oder Denken an, und die Streßreaktion tritt ein, sobald Sie dieses Verhalten zeigen.

Wie können Sie mit diesen negativ konditionierten Situationen umgehen? Sie ganz vermeiden? Von der Arbeit nach Hause gehen? Das Büro tauschen? Nicht am Schreibtisch sitzen?

Die Lösung bedient sich des gleichen Mechanismus, der das Problem auf den Plan gerufen hat – der Konditionierung. Einer *positiven* Konditionierung.

Zum Beispiel: Wenn Ihre Streßgefühle besonders stark an einen bestimmten Bürostuhl gekoppelt sind, schaffen Sie sich einen anderen Platz, an dem Sie die umgekehrten Gefühle haben – wo Sie sich ruhig, entspannt und voller Energie fühlen. Sie können einen anderen Stuhl in Ihrem Büro für diesen Zweck aussehen. Der wird dann Ihre Zuflucht, ein Ort der Ruhe, den Sie aufsuchen können, wann immer es notwendig erscheint.

Doch bevor der Stuhl zu einem Ort der Ruhe werden kann, muß die Konditionierung stattfinden.

Wenn Sie sich locker und wohl gelaunt fühlen, was die meisten Menschen wenigstens einmal am Tag für ein paar Minuten tun, begeben Sie sich zu diesem Stuhl. Genießen Sie dieses Gefühl, während Sie da sitzen. Stellen Sie sich vor, daß es Ihnen immer gutgeht, wenn Sie hier sitzen. (Damit es noch schneller geht, lesen Sie den Abschnitt über die beruhigende Berührung auf S. 126.) Wenn Sie sich angespannt oder unter Druck fühlen, brauchen Sie dann nichts anderes mehr zu tun, als sich auf diesen Stuhl zu setzen, um das Verhaltensmuster zu durchbrechen. Um die Wirkung noch zu steigern, können Sie zusätzlich weitere Techniken aus diesem Buch anwenden, während Sie sich an Ihrem Ort der Ruhe aufhalten. Mit der Zeit wird das nicht mehr nötig sein – wenn die positiven Assoziationen erst einmal hergestellt sind.

Vor ein paar Jahren verwendeten wir eine ganz ähnliche Technik in einer Werbeagentur, für die ich gearbeitet habe – um Schreibhemmung zu bekämpfen. Wenn Texter oder Graphiker gedanklich in eine Sackgasse gerieten, gingen sie von ihrem normalen Arbeitsplatz weg in die sogenannte «kreative Ecke», bis die Ideen wieder sprudelten.

Auf die gleiche Art kann man sich Erleichterung von Streß und Anspannung verschaffen. So einfach und doch so wirkungsvoll.

Ein Ort der Ruhe

- Bestimmen Sie einen Platz, an dem Sie nur ruhige und friedvolle Gefühle entwickeln wollen. Dieser Platz sollte sich in der Nähe des Ortes befinden, an dem Sie regelmäßig Streß und Druck empfinden.
- Begeben Sie sich eine Woche lang immer dann dorthin, wenn Sie sich ruhig und entspannt fühlen. Machen Sie sich jedesmal bewußt, wie sehr Sie dieses Gefühl genießen. Alternativ können Sie die beruhigende Berührung anwenden, um die Verknüpfung zu diesem Platz körperlich herzustellen.
- Danach suchen Sie diesen Ort immer dann auf, wenn Sie Streß oder Druck empfinden.
- Falls das nicht ausreicht, um diese Gefühle zu überwinden, wenden Sie andere Techniken aus diesem Buch an, während Sie dort sitzen.
- Praktizieren Sie zusätzlich die Power-Atmung.

Sich distanzieren

Ist Ihnen schon einmal aufgefallen, wie krampfhaft Leute in verfahrenen Situationen ausharren? Je schlechter es ihnen in einer bestimmten Situation geht, mit desto größerer Wahrscheinlichkeit harren sie darin aus, bis es unerträglich wird.

> *«Ich finde es furchtbar kalt hier draußen.»*
> *«Dann geh doch ins Warme.»*

Bewußt oder unbewußt verhalten wir uns öfter, als wir zugeben mögen, derart irrational. Obwohl nichts mehr daran zu ändern ist, grübeln wir über die Folgen einer Entscheidung nach, die längst gefallen ist. Obwohl wir wissen, daß es keine Lösung gibt, hören wir nicht auf, sinnlos mit anderen herumzustreiten. Obwohl wir wissen, daß es die Spannungen nur erhöht, reden wir uns immer wieder ein, wir bräuchten einen Kaffee, eine Zigarette, einen Drink oder den Fernseher zum Entspannen. Obwohl wir wissen, daß es unseren Streßpegel in die Höhe treibt, bleiben wir schweißnaß über dem Steuerbescheid sitzen... und schwitzen... und sitzen... und schwitzen...

Ist es die Neigung zu Masochismus oder Selbstzerstörung oder die schlichte Unfähigkeit, streßbehaftete Situationen zu erkennen? Oft liegt es daran, daß gestreßte Leute von dem nicht nachvollziehbaren Bedürfnis getrieben werden, über die Situation, die sie knebelt, zu triumphieren. Doch das gelingt selten.

Deshalb besteht der erste Schritt zur Lösung des Problems darin, anzuerkennen, daß man ein Problem nicht immer gleich lösen kann. Sobald das akzeptiert ist, können Sie damit beginnen, Ihren Streß abzubauen.

Immer wenn Sie bemerken, daß Sie stark gestreßt sind, schaffen Sie – im Wortsinn – Abstand zwischen sich und Ihrem Streßfaktor. Entfernen Sie sich *körperlich*. Und tun Sie es auf eine andere Art als sonst.

Wenn Sie sich körperlich von Ihrem Streßfaktor gelöst haben, sollten Sie sich darauf konzentrieren, aus dieser «Distanzierung» das Bestmögliche zu machen. Es spielt keine Rolle, wie lange das Ablenkungsmanöver dauert, wichtig ist, daß Sie sich diesem Tun ganz hingeben. Genießen Sie Aussicht und Geräusche, beobachten Sie die Menschen um Sie herum, nehmen Sie die Unterschiede zu der Umgebung wahr, aus der Sie gerade kommen. Betrachten Sie diese Unterschiede als positiv.

Wenn Sie am Arbeitsplatz Anspannung und innere Unruhe verspüren, machen Sie einen schnellen Gang um den Block, statt sich mit einer Tasse Kaffee an den Schreibtisch zu setzen. Wenn Sie zu Hause Anspannung und innere Unruhe verspüren, fahren Sie mit dem Bus in die Stadt, und gehen Sie ins Kino, statt sich hinzuhocken und das Radio anzuschalten. Wenn das Ihre normale Reaktion ist, fahren Sie mit dem Zug in die nächste Stadt und gehen in eine Ausstellung, oder Sie radeln an den Stadtrand und besuchen einen Naturpark.

Doch was tun, wenn man in einer Situation steckt, aus der man nicht davonlaufen kann?

Um Abstand zu bekommen, müssen Sie sich nicht notwendigerweise an einen anderen Ort begeben. Alternativ können Sie die Situation, die Sie stört, anders angehen.

Wenn Sie beispielsweise sehr unruhig sind, aber die Telefonzentrale nicht verlassen können, dann verändern Sie etwas, während Sie weiter Ihrer Arbeit nachgehen. Ziehen Sie Ihr Unterhemd oder Ihren BH aus, damit Sie sich etwas freier und beweglicher fühlen; legen Sie Ihre Schuhe ab und die bloßen Füße auf das Schaltpult; tauschen Sie für ein paar Stunden mit einem Kollegen.

Tauchen Sie ganz ein in die Unterschiede, die diese Veränderungen oder neuen Erfahrungen mit sich bringen, so als ob Sie sich an einen anderen Ort begeben hätten.

Sich distanzieren

- Wenn Sie merken, daß Sie stark gestreßt sind, entfernen Sie sich von dem Platz, an dem Sie leiden. Entfernen Sie sich *körperlich*.
- Machen Sie das, was Sie normalerweise *nicht* tun. Wenn Sie sich normalerweise hinsetzen, machen Sie einen Spaziergang. Wenn Sie normalerweise fernsehen, fahren Sie mit dem Bus in die Stadt, und gehen Sie ins Kino.
- Geben Sie sich der andersartigen Erfahrung voll und ganz hin. Genießen Sie Aussicht und Geräusche, beobachten Sie die Leute, nehmen Sie die Unterschiede in der Umgebung wahr. Betrachten Sie diese Unterschiede als positiv.
- Wenn Sie nicht weggehen können, schaffen Sie auf andere Art Abstand zu Ihrer stressigen Situation. Setzen Sie sich anders hin, ändern Sie etwas an Ihrer Kleidung, nehmen Sie einen anderen Stuhl, benutzen Sie andere Werkzeuge – und wenn es nur für ein paar Stunden ist.
- Praktizieren Sie die Power-Atmung und andere Techniken aus diesem Buch.

Mit konkreten Ängsten umgehen

Seien Sie froh, wenn Sie wissen, wovor Sie sich fürchten – egal, ob diese Ängste begründet, unbegründet, eingebildet oder absurd sind. Denn damit geht es Ihnen besser als den meisten Menschen, die unter Ängsten leiden.

Wer unter *unbestimmten Ängsten* leidet, ist wahrhaft nicht zu beneiden. Diese Menschen wissen nicht, warum sie sich angespannt und ängstlich fühlen, es ist einfach so, und der Zustand verschlimmert sich, wenn sie versuchen, die Ursachen ihrer Spannungen herauszufinden.

Wenn Sie zu dieser Gruppe zählen, gewinnt Angst eine große Eigendynamik: Es genügt schon, daß Sie sich über eine Sache Gedanken machen, und schon beginnen Sie sich um andere Dinge zu sorgen. Viele Kapitel in *Wege zur Ruhe* beschäftigen sich damit, wie man diese Verhaltensmuster durchbrechen kann.

Dieses nun widmet sich den *konkreten*, den benennbaren Ängsten.

Der erste und gleichzeitig vernünftigste Weg, damit umzugehen, ist, sich dem Problem zu nähern, wie man sich jeder anderen Aufgabe auch nähern würde.

- Benennen Sie Ihr Problem.
- Legen Sie fest, was Sie in bezug auf Ihr Problem erreichen wollen.
- Wägen Sie die Vor- und Nachteile der verschiedenen Handlungsmöglichkeiten ab.
- Unternehmen Sie die notwendigen Schritte, um Ihr Ziel zu erreichen.
- Ihr Problem verschwindet auf Nimmerwiedersehen (oder Sie probieren einen anderen Weg).

Das klingt doch einfach, oder? Aber da das Unterbewußtsein nun mal so ist, wie es ist, wird dieser logische, vom gesunden Menschenverstand gesteuerte Ansatz ein frustrierendes Ende nehmen, weil das Unterbewußtsein zu dem, was Sie von ihm wollen, *verführt* werden will.

Die Rahmen-Technik

Die auf S. 114 beschriebene Rahmen-Technik sollte Sie von einem gestreßten in einen Zustand der Ruhe bringen. Aber sie ist auch hervorragend dazu geeignet, mit konkreten Ängsten umzugehen. Wenn Sie sie visualisieren können, lassen sie sich so angehen – dazu braucht es nicht mehr als etwas Vorstellungskraft und Kreativität.

Nehmen wir den Fall, Sie hätten einen wütenden Nachbarn. Mit der Rahmen-Technik müssen Sie nichts weiter tun, als vor Ihrem inneren Auge ein Bild dieses wutschnaubenden Menschen heraufzubeschwören, das ihn dampfend und qualmend zeigt wie eine alte Lokomotive. Dann schrumpfen Sie dieses Bild, bis es schön in einen hübschen, kleinen Bilderrahmen paßt. Als nächstes verkleiden Sie den Grund Ihrer Furcht, zum Beispiel als Rotkäppchen oder mit hochhackigen Schuhen und Strapsen. So läßt sich doch viel leichter mit ihm umgehen, oder?

Lesen Sie das Kapitel über die Rahmen-Technik noch einmal, und überlegen Sie, wie Sie sie für Ihren Zweck nutzen können.

Noch eine So-tun-als-ob-Technik

Die So-tun-als-ob-Technik von S. 122 war ursprünglich dafür gedacht, mit unspezifischen, das heißt nicht genau zu benennenden, Ängsten umzugehen. Wenn Ihr Streß jedoch von *konkreten* Ängsten herrührt und Sie das Gefühl haben, erst dagegen etwas unternehmen zu müssen, bevor Sie sich wirklich beruhigen können, dann sollten Sie eine leicht abgewandelte Technik verwenden.

Denken Sie daran, daß Ihre Bemühungen auf das Unterbewußtsein abzielen, den Ursprung der meisten Ängste und Befürchtungen.

Auch das ist wieder eine Visualisierungstechnik. Auf ihrem geistigen «Großbildschirm» müssen Sie die Ursache Ihrer Ängste darstellen.

Nehmen wir an, der Gedanke, vor einem größeren Publikum zu sprechen, versetzt Sie in leichte Panik, und in Kürze haben Sie eine wichtige Rede zu halten. Als erstes müssen Sie sich vor Augen führen, wie der Ort des Geschehens wohl aussehen wird: die Bühne, die Aufstellung des Rednerpults, die Größe des Publikums, das Bühnenpersonal, das Räuspern und Stühlerücken im Auditorium. Versuchen Sie nicht, sich selbst mit ins Bild zu nehmen, visualisieren Sie allein das Umfeld.

Als nächstes kommt die So-tun-als-ob-Stufe.

Lassen Sie ein Bild von sich selbst vor Ihrem inneren Auge erstehen, das Sie als einen der überzeugendsten und selbstsichersten Redner des Landes zeigt. Die Leute kommen von überall her, um einen solchen Redner zu hören. (Wenn Ihnen das so abstrakt schwerfällt, tun Sie, als seien Sie ein anderer, erfolgreicher Redner, den Sie kennen oder von dem Sie gehört haben.)

Stellen Sie sich vor, wie dieses Wunschbild von Ihnen – einer der gefragtesten Redner des Landes – an diese Veranstaltung herangehen würde.

Stellen Sie sich vor, wie Sie sich für den Auftritt fertig machen.

Sie nehmen Ihre Kleider bei sich zu Hause aus Ihrem Kleiderschrank. Sie zeigen keinerlei Anzeichen von Nervosität.

Sie fahren mit Ihrem Wagen zum Veranstaltungsort. Entspannt und selbstsicher, Sie wissen, wie Ihre Rede ankommen wird. Der Pförtner am Halleneingang zollt Ihnen den gebührenden Respekt.

Dann betreten Sie die Bühne mit einer Selbstsicherheit, wie sie nur ein großer Redner ausstrahlt, der sein Thema völlig beherrscht. Und Sie sprechen mit einer Sicherheit und einer Überzeugungskraft, die man nur bei einem begnadeten Redner findet.

Bei dieser Übung sollten Sie Ihr Publikum «sehen», Sie sollten das zustimmende Gemurmel «hören» und «spüren», wie es ist, auf der Bühne zu stehen.

Wenn Sie Ihr Wunschbild fest in Gedanken verankert haben,

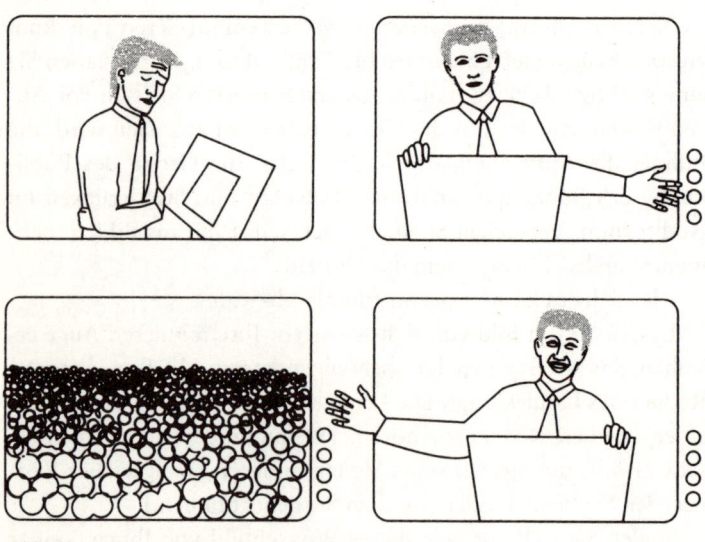

Abb. 63

tun Sie, als hörten Sie den Applaus. Tun Sie, als spürten Sie, wie Sie den Beifall entgegennehmen.

Und jetzt drehen Sie an Ihrem geistigen Bildschirm wieder den Helligkeits- und den Lautstärkeregler auf. Halten Sie inne... und nehmen Sie das Gefühl von Selbstsicherheit in dieser Situation in sich auf.

Sobald Sie vor ein echtes Publikum treten müssen, brauchen Sie nichts weiter zu tun, als mit der Power-Atmung zu beginnen und wieder so zu tun, als seien Sie dieser Redner. Und was noch viel wichtiger ist, tun Sie so, als ob die anderen diesen Redner in Ihnen sähen.

Ihre Angst wird wie weggeblasen sein.

Noch eine So-tun-als-ob-Technik

- Rufen Sie sich die Voraussetzungen für Ruhe und Entspannung in Erinnerung.

- Auf Ihrem geistigen «Großbildschirm» beschwören Sie ein Bild des Ortes oder der Situation herauf, die Ihnen am meisten Angst macht. Registrieren Sie die Farben, die Umgebung, die Geräusche, die Materialien.

- Und nun tun Sie als ob: Sie stellen sich vor, Sie seien jemand, den die Situation völlig kalt läßt – einen Menschen, der kontrolliert und voller Selbstvertrauen ist und von dem man weiß, daß ihm so etwas nichts ausmacht. Stellen Sie sich selbst dar, wie Sie sich anschicken, in die Situation einzutreten: wie Sie sich ankleiden und mit Ihrem Wagen zum Veranstaltungsort fahren.

- Nun lassen Sie Ihr Wunschbild die Szene betreten. Sie sind ruhig, selbstsicher und gefaßt.

- Zeigen Sie, wie Ihr Wunschbild die Situation selbstbewußt meistert. «Hören» Sie die Geräusche, «fühlen» Sie die Temperatur und die Materialien, «sehen» Sie, was Sie dort sehen könnten.

- Wenn Sie das nächste Mal wirklich vor dieser Situation stehen, beginnen Sie einfach mit der Power-Atmung und geben vor, diese Person zu sein. Und was noch wichtiger ist, tun Sie so, als ob die anderen Sie so sähen, wie Sie vorgeben zu sein.

Die Notizbuch-Technik

Viele ängstliche Menschen mögen diese Technik nicht; nicht etwa, weil sie so elegant ist, sondern weil sie mitten ins Herz ihrer Sorgen und Ängste trifft.

Das ist doch kein Grund zur Aufregung, mögen Sie sagen. Aber wenn wir davon ausgehen, daß die meisten ängstlichen Menschen ihre Sorgen und Nöte für bedeutsam halten – das muß nicht unbedingt für andere gelten, aber auf jeden Fall für sie selbst –, dann stellt die Notizbuch-Technik eine echte Gefahr dar.

Denn diese Technik löst Ängste und Befürchtungen in nichts auf. Sie zeigt sie als die Hirngespinste, die sie in der Regel sind.

Die Notizbuch-Technik geht davon aus, daß sich die Befürchtungen der meisten Leute auf etwas konzentrieren, das vielleicht geschehen könnte (oder bereits geschehen ist). In anderen Worten, sehr viel Streß wird von Reue und von Erwartungen erzeugt – nicht von einem aktuellen Geschehen, nicht einmal von einem bevorstehenden Ereignis, sondern einfach von der Befürchtung, daß etwas Bestimmtes geschehen könnte.

Wenn man sie genauer betrachtet, erweisen sich die meisten Sorgen vom «Erwartungstyp» als unbegründet. Und natürlich ist auch alles Grübeln über die Vergangenheit sinnlos (es sei denn, die Ereignisse hätten tatsächlich einen Nachhall in der Zukunft).

Vermutlich besitzen Sie bereits alles, was Sie für diese Technik benötigen: ein Notizbuch und einen Bleistift. Diese kann man auf zweierlei Weise benutzen.

Kleine Sorgen

Kleine Sorgen sind diejenigen, die sich im Laufe des Tages ansammeln oder, bei den hartgesottensten Sichsorgenmachern, in den frühen Morgenstunden auftauchen.

Wenn das geschieht, stehen Sie auf, notieren Sie das Problem, und sagen Sie zu sich selbst, daß Sie es ein anderes Mal in Angriff nehmen werden, zum Beispiel am nächsten Tag mittags um zwölf.

Lassen Sie diese Art, Verabredungen mit sich selbst zu treffen, zu einem Ritual werden.

Indem Sie so handeln, verschieben Sie Ihr Problem nicht nur auf einen Zeitpunkt, den *Sie* bestimmen, sondern Sie sind schon auf dem besten Weg, eine Lösung dafür zu finden.

Wenn eine Lösung gebraucht wird, hat Ihr Unterbewußtsein bereits *vor* dem Termin alles Notwendige für Sie erledigt. Während es nach einer Lösung sucht, leben Sie ganz normal weiter.

Lernen Sie, Ihrem Unterbewußtsein in diesen Dingen zu vertrauen. Es ist unendlich viel kreativer als Ihr bewußtes Denken und spezialisiert darauf, Lösungen für schwierige Aufgaben zu finden. Damit es seine Talente wirklich entfalten kann, müssen Sie nichts weiter tun, als ihm Ihr Vertrauen schenken und das bewußte Denken für die Suche nach der Lösung ausschalten.

Bitte unterschätzen Sie die Macht des Unterbewußtseins bei der Bewältigung solcher Aufgaben nicht! Vertrauen Sie dem Ihren, und es wird für Sie arbeiten.

Große Sorgen

Große Sorgen sind solche, die Sie sich nicht aus dem Kopf schlagen können. (Aus diesem Grund ist es auch nicht möglich, sie zur Lösung an das Unterbewußtsein zu übergeben.) Doch selbst dafür gibt es ein einfaches Rezept.

Nehmen Sie Ihren Bleistift, und schreiben Sie unten auf die Seite, was Ihnen Sorgen macht (Abb. 64 b).

«Ich habe Angst, daß ich meinen Job verlieren könnte.»

«Ich habe Angst, daß mein Freund (meine Freundin) mich hintergehen könnte.»

«Ich habe keinen Erfolg bei Männern (bei Frauen).»

Oben auf die Seite schreiben Sie, welches Ergebnis Sie durch das Beseitigen der Sorge erzielen wollen. Achten Sie darauf, daß es positiv formuliert und (an Ihrer Situation gemessen) realistisch ist. Unterstreichen Sie das Ergebnis.

«Ich werde lange auf meiner Stelle bleiben.»

«Mein Freund (meine Freundin) wird mich nicht betrügen.»

(Beachten Sie, daß das etwas anderes ist als zu schreiben: «Ich werde feststellen, daß er [sie] mich nicht betrügt.»)

«Ich habe Erfolg bei Männern (bei Frauen).»

Blättern Sie um. Oben auf die Seite schreiben Sie noch einmal, welches Ergebnis Sie erzielen wollen. Als nächstes ziehen Sie mitten auf der Seite eine senkrechte Linie. Über die linke Spalte schreiben Sie «-», über die rechte «+» (Abb. 64c). Links listen Sie nun alles auf, was Sie daran hindert, Ihr Ziel zu erreichen. Und rechts notieren Sie alle Ihre Möglichkeiten und Gelegenheiten (beziehungsweise welche Qualitäten und Ressourcen Sie besitzen), um das oben formulierte Ziel zu erreichen.

Blättern Sie um, und schreiben Sie wiederum das gewünschte Ergebnis oben auf die Seite.

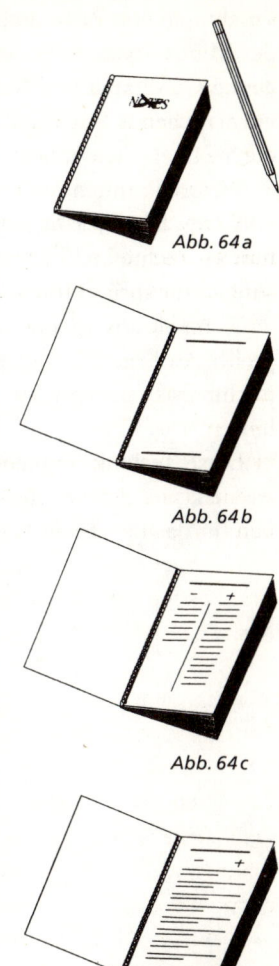

Abb. 64a

Abb. 64b

Abb. 64c

Abb. 64d

Nun listen Sie die Möglichkeiten auf, wie Sie mit Hilfe Ihrer Qualitäten und Ressourcen in der Plus-Spalte die Hindernisse aus der Minus-Spalte überwinden können (Abb. 64 d). Wenn es nicht genug Qualitäten und Ressourcen gibt, gehen Sie zurück auf die vorhergehende Seite, und schreiben Sie ein paar von denen dazu, die Sie übersehen haben.

Wenn Sie unten auf der Seite angekommen sind, sollte eines von zwei Dingen eingetreten sein: Entweder sind Ihre Probleme nun ins rechte Licht gerückt und sehr geschrumpft, oder die Lösung dafür springt Ihnen förmlich ins Auge.

Wenn Sie aus irgendeinem Grund am Ende des Verfahrens kein greifbares Ergebnis haben, dann kann es sinnvoll sein, die Ziele nochmals zu überprüfen, die Sie sich auf der ersten Seite gesteckt hatten.

Diese Technik ist nicht nur sehr hilfreich, um Sorgen zu zerstreuen, sie gehört auch zu den machtvollsten Problemlösetechniken für das Berufsleben. Machen Sie Gebrauch davon.

Die Notizbuch-Technik

- Schreiben Sie Ihre größte Sorge unten auf die Seite.
- Das, was Sie erreichen wollen, schreiben Sie oben auf die Seite.
- Blättern Sie um. Wieder schreiben Sie Ihr Wunschergebnis oben auf die Seite.
- Teilen Sie die Seite in eine Plus- und eine Minus-Spalte. Auf die Minus-Seite schreiben Sie, was Sie daran hindert, Ihr Ziel zu erreichen. Auf die Plus-Seite schreiben Sie die Qualitäten und Ressourcen, die es Ihnen ermöglichen könnten.
- Blättern Sie um. Wieder schreiben Sie Ihr Wunschergebnis oben auf die Seite.
- Nun listen Sie die Möglichkeiten auf, wie Sie mit Hilfe Ihrer Qualitäten und Ressourcen in der Plus-Spalte die Hindernisse aus der Minus-Spalte überwinden können. (Wenn es nicht genug Qualitäten und Ressourcen gibt, gehen Sie zurück auf die vorhergehende Seite und suchen nach weiteren.)
- Auf dieser Seite sollte nun das Ende Ihrer Sorge sowie ein Weg zum Wunschergebnis zu finden sein.

Teil 3

Dauerhaft Ruhe finden

Die Bausteine der Ruhe

Um Ruhe, echten Frieden und Zufriedenheit zu finden, muß man mehrere Lebensbereiche im Auge behalten. Ich nenne das die Bausteine der Ruhe. Im einzelnen sind das der feste Vorsatz, eine Veränderung herbeiführen zu wollen, Meditation, Ernährung, Bewegung, Selbstlosigkeit und innere Einstellung.

Wenn wir davon ausgehen, daß Sie den festen Vorsatz gefaßt haben, mehr Ruhe in Ihr Leben zu bringen, brauchen Sie nichts weiter zu tun, als sich auf *einen der drei folgenden Bereiche* zu konzentrieren. Ideal wäre es natürlich, wenn Sie sich auf alle einstellen könnten.

Abb. 65

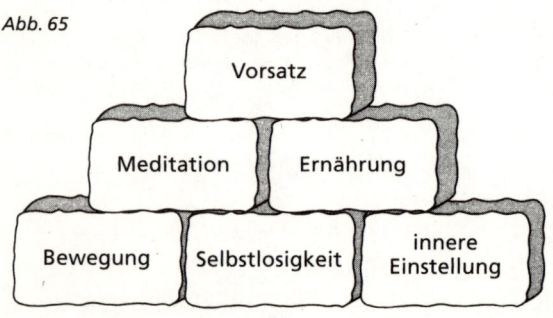

Der feste Vorsatz

Die wichtigste Überlegung, um langfristig Ruhe zu finden, ist der Entschluß, sich darum zu bemühen. Wenn Sie anerkennen, daß der Hang zu Streß und innerer Unruhe nur in seltenen Fällen eine vorübergehende Erscheinung ist, und Sie das ändern wollen, sind Sie schon auf dem besten Weg.

Auf den folgenden Seiten finden Sie eine Reihe von Techniken und Lebensstil-Alternativen, die es ermöglichen, einen streßgeplagten, verspannten Menschen in ein leuchtendes Beispiel für die sprichwörtliche «Ruhe in Person» zu verwandeln.

Machen Sie sich einige davon zu eigen, und Sie werden ruhig, zufrieden und belastbarer, als Sie es sich je hätten träumen lassen. Folgen Sie diesen Vorschlägen, und Ihr Leben wird über die Maßen bereichert werden. Halten Sie sich daran, und in ein paar Jahren werden Sie an dieses Kapitel als den Wendepunkt in Ihrem Leben zurückdenken.

Meditation

Immer wenn ich über die Kraft der Meditation spreche oder schreibe, setze ich mich der Kritik aus, zuviel zu versprechen oder vor Begeisterung das rechte Maß an Bescheidenheit vermissen zu lassen. Aber Berge von Briefen und die zahlreichen Anerkennungen und Empfehlungen, die ich für mein Buch *The Calm Technique* über die Jahre erhalten habe, bestätigen meinen Glauben an diese mächtige Fähigkeit.

Mit New Age oder phantastischen neuen Entdeckungen hat das alles wenig zu tun. Ich beschreibe einfach Wahrheiten und Methoden, die in weiten Teilen der Welt für selbstverständlich erachtet werden.

Wenn Sie sich diesen Techniken mit Hingabe und aufrichtigem Interesse zuwenden, wenn Sie keine Sofortlösung oder kosmisches Trallala suchen, werden Sie die lebensverändernde Kraft der Meditation entdecken, die Ihnen ein echtes Gefühl der Ruhe vermittelt.

(Die Meditation wird ab Seite 348 ausführlich beschrieben.)

Ernährung

Wenn es etwas gibt, das Ihren Gemütszustand in gleichem Maß beeinflußt wie Ihre Gesundheit, dann ist es Ihre Ernährung.

In einem der vorangegangenen Kapitel (s. S. 250 ff.) ging es bereits darum, daß bestimmte Lebensmittel als «beruhigende Lebensmittel» bezeichnet werden können, da sie dämpfend auf Ihre Streßlevel wirken – vor allem auf lange Sicht.

Bewegung

Die Bedeutung von körperlichem Training für die Gesundheit muß hier nicht weiter diskutiert werden. Aber Bewegung ist nicht nur für den Körper gut, für Ihre psychische Verfassung ist sie mindestens genauso wichtig.

Regelmäßige Bewegung verringert die Auswirkungen von Streß auf den Körper.

Regelmäßiges Training hilft Ihnen, besser damit umzugehen.

Regelmäßiges Training sorgt dafür, daß Sie sich ruhiger und zufriedener fühlen.

Wenn Sie der Gedanke an Schweiß und Muskelkater graust, machen Sie ausgedehnte Spaziergänge und Wanderungen. Gehen erfordert keine besonderen Talente oder Ausrüstung und ist die entspannendste und wohltuendste aller körperlichen Übungen.

Es gibt keinen besseren Start in einen ruhigen Tag als vierzig Minuten strammes Gehen bei Sonnenaufgang. Gehen Sie. Und denken Sie an die Power-Atmung.

Selbstlosigkeit

Es gibt eine sehr befriedigende und sinnvolle Methode, den eigenen Streß zu lindern – vor allem auf lange Sicht: Helfen Sie anderen dabei, mit dem ihren umzugehen.

Wenn Sie sich ganz darauf konzentrieren, einem anderen Menschen zu helfen, überwinden Sie die Ich-Bezogenheit Ihres eigenen Stresses und Ihrer Unruhe. Untersuchungen zeigen, daß die meisten Menschen, kurz nachdem sie anderen geholfen haben, ein erhebendes Gefühl verspüren, das Gefühl, etwas geleistet zu haben. Das wiederum führt zu besserer Gesundheit und zu innerem Frieden.

Darüber hinaus vermindert karitatives Handeln das Gefühl von Isolierung, das häufig mit Streß einhergeht, selbst bei Menschen, die sich nicht als einsam bezeichnen würden. *Der direkte Kontakt mit dem Empfänger ist ein notwendiger Teil dieses Mechanismus*; eine Spende allein reicht unter Umständen nicht aus.

Um langfristig Ruhe und Erfüllung zu finden, suchen Sie nach Möglichkeiten, anderen zu helfen. Sie werden reich belohnt werden.

Die innere Einstellung

Was kommt zuerst: Ruhe oder eine positive Lebenseinstellung?

Das spielt fast keine Rolle. Wenn es Ihnen gelingt, einen Zustand echter Ruhe aufrechtzuerhalten, dann werden Sie glücklich und zufrieden sein. Wenn Sie umgekehrt glücklich und zufrieden sind, ist es für Sie ein leichtes, Ruhe zu finden.

Optimismus ist die wichtigste innere Einstellung, die Sie anstreben können. Das hilft Ihnen nicht nur dabei, ruhig zu werden, sondern bringt Ihnen auch mehr Glück, mehr Gesundheit, befriedigendere zwischenmenschliche Beziehungen und deutlich verbesserte Kommunikationsfähigkeiten.

Wie wird man Optimist?

Achten Sie einmal auf das, was Sie sagen und denken. Vermeiden Sie alle negativen Ausdrücke; versuchen Sie in allem, was Sie sagen und denken, das Positive zu finden. Wenn Sie trotzdem dem Negativen erliegen, versuchen Sie, es mit einem Bombardement positiver Interpretationen des gleichen Gedankens zu überdecken. Anstelle von «Ich muß heute noch so viel erledigen» sagen Sie «Zum Glück bin ich vollauf beschäftigt» oder «Sinnvolle Arbeit und Aufgaben zu haben, ist sehr befriedigend».

Stellen Sie sich selbst (vor Ihrem inneren Auge) mit einem Lächeln und voller Enthusiasmus dar. Holen Sie dieses geistige Bild mehrmals am Tag hervor. Lachen Sie, wann immer es etwas zum Lachen gibt.

Und schließlich: Tun Sie alles, was Sie tun, mit ganzem Herzen. Selbst wenn eine Aufgabe unangenehm ist, erledigen Sie sie so sorgfältig und gewissenhaft wie möglich. Jeder Zen-Jünger wird Ihnen bestätigen, daß dies ein bewährter Weg zu innerer Ruhe und Zufriedenheit ist.

In Ruhe arbeiten

Die meisten der in diesem Buch beschriebenen Methoden lassen sich sowohl in der Fabrikhalle als auch im Büro als auch zu Hause durchführen. Vielleicht müssen Sie hier und da Ihre Vorstellungskraft etwas mehr bemühen, damit sie in jeder Lage funktionieren, aber es lohnt den Aufwand in jedem Fall.

Der Arbeitsplatz ist für jeden ruhigen Menschen ein echter Prüfstein. Es scheint so, als seien diese acht Stunden am Tag eigens zu dem Zweck erfunden worden, um jede Andeutung von Ruhe aus Ihrem Leben zu entfernen und Sie bis zum Ende des Tages mit so viel Druck und Verpflichtungen zu belasten, daß der nächste ganz genauso aussehen wird.

Kommt Ihnen Ihr Arbeitsalltag so vor?

Die Ursachen von Streß am Arbeitsplatz

Streß am Arbeitsplatz liegt in den meisten Fällen einer der folgenden vier Faktoren zugrunde: Zeitdruck, Erwartungsangst, die persönliche Situation sowie Zwischenmenschliches. Alle Streßfaktoren aus diesen Bereichen kann man mit vielen Techniken aus diesem Buch angehen.

Zeitdruck

Diese Art von Druck ist uns allen bestens bekannt. «Zeit ist Geld.» Termine rücken näher, die Zeit läuft einem davon, der Tag hat nicht genügend Stunden. Alle diese Probleme können durch eine Änderung der inneren Einstellung überwunden werden – in erster Linie, danach kommt ein vernünftiges Zeitmanagement.

Erwartungsangst

Darüber haben wir an anderer Stelle gesprochen – gemeint ist die Furcht vor eingebildeten drohenden Problemen oder Situationen. Dazu zählt die Angst vor dem finanziellen Risiko oder Schaden, vor Verantwortung oder abstrakter: Autoritätsfurcht und Versagensangst.

Die persönliche Situation

Dazu gehört Ihr Arbeitsumfeld: Position, Ansehen, das Ausmaß an Kontrolle, das Sie über Ihre Geschicke besitzen. Weiter zählen dazu auch Umweltfaktoren wie Hitze, Kälte, Feuchtigkeit, Dunkelheit, Helligkeit, Trockenheit, Nässe, Lärm, Vibrationen, Verschmutzung (Rauch, Gerüche, Gase, Staub, Schadstoffe), gefährliche Arbeit und Verletzungen.

Zwischenmenschliches

Damit sind natürlich die Menschen gemeint, mit denen beziehungsweise für die Sie arbeiten, und wie die Beziehungen zwischen Ihnen und diesen beschaffen sind. Dazu gehören auch Kunden und entferntere «Streßquellen» wie der Verwaltungsrat oder Aufsichtsbehörden.

Das Zwischenmenschliche will ich in diesem Zusammenhang jedoch nicht eingehend behandeln. Hier spielen vielfältige Beziehungskomponenten eine Rolle, und diese können in einem Buch über Techniken nicht angemessen angesprochen werden.

Ein Streßmanagementberater würde mit ziemlicher Sicherheit versuchen, Ihr Streßproblem am Arbeitsplatz durch Veränderung in den Arbeitsabläufen zu lösen. Vermutlich böten er oder sie eine Reihe von Lösungen an – von der Einrichtung halbautonomer Arbeitsgruppen über Zielsetzungsübungen bis zu organisatorischen Veränderungen. Er oder sie würde dafür plädieren, daß Sie am Entscheidungsprozeß teilhaben sollten; daß Sie eine schriftliche Arbeitsplatzbeschreibung erhalten sollten; daß Sie an Ihrem

Arbeitsplatz natürliches Licht haben sollten und so weiter. Doch die besten Lösungen liegen ganz bei Ihnen.

Sie allein können Ihre Reaktion auf die Arbeit steuern. Sie allein können dafür sorgen, daß die Arbeit eine Herausforderung und keine Strafmaßnahme für Sie darstellt. Ihnen sind die folgenden Übungen gewidmet.

Die Schlüssel zu einem streßfreien Arbeitsplatz

Die Schlüssel, mit denen man den Streß am Arbeitsplatz beseitigt – oder zumindest unter Kontrolle hält –, sind fast die gleichen, die effektives Arbeiten ausmachen. Sie hängen mit den oben genannten vier größten Streßfaktoren am Arbeitsplatz zusammen.

Zeitdruck

Übernehmen Sie nur, was Sie auch erfüllen können.
 Das bezieht sich sowohl auf Verantwortung wie auf Termine. Konzentrieren Sie sich nur auf Ihre Aufgaben, setzen Sie sich vernünftige Termine, und das Zeitproblem löst sich von selbst.
Reservieren Sie sich täglich zwanzig Minuten für Entscheidungen und Organisatorisches.
 Nutzen Sie diese Zeit, um den Tag zu planen, den Schreibtisch aufzuräumen, die Werkzeuge zurechtzulegen, Ziele zu formulieren. Lassen Sie keine anderen Gedanken oder Unterbrechungen zu. (Wenn Ihnen Ihre Position das nicht erlaubt, beginnen Sie zwanzig Minuten früher mit der Arbeit.)
Tun Sie nicht mehr, als an einem Tag getan werden kann.
 Geben Sie während der Arbeitszeit Ihr Bestes, aber lassen Sie alles zurück, wenn Sie nach Hause gehen. Am nächsten Tag machen Sie einfach da weiter, wo Sie aufgehört haben.

Erwartungsangst

Versuchen Sie nur, etwas zu kontrollieren, was für Sie auch kontrollierbar ist.
 Wenden Sie die Notizbuch-Technik an, um Strategien zu entwickeln, und unterscheiden Sie zwischen dem, was machbar

ist, und dem Unmöglichen. Dann verwenden Sie Ihre Energie nur auf solche Aufgaben, die für Sie zu lösen sind; die anderen übergeben Sie an jemand anderen.

Die persönliche Situation

Lernen Sie die Routine schätzen.
Jeder Beruf hat Routineelemente. Lernen Sie diese automatischen Abläufe als Streßbremsen einzusetzen. Wenden Sie die Prinzipien aus dem folgenden Kapitel «Mit Hingabe» an, um diese Zeit optimal zu nutzen.
Nehmen Sie sich die Zeit, kein Rädchen im Getriebe zu sein.
Dies ist vielleicht das wichtigste Prinzip auf dieser Seite. Scheren Sie täglich für eine halbe Stunde aus Ihrer Funktion als Rädchen im Getriebe aus. Machen Sie einen Spaziergang um den Block. Gönnen Sie sich ein Nickerchen am Schreibtisch (wenn möglich). Bringen Sie die Post zum Briefkasten. Diese Zeit ist für jeden Berufstätigen wichtig, wichtiger als das Mittagessen oder Kaffeepausen. Lernen Sie sie schätzen.

Zwischenmenschliches

Tun Sie jeden Tag etwas für einen anderen.
Kennen Sie etwas Besseres, als die Initiative zu ergreifen und einem anderen wie auch immer zu helfen, um den Umgang miteinander entspannter zu gestalten?
Mischen Sie sich unter die Siegertypen.
Verbringen Sie mehr Zeit mit Leuten, die für Sie ein Vorbild sind – positiv, streßfrei, erfolgreich. Wenn Sie das tun, haben Sie bessere Chancen, so zu werden wie diese. (Umgekehrt meiden Sie negative miesepetrige Menschen und negative Gespräche.)

Meiden Sie Typ-A-Menschen.
Das klingt vermutlich hart, aber wenn Sie ein Typ-A-Mensch sind, sollten Sie anderen Typ-A-Leuten möglichst fernbleiben. Wenn Sie ihnen nicht aus dem Weg gehen können, vermeiden Sie es wenigstens, mit ihnen zu streiten oder zu wetteifern.

Lassen Sie sich den Spaß nicht verderben.
Suchen Sie vor allem nach den positiven, amüsanten oder gar lächerlichen Aspekten Ihrer Tätigkeit.

Mit Hingabe

Meine Großtante arbeitete über vierzig Jahre in der Wäscherei eines Krankenhauses. Sie arbeitete dort immer noch, als sie schon weit über achtzig war. In all den Jahren fand sie diese eintönige und schweißtreibende Schwerarbeit anregend und ausgesprochen erfüllend. Wie war das möglich?

Haben Sie sich je gefragt, warum Ihre Großmutter Stunde um Stunde häkeln kann und daraus tiefen inneren Frieden und Befriedigung zieht, obwohl derselbe ewig gleiche Zeitvertreib Sie in wenigen Minuten zum Wahnsinn treiben würde?

Haben Sie sich je gefragt, warum der Mann am Fließband tagein, tagaus Löcher in Edelstahlplatten bohren kann und dabei ohne Unterlaß pfeift und lacht, während Sie schon nach zehn Minuten solcher Monotonie ein reizbares Wrack wären?

Haben Sie sich je gefragt, warum die Frau am anderen Ende der Straße frohgelaunt einen Korb Bügelwäsche nach der anderen annimmt und aus dieser Tätigkeit tiefe innere Befriedigung zieht (ohne sich beim Bügeln mit Fernsehen ablenken zu müssen), während Sie schon beim Gedanken an drei zu bügelnde Blusen das kalte Grausen überkommt?

Liegt es daran, daß diese Leute beschränkter sind als Sie? Haben sie eine höhere Frustrationsschwelle oder einen niedrigeren Erwartungshorizont als Sie? Sind sie Ihnen womöglich *überlegen*?

Glauben Sie, daß nichts davon zutrifft? Glauben Sie, daß diese Menschen, ohne es zu wissen, instinktiv, eine der mächtigsten Methoden zur Beruhigung anwenden? Genau das ist es.

Das Geheimnis der Monotonie

Die Wiederholung ist ein Element, das bei den meisten beruhigend wirkenden Meditationsformen vorkommt. Viele der bekannteren Meditationstechniken bedienen sich eines Hilfsmittels namens Mantra, das ist ein Wort oder ein Ton, der immer und immer wieder wiederholt wird.

Woran liegt es nun, daß diese Wiederholung in der Meditation beruhigend wirkt, jedoch in anderen Bereichen Frustrationen und Spannungen hervorrufen kann?

Fließbandarbeiter empfinden die ständige Wiederholung der ewig gleichen Handgriffe als Streß und ziehen wenig Befriedigung aus ihrer Arbeit. Für Hausfrauen, die ihre Tage damit zubringen, ein Kleidungsstück nach dem anderen zu bügeln – und dafür häufig wenig Anerkennung erhalten –, ist die Hausarbeit der Gipfel der Frustration. Menschen, die in der Datenerfassung beschäftigt sind und tagein, tagaus Zahlen in den Computer eingeben müssen, leiden oft unter starken Verspannungen und anderen streßbedingten Gesundheitsproblemen.

Was läßt aus einer Art der Wiederholung Ruhe entstehen, während eine andere zum nervenaufreibenden Gegenteil führt?

Die Antwort hat nichts mit Meditationstechniken zu tun oder mit dem Grad der beruflichen Zufriedenheit – wesentlich ist, welches Maß an Kontrolle man über seine Arbeit hat oder nicht hat.

Oder *glaubt*, nicht zu haben.

Bei der Meditation liegt alles in Ihren Händen: Sie können anfangen, wann Sie wollen; wenn Sie möchten, stehen Sie auf und machen sich eine Tasse Tee; so Sie das beschließen, können Sie auch ganz damit aufhören. Am Fließband, am Bügelbrett, bei der Datenerfassung jedoch wird Ihnen die Kontrolle verweigert. Meistens ist eine andere Person dafür zuständig, sie trägt die Verantwortung, sie gibt das Tempo vor.

Was nun folgt, ist eine Technik, die der Arbeit ihren monotonen und profanen Charakter nehmen (und seien wir ehrlich: jede

Arbeit ist irgendwann profan) und sie in eine ruhespendende, erfüllende Übung verwandeln soll. Außerdem ist diese Technik nicht auf den Arbeitsplatz beschränkt: Sie funktioniert beim Stricken genauso gut wie bei Leselernübungen mit den Kindern, langen Autofahrten oder Dauerläufen.

Der Schlüssel zu dieser Technik ist die Hingabe. (Wer mit Zen ein wenig vertraut ist, weiß nun, aus welcher Quelle ich mich bediene.)

Nehmen wir einmal an, Sie hätten eine lange, hohe Mauer in einem Kaufhaus von Hand zu streichen – 100 Meter platte, langweilige Wand, ohne Bögen oder Fenster zur Abwechslung, ohne Gesellschaft oder Unterhaltung zur Zerstreuung und ohne dicke Belohnung am Ende, die einem das Gefühl gäbe, es sei der Mühe wert gewesen. Wenn es Ihnen ähnlich geht wie mir, können Sie sich keine ödere Beschäftigung vorstellen. (Ich entschuldige mich hiermit bei allen berufsmäßige Malern: Ich kann Sie nur bewundern.)

Einer solchen Aufgabe kann man sich auf zweierlei Weise nähern.

Sie können dasselbe tun wie die meisten anderen Menschen auch: Alle dreißig Sekunden denken Sie daran, welch gigantische Aufgabe noch vor Ihnen liegt, wie lange es noch dauert bis zum Mittagessen, was Sie doch für ein Pechvogel sind, daß Sie ausgerechnet die längste und langweiligste Wand im ganzen Universum zu streichen haben, daß Sie bei dem herrlichen Wetter viel lieber draußen wären und daß Sie für all die Mühe nicht einen Pfennig erhalten werden, weil man Ihnen das Geld bereits im Juni letzten Jahres im voraus bezahlt hat. Sie wären nicht allein, wenn Sie die Dinge so sähen.

Aber es ginge Ihnen viel besser, wenn Sie sich entschließen könnten, das Ganze anders zu betrachten.

Sie könnten damit beginnen, die Situation zu akzeptieren. Die Aufgabe ist gestellt; wenn Sie sie nicht ändern oder zurückgeben können, sollte man das Beste daraus machen. In diesem Fall wollen wir versuchen, sie in eine beruhigende, kreative und erfüllende Übung zu verwandeln.

Wie?

Indem Sie sich vornehmen, den besten Anstrich Ihres Lebens abzuliefern. Mit diesem Vorsatz widmen Sie sich ganz perfektionistisch selbst den kleinsten Details: Kein Riß entginge Ihnen; Sie würden die Oberfläche vorbereiten, so gut es geht; jeder Pinselstrich wäre so gleichmäßig und sorgfältig wie nur möglich; Sie wären sorgsam darauf bedacht, ja keine Farbspritzer auf den Betonboden kommen zu lassen. Sie wären ganz in Ihre Arbeit versunken.

Und Wunder über Wunder... schon nach wenigen Minuten wären Sie ruhiger und entspannter, als Sie es sich für eine Arbeit hätten vorstellen können – trotz der Konzentration, die Sie dafür aufbringen mußten. Ihnen käme es vor, als verginge die Zeit im Flug und der Tag im Nu. Vor allem aber würden Sie ein hohes Maß an Befriedigung darüber empfinden, eine Aufgabe so gut wie nur möglich erfüllt zu haben.

Spannungen entstehen, wenn Sie Ihre Aufmerksamkeit teilen. Richten Sie Ihre Aufmerksamkeit jedoch allein auf eine Sache, bringt Ihnen das nicht nur Ruhe, sondern es macht Ihre Arbeit auch höchst effektiv.

Lassen Sie sich nicht von der Einfachheit dieser Methode täuschen. Sie funktioniert. Es gibt Millionen von ruhigen und zufriedenen Menschen rund um den Globus, die diese Philosophie der Hingabe wie eine Religion in ihrem Alltag praktizieren.

Außerdem läßt sich diese Methode in Bereichen anwenden, die überhaupt nichts mit Arbeit zu tun haben. Sie können sie beim Zeitunglesen, Mittagessen und Heckenschneiden anwenden.

Das wichtige ist, daß Sie sie benutzen, um Ruhe, Entspannung und Zufriedenheit zu finden, wann immer Sie möchten.

Die völlige Hingabe

- Das Zauberwort heißt: Tue nicht mehr als eine Sache zur gleichen Zeit. Und widmen Sie sich ihr ganz und gar.
- Was immer Sie auch anfangen – putzen, Auto fahren, arbeiten –, nehmen Sie sich vor, es so sorgfältig und gewissenhaft wie möglich zu tun.
- Versuchen Sie, alle äußeren Reize, wie Radio oder Gespräche, auszuschalten.
- Konzentrieren Sie sich auf jeden Schritt Ihrer Tätigkeit. Konzentrieren Sie sich auf jede Einzelheit. Bemühen Sie sich, es so effektiv zu machen, wie es geht.
- Seien Sie der beste Autofahrer auf der Autobahn. Geben Sie Ihrem Badezimmer die gründlichste Reinigung, die es je erlebt hat – oder die Sie ihm geben können.
- Fahren Sie in diesem Sinne fort, vergessen Sie, was Sie tun, fühlen Sie sich ruhig, entspannt und im Frieden mit sich selbst und der Welt.

Die Sorgenstunde

«Was du heute kannst besorgen, das verschiebe nicht auf morgen.» Unser ganzes Leben lang hämmert man uns ein, daß wir nach diesem Motto zu leben hätten. Es gehört zum Glaubensbekenntnis von Machertypen und Workaholics, und es ist ein Grundpfeiler der Arbeitsmoral. Doch so bedeutsam diese Ermahnung für die meisten Lebensbereiche sein mag, in einem gilt das genaue Gegenteil. Ich spreche von Ängsten und Sorgen.

Sie werden mir sicher zustimmen, daß es nur sinnvoll sein kann, Sorgen und Ängste wo immer möglich zu verschieben.

Das setzt natürlich voraus, daß Ihre Ängste und Sorgen bewußte, rationale Gedanken sind – was normalerweise nicht zutrifft. Wie kann man also *bewußt* Empfindungen verschieben, die unbestreitbar Produkte des *Unter*bewußtseins sind? Wie lassen sich Empfindungen überhaupt verschieben?

Eine Technik, die ich seit vielen Jahren mit großem Erfolg anwende (genaugenommen gehört sie zu den von mir am häufigsten gebrauchten Methoden), heißt die Sorgenstunde.

Es ist eine Sorgenverschiebetechnik.

Damit sie funktioniert, muß man ein paar kleine Formalitäten einhalten oder zumindest so etwas wie eine Gewohnheit entwickeln. Sie brauchen nichts anderes zu tun, als sich jeden Tag eine bestimmte Zeit für das Sorgenmachen freizuhalten. Während dieser Zeit können Sie so verbittert und negativ sein, wie Sie wollen, denn Sie haben sich vorher konditioniert zu glauben, daß Sie am Ende dieses Zeitraums davon befreit und entspannt sein werden. In neun von zehn Fällen verschwinden Ihre Sorgen.

Für mich selber habe ich nicht nur eine Zeitspanne, sondern auch einen Ort festgelegt, an dem das geschehen soll. Es ist eine Stelle, an der ich jedesmal ankomme, wenn ich spazierengehe – ich habe ihr den Namen «Streßstrecke» gegeben. Diese Strecke ist knapp einen Kilometer lang und liegt in einer Vorortstraße, die für das Geschehen selbst keine besondere Bedeutung hat.

Jedes Tagesereignis, das sich zu einer Sorge auswachsen könnte, verschiebe ich ganz offiziell auf die Sorgenstunde (oder in meinem Fall auf die «Streßstrecke»). Ich schreibe meine Befürchtungen auf und die Umstände, die sie begleiten. Ich notiere alle Einzelheiten, die notwendig sind, um eine Entscheidung zu treffen (wenn eine Entscheidung erforderlich ist). Dann gebe ich mir alle Mühe, bis zu meinem Abendspaziergang nicht mehr daran zu denken – bis ich an die «Streßstrecke» komme.

Und dann ergießt sich ein Strom von Sorgen, Ängsten, Enttäuschungen und Frustrationen in die kleine Vorstadtstraße. Glauben Sie mir, man fühlt sich hundsmiserabel. *Aber das dauert nur ein paar Minuten.* Und am Ende, am Ende der «Streßstrecke», ist mein Kopf wieder klar, die Spannung ist gewichen, die Sorgen sind verschwunden, und häufig sind meine Probleme gelöst.

Das schöne an dieser Methode ist, daß Sie kaum etwas zu tun haben, außer die einleitende Entscheidung zu treffen. Den Rest erledigt das Unterbewußtsein fast von alleine.

Wenden Sie sie regelmäßig an, und schummeln Sie nicht, dann werden Sie in der Lage sein, Ihre Sorgen willentlich abzugeben. Ich kenne keinen schnelleren Weg zur Ruhe.

Die Sorgenstunde

- Bestimmen Sie eine Zeit und einen Ort, an dem Sie täglich Ihre Sorgensitzung abhalten wollen. Vorzugsweise sollte das weder an Ihrem Arbeitsplatz noch zu Hause sein.

- Verschieben Sie alle Sorgen, Ängste, Frustrationen und allen Ärger, der sich untertags ansammelt, auf Ihre Sorgenstunde.

- Aber nehmen Sie sie bewußt wahr, mit allen ihren Einzelheiten; vielleicht machen Sie sich sogar Notizen, die Sie der Reihe nach durchgehen, wenn die Zeit gekommen ist.

- Dann schenken Sie diesen Sorgen für die festgesetzte Zeit Ihre volle Aufmerksamkeit. Tun Sie das in der Überzeugung, daß am Ende Erleichterung oder eine Lösung auf Sie warten.

- Sobald die Zeit um ist, verlassen Sie den gewählten Ort und hören auf, auch nur einen Gedanken an Ihre Probleme zu verschwenden.

- Vertrauen Sie darauf, daß Ihr Unterbewußtsein die notwendigen Lösungen besitzt.

Typ-A-Techniken

Soziologen und Mediziner teilen die Menschen traditionell gerne in handliche Kategorien ein. In den Bereichen Herz-Kreislauf-Erkrankungen und Streßmanagement sind die beiden am besten bekannten Einteilungen die Verhaltens- beziehungsweise Einstellungstypen A und B.

Beides sind natürlich Stereotype. Und niemand entspricht ganz genau dem Stereotyp. Aber dennoch werden Ihnen nicht nur die Typ-A-Verhaltensmuster, die wir hier beschreiben, sehr vertraut vorkommen, sie sind außerdem von größter Bedeutung für alle, die unter den gesundheitsschädigenden Auswirkungen von negativem Streß leiden.

Mehrere bekannte Forschungsprogramme belegen, daß Typ-A-Menschen eindeutig häufiger unter Erkrankungen des Herz-Kreislauf-Systems und streßbedingten Beschwerden leiden als solche vom Typ B. Und obwohl die Studien von Zeit zu Zeit in Frage gestellt werden, muß man lange suchen, um einen Mediziner zu finden, der diese Zusammenhänge abstreitet.

Aber was macht Typ-A-Menschen anfälliger für streßbedingte Beschwerden? Warum verhalten sich Typ-A-Menschen so selbstzerstörerisch? Wie kann ich davon ausgehen, daß die Mehrheit der Leserinnen und Leser zum Typ A gehört – und warum habe ich ein eigenes Kapitel nur zu diesem Thema eingefügt?

Die Antwort auf diese Fragen finden Sie in der folgenden Auflistung.

Typ-A-Persönlichkeiten	Typ-B-Persönlichkeiten
• schaffen sich ihren Streß selbst	• haben Streß, der für sie geschaffen wurde
• sind ergebnisorientiert	• sind mehr am «Sein» als am «Haben» interessiert
• haben ein ausgeprägtes Konkurrenzdenken	• selbst wenn sie ehrgeizig sind, haben sie kein übertriebenes Konkurrenzdenken
• sind in der Regel sehr anspruchsvoll	• nehmen die Dinge etwas gelassener
• setzen sich schwierige Ziele	• sehen, was realistisch ist
• setzen sich schwer zu haltende Termine	• setzen sich vernünftige Termine
• versuchen, mehrere Dinge gleichzeitig zu tun	• gehen Aufgaben systematisch an
• treiben sich selbst bis an die Grenzen	• kennen ihre Grenzen
• sind immer in Eile	• sind locker
• sind ungeduldig	• sind weniger hektisch, weniger zwanghaft
• sind Dinge schnell leid	• haben an fast allem Interesse
• sprechen hastig und aggressiv	• sprechen langsamer, kommunizieren besser
• atmen flach und schnell	• atmen langsam und tief
• tragen ihre Anspannung in ihrer Körpersprache zur Schau	• sind erkennbar locker
• sind Ich-bezogen	• sind umgänglicher
• vergessen Details, machen Fehler	• sind gut organisiert, machen weniger Fehler

Typ-A-Persönlichkeiten	Typ-B-Persönlichkeiten
• haben einen hohen Verbrauch an Genußmitteln wie z. B. Kaffee	• genießen alles in Maßen
• haben ein schlechtes Gewissen, wenn Sie sich Ruhe gönnen	• genießen es, dem Alltag zu entfliehen

Wenn Sie die meisten Ihrer Persönlichkeitsmerkmale in der rechten Spalte finden, können Sie sich den Rest dieses Kapitels schenken. Sie werden sehr wahrscheinlich länger leben, weniger oft krank sein und weniger unter streßbedingten Problemen leiden wie Ihre Freunde auf der linken Seite. Vermutlich sind Sie auch der bessere Manager, Sie arbeiten effektiver und werden mit den Höhen und Tiefen des Alltags besser fertig.

Alle anderen haben, leider Gottes, noch einen langen Weg vor sich.

Die meisten Techniken in diesem Buch funktionieren für Typ A und Typ B gleich gut. Im folgenden beschreibe ich jedoch ein paar, die speziell dafür entwickelt wurden, den Belastungen, die sich Typ-A-Menschen mit Vorliebe aufbürden, entgegenzuwirken.

Erlauben Sie sich etwas

Typ-A-Menschen halten sich selbst gern für sehr kontrolliert. Wie man sich vorstellen kann, erfordert es beträchtliche Anstrengungen von seiten des *Bewußtseins*, diese Kontrolle auszuüben.

Was würde wohl geschehen, wenn Sie ganz bewußt beschlössen, sich die Erlaubnis zum Entspannen zu erteilen?

Sie würden sich immer noch dafür verantwortlich fühlen. Aber Sie könnten Ihr Unterbewußtsein damit nicht herumkommandieren, ihm befehlen, sich zu entspannen (was, wie Sie wissen, völlig zwecklos ist, weil das Unterbewußtsein nicht herumkommandiert, sondern verführt werden will). Wenden Sie die folgende Technik an, und Ihr Unterbewußtsein reagiert so, wie Sie es möchten.

Die Methode selbst ist sehr einfach, Sie sollten sich nur vorher die Gegenüberstellung auf S. 326 etwas genauer ansehen.

Wenn Sie morgens aufstehen, suchen Sie sich für ein paar Minuten einen ruhigen Platz und sagen laut: «Ich erlaube mir, in jeder Stunde für fünf Minuten zu entspannen und mehr wie ein Typ-B-Mensch zu sein.»

Denken Sie darüber nach, was das bedeutet. *Wiederholen Sie den Satz mindestens zehnmal.*

(Es ist typisches Typ-A-Verhalten zu behaupten, Sie könnten es sich nicht leisten, jede Stunde fünf Minuten zu opfern. Doch wenn Sie sich diese fünf Minuten nehmen, werden Sie in den restlichen fünfundfünzig Minuten wesentlich effektiver arbeiten.)

Im Laufe des Tages suchen Sie sich insgesamt noch mindestens fünfmal einen ruhigen Winkel, und dort wiederholen Sie den Satz jeweils zehnmal.

Das ist im wesentlichen alles, was Sie zu tun haben. Den Rest erledigt Ihr Unterbewußtsein.

Sollten Sie nach ein paar Tagen feststellen, daß diese Methode Sie nicht genügend entspannt, wenden Sie sie *zusammen* mit einer der folgenden Techniken an.

Erlauben Sie sich etwas

- Sehen Sie sich die Unterschiede zwischen Typ-A- und Typ-B-Verhalten (S. 326) genau an.
- Morgens suchen Sie sich als erstes einen ruhigen Platz und sagen laut zu sich selbst: «Ich erlaube mir, in jeder Stunde für fünf Minuten zu entspannen und mehr wie ein Typ-B-Mensch zu sein.»
- Denken Sie darüber nach, was das bedeutet. Wiederholen Sie den Satz fünfmal.
- Suchen Sie sich mindestens fünfmal im Laufe des Tages eine ruhige Ecke, und wiederholen Sie die ganze Übung.
- Den Rest erledigt Ihr Unterbewußtsein.

Spielen Sie Typ B

Typ-A-Menschen wollen in allem schneller, besser und erfolgreicher sein als andere. Das ist ihre Motivation.

Dennoch beweisen Studien, daß Typ-B-Menschen – obwohl sie unter Umständen etwas weniger dynamisch und ehrgeizig sind als ihre A-Gegenstücke – in der Regel besser führen, besser managen, besser kommunizieren und meistens effizienter arbeiten. Das gilt für ansonsten gleiche Ausgangsbedingungen, versteht sich.

Nach dem Typ-A-Denken wäre es also vernünftig, ab und zu wie Typ B zu sein. Wenn Ihr Unterbewußtsein ähnlich funktioniert wie meines, hat es den Charme dieser Logik bereits entdeckt.

Nehmen wir mal an, es sei für Sie eine radikale Veränderung, ganz wie Typ B zu werden. Auf jeden Fall würden Sie (als Typ-A-Mensch) diese Aufgabe in echter Typ-A-Manier mit der berühmt-berüchtigten deutschen Gründlichkeit angehen und damit all die möglichen positiven Wirkungen ins Gegenteil verkehren.

Lassen Sie uns statt dessen einen bestimmten Teil eines jeden Tages, einer jeden Woche oder eines jeden Monats auswählen, an dem Sie in die Haut eines Typ-B-Menschen schlüpfen. Sagen wir, Sie beschließen, daß Sie jeden Tag zwischen neun und zehn Uhr morgens die typischen Eigenschaften eines Typ-B-Menschen annehmen wollen (die Sie auf S. 326 nachlesen können).

Wichtig ist, daß Sie diese Eigenschaften intuitiv, nicht bewußt benutzen.

Um das zu erreichen, müssen Sie sich erst vorstellen, wie es wäre, ein Typ-B-Mensch zu sein. Sein Aussehen, seine Art zu sprechen, zu handeln, zu empfinden. Machen Sie das, indem Sie auf Ihrem geistigen «Großbildschirm» ein Bild von sich selbst heraufbeschwören, das Sie mit diesen Eigenschaften zeigt.

Irgendwo in diesem Bild befindet sich ein ganz bestimmtes Element, auf das Sie jederzeit Zugriff haben. Es könnte ein geöffneter Kragenknopf sein (im Gegensatz zum «zugeknöpften» Verhalten, das Sie normalerweise an den Tag legen) oder ein farben-frohes Halstuch (im Gegensatz zur vornehm distanzierten Perlen-kette, die Sie üblicherweise tragen) oder schlicht und einfach das Fehlen der Armbanduhr. Wir nehmen nun an, Sie hätten sich für letzteres entschieden. Legen Sie jetzt *wirklich* Ihre Armbanduhr ab.

Betrachten Sie nochmals Ihr Bild auf dem Bildschirm. Regi-strieren Sie, wieviel Typ-B-ähnlicher Sie sich ohne Armbanduhr fühlen. Registrieren Sie, wieviel weniger bedrohlich sich die Ter-mine anlassen, wie ungeheuer viel Zeit Sie noch haben, um Ihre Arbeit abzuschließen, wie Sie immer nur eine Sache zur gleichen Zeit machen *und Spaß daran haben*. Registrieren Sie, wie ruhig und entspannt Sie sich fühlen.

Sobald Sie die Typ-B-Empfindungen ganz deutlich spüren, dre-hen Sie Lautstärke und Helligkeit an Ihrem geistigen Bildschirm auf.

Ab sofort legen Sie jeden Tag, wenn die Zeit für das Typ-B-Spiel kommt, nur die Armbanduhr ab, rufen sich die Eigenschaf-ten von Typ B in Erinnerung und überlassen den Rest Ihrem Un-terbewußtsein.

Spielen Sie Typ B

- Tragen Sie in Ihren Kalender ein, wann Sie sich wie Typ B verhalten wollen. Beginnen Sie mit einer bestimmten Stunde pro Tag.
- Sehen Sie sich die Verhaltensunterschiede zwischen Typ A und Typ B genau an (S. 326).
- Rufen Sie sich die Voraussetzungen für Ruhe und Entspannung in Erinnerung.
- Auf Ihrem geistigen Bildschirm stellen Sie sich selbst als Typ-B-Persönlichkeit dar. Achten Sie darauf, wie Sie dastehen, welche Art Kleidung Sie tragen – in jedem Fall sollte es sich von dem unterscheiden, was Sie normalerweise tun oder tragen.
- Suchen Sie sich irgendeinen Gegenstand, den Sie entbehren können. Sagen wir, beispielsweise, Ihr Typ B trägt keine Armbanduhr.
- Legen Sie Ihre Armbanduhr wirklich ab.
- Nun betrachten Sie Ihr Bild auf dem Bildschirm etwas näher. Registrieren Sie, wieviel weniger bedrohlich sich die Termine anlassen. Wie ungeheuer viel Zeit Sie noch haben, um Ihre Arbeit abzuschließen. Wie Sie immer nur eine Sache zur gleichen Zeit machen *und Spaß daran haben*. Wie entspannt Sie sich fühlen.
- Nun drehen Sie Helligkeit und Lautstärke auf. Verweilen Sie für ein paar Minuten in diesem Gefühl der Entspannung.
- Schlüpfen Sie jeden Tag für mindestens eine Stunde in die Haut einer Typ-B-Persönlichkeit. Sie müssen nur die Armbanduhr abnehmen, sich die Typ-B-Eigenschaften in Erinnerung rufen und dem Unterbewußtsein den Rest überlassen.

Ein «Nein» kann positiv sein

Typ-A-Leute sind sich selbst die ärgsten Feinde. Wenn es um Arbeitsmengen, Lebensziele, Gefälligkeiten oder Hausarbeit geht, nehmen sie sich unweigerlich mehr vor, als sie vernünftigerweise schaffen können.

Warum nur? Wollen sie von sich sagen können, sie seien überarbeitet? Sind sie miserable Planer? Überschätzen sie wirklich ihre Kapazitäten? Arbeiten sie so ineffizient, daß sie nie zu Ende bringen, was sie sich vornehmen?

Die Antwort auf all diese Fragen lautet ganz klar «ja».

Ich glaube jedoch, daß den Typ-A-Menschen darüber hinaus noch eine weitere große Schwäche gemeinsam ist: Sie können nicht «nein» sagen. Sie können zu zusätzlicher Arbeit nicht «nein» sagen. Sie können nicht «nein» sagen, wenn man sie um ihre Hilfe bittet. Sie können zu Einladungen nicht «nein» sagen.

Jeder, der sich mit Zeitproblemen herumschlägt, wird mir zustimmen, daß die größten «Zeitfresser» (das heißt, die größten Streßfaktoren) nicht die großen Projekte sind, sondern all die vielen kleine Dinge, die man eigentlich nicht vordringlich erledigen müßte.

Es ist kein Geheimnis, daß viele kleine Probleme im Geschäftsleben mehr Schaden anrichten als ein großes. Und es ist ebenfalls kein Geheimnis, daß die meisten Nervenzusammenbrüche nicht eine große, sondern viele kleine Ursachen haben.

Daraus folgt, daß Sie für die großen Dinge viel besser gerüstet wären, wenn Sie die kleinen vermeiden könnten.

Aber wie macht man das? Wie sagt man «nein»? Und wann sagt man «nein»?

Ich würde Ihnen wirklich gerne eine Faustregel an die Hand geben, aber zu diesem Thema gibt es keine einfachen Antworten außer diesen:

• Legen Sie Ziele und Ergebnisse fest.
• Nehmen Sie nur Aufgaben an, die Ihnen helfen, diese Ziele und

Ergebnisse zu erreichen. (Das heißt, zu allem anderen sagen Sie «nein».)

- Lassen Sie keine Typ-A-Argumente für das Gegenteil zu.

Legen Sie Ziele und Ergebnisse fest

Dies ist die schwierigste Aufgabe im Leben der allermeisten Typ-A-Persönlichkeiten. Ich vermute, daß viele Menschen zum Typ A werden, weil sie einfach nicht dazu in der Lage sind, für sich selbst bestimmte Ziele festzulegen.

Aber Sie schaffen es.

Selbst wenn die, die Sie sich vornehmen, nicht gerade hochgesteckt oder sogar geradezu falsch sind, ist das noch besser, als gar keine zu haben. Außerdem können Sie sie ja jederzeit revidieren.

Als Ausgangspunkt nehmen wir das Ergebnis: Was werden Sie erreicht haben, wenn Sie am Ende Ihrer Bemühungen angekommen sind? Was werden Sie sein? Wie werden Sie sich fühlen?

Ergebnisse sind keine Ziele. Ergebnisse sind keine Wünsche. Ergebnisse sind realisierte Ziele und Wünsche. Von Ergebnissen spricht man immer in der Gegenwart («Ich bin so reich und erfolgreich, daß ich nie mehr zu arbeiten brauche.»). Ergebnisse werden immer in positiven Worten ausgedrückt («Ich bin ganz locker» und *nicht* «Ich bin nicht im Streß»). Ergebnisse legt man am besten über Bilder auf dem geistigen «Großbildschirm» fest.

Ziele dagegen sind lediglich Zwischenstationen auf dem Weg zum Ergebnis.

Nehmen Sie wieder Ihr Notizbuch, und schreiben Sie oben auf die Seite, welches Ergebnis (im Leben, bei Ihrer Arbeit, in einer Beziehung oder was Ihnen sonst wichtig ist) Sie erreichen wollen. Daneben schreiben Sie die Zwischenschritte. Diese definieren Sie so genau wie möglich.

Bewahren Sie diese Seiten gut auf. Und werfen Sie immer mal wieder einen Blick darauf.

Nehmen Sie nur Aufgaben an, die Ihnen helfen, diese Ziele und Ergebnisse zu erreichen

Wenn Sie jemand darum bittet, etwas zu tun, das Sie nicht eingeplant hatten, haben Sie die Wahl zwischen drei Möglichkeiten:
1. Sagen Sie «ja», wenn es Ihnen hilft, das angestrebte Ergebnis zu erreichen und wenn Sie es mit Ihren Zielen vereinbaren können.
2. Sagen Sie «ja», wenn es jemandem hilft, der in ernsthaften Schwierigkeiten steckt, und es Ihre Ziele und Absichten nicht behindert.
3. Sagen Sie «nein».

Und am Ende eines Tages werden Sie sich um so besser fühlen, je öfter Sie «nein» sagen konnten.

Lassen Sie keine Typ-A-Argumente für das Gegenteil zu

Das sind die Argumente:
- Wenn ich «nein» sage, wird man mich für unfreundlich halten.
  Die Antwort: *Sagen Sie, «Tut mir leid, ich habe zuviel zu tun.*
- Wenn ich «nein» sage, hat das negative Auswirkungen auf meine Aufstiegschancen / mein Geschäft / meine Beziehung.
  Die Antwort: *Ihre Zukunftspläne in bezug auf Karriere / Geschäft / Beziehung sind bereits in Ihren Zielen und Ergebnissen festgelegt. Wenn der berufliche Aufstieg zu Ihren Zielen gehört, dann sagen Sie natürlich «ja».*
- Ich kann mich nie auf ein einziges Wunschergebnis festlegen, es gibt so viele Dinge, die ich erreichen möchte.
  Die Antwort: *Notieren Sie ein Wunschergebnis für jeden Lebensbereich – Beruf, Partnerschaft, Gesundheit et cetera.*
- Es hat keinen Wert, Ziele und Ergebnisse aufzuschreiben, denn ich werde es mir mit ziemlicher Sicherheit irgendwann anders überlegen.

Die Antwort: *Wenn Sie es sich anders überlegen, notieren Sie die neuen Ziele und Ergebnisse. Sie sind nämlich der einzige, der darüber Buch führt.*

Ein «Nein» kann positiv sein

- Legen Sie Ziele und Ergebnisse fest.
  Ergebnisse sind realisierte Ziele und Wünsche.
  Von Ergebnissen spricht man immer in der Gegenwart («Ich bin so reich und erfolgreich, daß ich nie mehr zu arbeiten brauche.»).
  Ergebnisse werden immer in positiven Worten ausgedrückt.
  Ergebnisse legt man am besten über Bilder auf dem geistigen Großbildschirm fest.
  Ziele sind lediglich Zwischenstationen auf dem Weg zum Ergebnis.
- Schreiben Sie oben auf die Seite, welches Ergebnis Sie erreichen wollen. Daneben schreiben Sie die beabsichtigten Zwischenschritte.
- Überprüfen Sie alle Bitten und neuen Aktivitäten unter dem Aspekt Ihrer schriftlich formulierten Zielsetzungen. Übernehmen Sie nur solche Aufgaben, die Ihnen helfen, Ihre Ziele und Ergebnisse zu erreichen. Sagen Sie zu allem anderen «nein».
- Lassen Sie keine Typ-A-Argumente für das Gegenteil zu.

Ein Kinderspiel

Kinder sind Naturtalente, denen nur wenige Erwachsene (besonders die Typ-A-Menschen) gleichkommen: Sie wissen instinktiv, wie man spontan ist, wie man lacht und seinen Spaß hat und wie man das Leben nimmt, wie es ist. Zu alledem kommt noch, daß sie keine Angst davor haben, Fehler zu machen.

Ist es da ein Wunder, daß Kinder im allgemeinen nicht unter dem Streß und den Ängsten der Erwachsenen leiden?

Wenn Sie es schaffen, etwas mehr wie ein Kind zu werden, vor allem in Zeiten, in denen Ihre Typ-A-Merkmale besonders stark hervortreten, dann werden Ihnen auch die kindlichen Eigenschaften zufallen, die den Streßwirkungen entgegenwirken.

Sie werden in der Lage sein, Ihre Probleme weniger ernsthaft anzugehen, und Sie werden sich über die Bürde Ihrer Verantwortung lustig machen – natürlich, ohne sie zu vernachlässigen.

Das läßt sich erreichen, indem Sie drei verschiedene Ansätze verfolgen: einen auf der «gegenständlichen», einen auf der einstellungsmäßigen und einen auf der Verhaltensebene.

Der «gegenständliche» Ansatz ist am einfachsten umzusetzen; er bleibt jedoch nicht ohne Einfluß auf Ihre innere Einstellung. Sie brauchen nichts weiter zu tun, als einen Gegenstand aus der Kinderwelt (der nicht notwendigerweise sichtbar sein muß) mit sich herumzutragen – am besten irgend etwas, das Sie an Ihre eigene Vergangenheit erinnert. Sie könnten beispielsweise ein Paar Donald-Duck-Socken oder -Unterhosen tragen. Oder Sie stecken sich eine Wasserspritzpistole (bitte eine, der man das Spielzeug ansieht) in Ihre Brusttasche. Oder wie wäre es mit einem Sack voll Murmeln? Wichtig ist, daß das Kleidungsstück oder das Spielzeug, das Sie sich aussuchen, keinen praktischen, technischen oder intellektuellen Nutzen hat; es sollte einfach nur zum Spaß da sein, um Sie daran zu erinnern, wie Sie einmal waren.

Typ-A-Leute gehen gern über den «gegenständlichen» Teil dieser Technik hinweg und konzentrieren sich lieber auf den Pro-

blemlöse-Ansatz der Einstellungsebene. Bemühen Sie sich, in dieser Situation nicht wie ein Typ-A-Mensch zu reagieren; Sie werden es nicht bereuen.

Ausgerüstet mit diesem Erinnerungsstück an glücklichere Zeiten, konzentrieren Sie sich nun auf die innere Einstellung. Das tun Sie, indem Sie ganz einfach alles, was Ihnen bedrohlich erscheint, mit den Augen eines Kindes betrachten.

Wenn Sie die Unmengen von Terminen bedrücken, stellen Sie sich vor, wie Sie das Problem sehen würden, wenn Sie ein kleines Kind wären.

Wenn Sie sich Sorgen machen, was andere über Sie oder etwas, das Sie getan haben, denken könnten, betrachten Sie das Ganze mit den Augen eines Kindes. Dann sieht alles schon gar nicht mehr so schlimm aus, oder?

Der Ansatz auf der Verhaltensebene schließlich wirkt sich ebenfalls wieder auf Ihre innere Einstellung aus.

Das einzige, was Sie tun müssen, ist, einmal pro Stunde einem kindlichen Impuls nachzugeben oder sich kindisch zu verhalten. (Das ist leichter, als es für einen Typ-A-Menschen klingt. Sie müssen daran arbeiten.)

Vielleicht schneiden Sie einfach einmal ein paar Grimassen. Oder Sie stellen sich für dreißig Sekunden auf den Schreibtisch. Oder Sie spielen in Gedanken eine kleine Szene durch, in der Sie Ihren Chef als «kleines Arschloch» bezeichnen.

Das braucht niemand zu sehen, und es sollte auch keinem praktischen Zweck dienen, außer Sie an glücklichere Zeiten zu erinnern. *Und wenn es dazu führt, daß Sie lachen oder körperliche Energie verschwenden, um so besser.*

Wissenschaftler glauben, daß Lachen eine der besten und billigsten Therapien ist, die einem Menschen zur Verfügung stehen. Lachen hilft, den Blutdruck zu stabilisieren und verbessert die Durchblutung. Es ist ein bißchen wie «inneres Aerobic».

Ein Kinderspiel

- Tragen Sie einen Gegenstand bei sich, der Sie an glückliche Kindertage erinnert, zum Beispiel ein Kleidungsstück oder ein Spielzeug. Achten Sie darauf, daß es keinen praktischen Nutzen hat. (Wenn Ihre Kinderzeit nicht so erfreulich war, nehmen Sie etwas, das Sie als Kind gerne gehabt hätten.)
- Mit diesem Erinnerungsstück immer in der Nähe konzentrieren Sie sich darauf, Ihren Tagesablauf mit den Augen eines Kindes zu sehen. Suchen Sie die heitere Seite bei Alltagskatastrophen (die die meisten Kinder nicht für einen Augenblick ernst nehmen würden). Suchen Sie nach den komischen Aspekten von «Problemlösen» und «Termineinhalten».
- Tun Sie mindestens einmal pro Stunde etwas Kindisches oder Lächerliches. Das braucht niemand zu sehen, und es sollte keinem praktischen Zweck dienen. Und wenn es dazu führt, daß Sie lachen oder körperliche Energie verschwenden, um so besser.

Fünfe gerade sein lassen

Eines der Kreuze, das die Typ-A-Menschen zu tragen haben, ist, daß sie alleine dafür verantwortlich sind, den Lebensunterhalt zu verdienen, das Geschäft in Schwung zu halten, den Haushalt zu managen, die Kinder zu erziehen, die Weihnachtsgeschenke zu besorgen und das Essen zu planen.

Jedenfalls glauben sie das.

Eines der wirksamsten Mittel gegen dieses Typ-A-Glaubenssystem ist es, die verschiedenen Aufgaben gegeneinander abzugrenzen.

Das Berufsleben beispielsweise ist eine echte Spielwiese für mißbräuchliches Typ-A-Verhalten. Man kann sich nicht nur den lieben langen Tag Gedanken machen und arbeiten wie ein Wahnsinniger, man kann seine Sorgen auch noch mit nach Hause nehmen, die ganze Nacht durch grübeln und am Ende erst recht beunruhigt sein.

Typ-B-Menschen dagegen gehen abends heim und denken an etwas anderes. Sie gehen aus und vergnügen sich. Sie geben sich «zeitverschwendenden» Freizeitbeschäftigungen hin. Sie stürzen sich auf Aktivitäten mit der ganzen Familie und pflegen ihre Beziehungen. Am anderen Tag kehren sie an ihren Schreibtisch zurück und nehmen die Arbeit da wieder auf, wo sie tags zuvor aufgehört hatten.

Und Wunder über Wunder: Dieses Typ-B-Verhalten funktioniert. Leute, die so leben, sind nicht nur entspannter bei der Arbeit, sondern in der Regel auch effektiver (wahrscheinlich, weil sie entspannter sind).

Wie lassen sich Ihre Typ-A-Triebe so zügeln, daß es auch Ihnen möglich ist, nach der Arbeit abzuschalten? So, daß auch Sie mal fünfe gerade sein lassen können?

Es ist ganz einfach. Die meisten Menschen nehmen tagaus, tagein den gleichen Weg zur Arbeit und wieder zurück. Wenn Sie zur Arbeit gehen oder fahren, dürfen Sie sich völlig Ihren Typ-A-Bedürfnissen hingeben: Sie denken an Ihre Arbeit, machen sich Notizen, grübeln über den vor Ihnen liegenden Tag.

Auf dem Nachhauseweg jedoch reservieren Sie Ihre Gedanken für etwas anderes. Stellen Sie eine Regel auf, die besagt, daß Sie am Arbeitsplatz bleiben, bis Sie getan haben, was an diesem Tag getan werden konnte, und dann ist die Arbeit zu Ende.

Sie haben frei.

Sobald Sie durch die Tür Ihrer Arbeitsstätte gehen, sagen Sie zu sich: «Ich gebe mir heute abend frei, um mich zu entspannen und mich zu vergnügen.» Ja, eine hart arbeitende Typ-A-Persönlichkeit kann es sich erlauben, es ist ihr sogar anzuraten, sich ein Vergnügen zu gönnen.

Alternativ könnten Sie sagen: «Ich gebe mir heute abend frei, um mich zu entspannen und mit meinem Partner (meiner Partnerin) ein paar schöne Stunden zu verbringen.»

Wiederholen Sie den Satz zehnmal. Laut, wenn Sie es fertigbringen.

Und nun fangen Sie an zu planen. Planen Sie ganz genau. Denken Sie an die positiven Schritte, die Sie unternehmen werden, um dieses Ziel zu erreichen. Denken Sie daran, wie gut und wie entspannt Sie sich danach fühlen werden. (Sie werden sich deswegen auch morgen auf der Arbeit besser fühlen, aber daran sollten Sie lieber nicht denken.)

Bis Sie das alles geplant haben, sollten Sie zu Hause angekommen sein.

Und dann nichts wie hinein ins Vergnügen!

Fünfe gerade sein lassen

- Wenn Sie Ihren Arbeitsplatz verlassen, sagen Sie zu sich: «Ich gebe mir heute abend frei, um mich zu entspannen und mich zu vergnügen.» Oder: «Ich gebe mir heute abend frei, um mich zu entspannen und mit meinem Partner (meiner Partnerin) ein paar schöne Stunden zu verbringen.» Sagen Sie Ihren Satz zehnmal, möglichst laut.

- Den ganzen Weg nach Hause planen Sie, wie Sie sich am besten vergnügen können oder wie Sie sich und Ihrem Partner (Ihrer Partnerin) ein paar schöne Stunden bereiten. Planen Sie alles ganz genau. Denken Sie an die positiven Schritte, die Sie unternehmen werden, um dieses Ziel zu erreichen. Denken Sie daran, wie gut und wie entspannt Sie sich danach fühlen werden.

- Machen Sie das Beste aus Ihrem freien Abend in dem Bewußtsein, daß Sie dann morgen bei der Arbeit viel entspannter und effizienter sind.

Nichtstun

Manchmal ist Nichtstun der beste Zeitvertreib. Obwohl viele Typ-A-Menschen Einzelgänger sind, erlauben sich nur wenige, sich Zeit für sich selbst zu nehmen; Zeit, in der sie nur dasitzen und nichts tun.

Halten Sie *jeden Tag* eine Zeit dafür frei, um einfach nur zu sein. Um sich von den täglichen Belastungen zu befreien. Um sich selbst zu finden.

Normalerweise braucht man zwanzig bis dreißig Minuten Zeit für sich selbst. Es könnte das erste sein, was Sie morgens «tun», oder abends das letzte oder irgendwann unter Tag stattfinden. In der Zeit für Sie selbst ist keine Gesellschaft gestattet, keine äußeren Reize, kein Gedanke an Arbeit oder andere Probleme.

Zunächst ist es unwichtig, ob Sie diese Zeit nutzen, um eine der Techniken aus diesem Buch anzuwenden, zu meditieren, die Power-Atmung zu praktizieren, oder ob Sie einfach nur dasitzen und die Wand anstarren. Wichtig ist, daß Sie sich vornehmen, diese Zeit jeden Tag mit Nichtstun zu verbringen.

Genauso wichtig ist es, die Zeit für sich selbst im Terminkalender einzutragen. Geben Sie sich zwischen zwei Terminen eine Pufferzone von einer Viertelstunde, damit Sie etwas streßfreie Zeit gewinnen.

Für das Typ-A-Denken ist das der Gipfel der Zeitverschwendung. Wenn ein Typ-A-Mensch eine Stunde oder auch nur fünfzehn Minuten frei hat, verbringt er sie mit etwas «Nützlichem» – die Post durchsehen oder Nachrichten hören.

Aber bedenken Sie: Ohne Zeit für sich selbst grübeln Sie mehr, sind anfälliger für streßbedingte Erkrankungen, Ihre Gesundheit wird angegriffen, und wahrscheinlich verringert sich auch Ihre Lebenserwartung. Sind das nicht Gründe genug, um noch einmal ernsthaft mit sich ins Gericht zu gehen?

Nichtstun

- Nehmen Sie sich jeden Tag mindestens zwanzig bis dreißig Minuten Zeit für sich selbst. Lassen Sie keine Gesellschaft, keine äußeren Reize, keinen Gedanken an Arbeit oder andere Probleme zu.
- Nutzen Sie die Zeit, um eine der Techniken aus diesem Buch anzuwenden, zu meditieren, die Power-Atmung zu praktizieren, oder sitzen Sie einfach nur da und starren die Wand an. Tun Sie das regelmäßig, und Sie werden sich weniger Gedanken machen, weniger anfällig für streßbedingte Erkrankungen sein, Ihr Gesundheitszustand wird sich verbessern, und wahrscheinlich wächst Ihre Lebenserwartung.

Selbstgespräche

Die inneren Dialoge (Worte, die Sie im Geiste gebrauchen, wenn Sie etwas durchdenken) von Typ-A-Menschen sind in der Regel gespickt mit Ausdrücken wie «muß», «sollte», «darf nicht» und ähnlichem.

Wenn Sie solchen Leuten beim Reden zuhören, klingen selbst ihre äußeren Dialoge so: «Ich muß das bis neun erledigt haben.» «Ich darf den Zahnarzttermin nicht vergessen.» «Ich müßte die Hecke vor dem Haus schneiden.» «Ich sollte bei Gesprächen mit Fremden vorsichtiger sein.»

Beachten Sie die Anweisungen, die sich diese Menschen erteilen. Es sind Anweisungen, die einen unter Druck setzen, ständige Ermahnungen, daß dies oder jenes getan oder man immer und immer mehr erreichen muß. Diese Anweisungen schaffen Druck, und sie schaffen Streß. Sie füllen nicht nur den Terminkalender, sondern erhalten auch das Gefühl aufrecht, daß immer noch mehr getan werden muß. Sie können sich nie zufrieden zurücklehnen und das betrachten, was Sie geleistet haben, weil immer noch irgendeine Aufgabe wie ein Damoklesschwert über Ihnen schwebt.

Typ-A-Leute gedeihen prächtig mit druckerzeugenden Instruktionen; diese nähren ihren Streß und ihre Spannungen.

Doch bereits mit einer anderen Wortwahl für die inneren (und äußeren) Dialoge können Sie den Druck beseitigen, den diese Art Sprache erzeugt.

Wie macht man das? Ersetzen Sie «muß» durch «will» oder «möchte», und Sie merken, wie sich Ihre innere Einstellung verändert. Sagen Sie zu sich: «Ich möchte das bis neun erledigt haben», «Ich will den Zahnarzttermin nicht vergessen», «Ich will die Hecke vor dem Haus schneiden», und Sie werden ein anderer Mensch.

Aber vielleicht gehören Sie auch zu den Leuten, die besser ganz auf «müssen» verzichten. Wenn dem so ist, ersetzen Sie «muß» durch «kann». Dann sagen Sie zu sich selbst: «Ich kann das bis neun erledigt haben.» «Ich kann den Zahnarzttermin einhalten.» «Ich kann die Hecke vor dem Haus schneiden.»

Doch welchen Weg Sie auch wählen, die neu gewonnene Freiheit gibt Ihnen die Möglichkeit, sich bei all Ihren Verpflichtungen und in Ihrem Tagesablauf besser und lockerer zu fühlen.

Selbstgespräche

- Um den Typ-A-Druck von Ihren inneren und äußeren Dialogen zu nehmen, ersetzen Sie «muß» durch «will» oder «möchte».
- Wenn Sie den Druck noch weiter verringern wollen, sagen Sie «kann» statt «muß».
- Benutzen Sie diese Art Sprache nicht nur im inneren Dialog, sondern auch im Gespräch mit anderen.

Umwege zur Ruhe

Einer der einfachsten und besten Wege zur Entspannung ist es, die Dinge dann leicht zu nehmen, wenn es Ihnen am schwersten fällt.

Es hat dann seine Bedeutung, wenn Sie gehetzt und unter Druck sind.

Das nächste Mal, wenn die Last der Welt wieder auf Ihren Schultern ruht, probieren Sie folgendes: Statt nach Ihrem aufreibenden 14-Stunden-Tag direkt nach Hause zu rasen, nehmen Sie einen anderen, längeren Weg. Sie lassen sich Zeit, schauen sich die Gegend an, hören Radio.

Alternativ lassen Sie das Auto vor der Firma stehen und nehmen einmal den Bus. Nutzen Sie die Zeit, die Verschiedenartigkeit der Welt in sich aufzunehmen, die Variationen, die das Leben zu bieten hat. Sie arbeiten den Auswirkungen von Streß entgegen, indem Sie Ihre Perspektive vergrößern, indem Sie sich die Zeit nehmen, das große Ganze zu sehen und zu erleben. Indem Sie Ihre Erfahrungen erweitern, erweitern Sie Ihre Lebenswelt. Und indem Sie Ihre Lebenswelt erweitern, verlieren Ihre kleinen Ängste und Sorgen an Bedeutung.

Selbst wenn der Umweg nur eine halbe Stunde ausmacht, ist das eine einfache und billige Möglichkeit, aus der Tretmühle auszusteigen. Und das wiederum ist ein sicherer Weg, dem Alltagsstreß zu entkommen.

Meditation (Die Calm-Technique)

Die folgende Methode besitzt so machtvolle Wirkung, daß ich ein ganzes Buch darüber geschrieben habe. Es heißt, wie bereits erwähnt, *The Calm Technique*. In diesem Buch geht es unter anderem darum, in einer unruhigen Welt einen sicheren Weg zu Frieden und Harmonie zu finden.

Die *Calm-Technique* ist eine einfache Übung, die jeder lernen und anwenden kann.

Ohne daß Sie sich groß anstrengen müssen, werden Sie einen Weg entdecken, der es Ihnen ermöglicht, positiver, kreativer, lebendiger, toleranter, belastbarer... und natürlich ruhiger zu werden.

Wenn Sie regelmäßig üben, wird sich Ihr Leben verändern. Soviel ist sicher.

Die *Calm-Technique* ist, wenn man so will, eine Meditation. Aber man muß dazu keiner bestimmten Religion oder Glaubensrichtung angehören, und sie wird auch nicht von einer bestimmten Philosophie oder einem bestimmten Lebensstil vereinnahmt.

Was ist denn nun Meditation?

Es gibt Hunderte von Definitionen, von denen ich die meisten entweder gekünstelt oder plump finde.

Kurz gesagt, ist es der Vorgang der inneren Einkehr – bei dem man das bewußte Denken zeitweilig einstellt –, so daß man nur noch «ist». Von Buddha sagt man, er habe gelehrt: «Meditiere nicht, sei in Meditation.»

Während der Meditation existiert man allein im Augenblick: Nichts kann Sie ablenken, kein Grübeln über die Vergangenheit, keine Sorgen um die Zukunft; Ihr Geist und Ihre Emotionen ruhen. Viele Menschen glauben, dieser Zustand sei der vollkommenste, den das Bewußtsein erreichen könne.

Die körperlichen Auswirkungen

Meditation ist keine «Erfahrung» im üblichen Sinn. Es ist einfach nur «Sein», vielleicht sogar ohne daß man sich dieses Zustands bewußt wird. Und obwohl sie selbst kaum spürbar ist, zieht sie eine Reihe deutlicher und einzigartiger körperlicher Veränderungen nach sich.

Während der Meditation findet eine dramatische Veränderung im Hirnstrommuster statt. Die langsamen Alphawellen nehmen zu, die normalerweise nur vorkommen, wenn jemand hellwach und entspannt ist. Doch zur selben Zeit sind eindeutig auch Deltawellen vorhanden, die sonst nur im Tiefschlaf auftreten. *Das heißt, die Gehirnströme zeigen gleichzeitig einen hellwachen und zutiefst entspannten Bewußtseinszustand an.* Um das Paradoxon voll zu machen, gibt es während der Meditation keine schnellen Augenbewegungen (*rapid eye movement* = REM), die im Schlaf in den Traumphasen beobachtet werden.

Für unseren Zusammenhang wichtiger sind die Auswirkungen, die Meditation auf den Stoffwechsel hat. Der Sauerstoffverbrauch sinkt weiter ab als im Tiefschlaf. Herzschlag und Blutdruck nehmen schon beinahe dramatisch ab. Der Laktatspiegel im Blut (der bei Streß ansteigt) sinkt um bis zu fünfzig Prozent, und das viermal schneller als in einem Zustand tiefer Entspannung.

Die einzigartigen physiologischen Zustände sind das genaue Gegenteil von denen, die Sie in Augenblicken von Streß und innerer Unruhe erleben.

Aus diesem Grund ruft Meditation ein so tiefgreifendes Gefühl von Frieden, Harmonie und Wohlbefinden hervor.

Wie wird's gemacht?

Der Unterschied zu anderen tranceähnlichen Zuständen, die Ihnen vertraut sind (wie Dauerlauf, lange Autofahrten, einen Schal stricken, der Brandung lauschen), ist gar nicht so sehr groß.

Willentlich kann man diesen Zustand ganz einfach durch Fokussieren herbeiführen – man richtet die Aufmerksamkeit so auf eine Sache, daß alles andere ausgeblendet wird.

Bei einigen Meditationstechniken konzentriert man sich auf einen Gegenstand oder eine komplizierte Bewegungsfolge (wie im Tai Chi). Weil es wesentlich einfacher ist, konzentrieren wir uns bei der *Calm-Technique* auf einen Klang.

Der Klang kann ganz nach Belieben gewählt werden. Ich schlage vor, den Klang der eigenen Stimme zu nehmen, die ein einzelnes Wort – irgendein Wort – immer und immer wiederholt. Am besten eignen sich einsilbige, wohlklingende Wörter, wie zum Beispiel «Gong», «nahm» oder das berühmte «Om».

> *Es gibt viele Meditationsrichtungen, die behaupten, besser zu sein als die anderen, weil sie ein bestimmtes Sinnesorgan für die Fokussierung ansprechen – mit einem Klang, einem (existierenden oder vorgestellten) Gegenstand, über die Atmung, eine Idee, körperliche Übungen. Das ist Unsinn. Jeder Mensch bevorzugt normalerweise eine «Modalität» – sehen, hören, tasten, denken –, das heißt, eine Meditationstechnik, die «seine» Modalität anspricht, wird ihm besser vorkommen. Jedoch hat jeder von uns die Fähigkeit, alle Sinne zu nutzen. Deshalb müßten die verschiedenen Meditationsformen, theoretisch, alle gleich gut funktionieren.*

Sagen Sie dieses eine Wort (im Geiste) immer und immer wieder, etwa zwanzig bis dreißig Minuten lang. Das ist alles, was Sie tun müssen. Wenn Ihre Aufmerksamkeit abgleitet – was sicher geschieht –, lenken Sie sie einfach wieder zurück zu Ihrem gewählten Wort, sobald Sie es bemerken.

Diese Meditationstechnik wird für Sie arbeiten, solange Sie folgende vier Punkte berücksichtigen:

- Es ist so einfach, wie es aussieht.
- An dem Erlebnis selbst muß nichts Besonderes sein.
- Es handelt sich weder um einen Test für die Konzentration noch für die Willensstärke.
- Wer unvoreingenommen an die Sache herangeht, findet in der Meditation fast immer eine Lösung für sein Problem.

Meditation (Die Calm-Technique)

- Sorgen Sie für Ruhe und Entspannung: gedämpftes Licht, bequeme Kleidung, angenehme Temperatur.
- Beginnen Sie mit der Power-Atmung; praktizieren Sie sie eine Minute lang. Schließen Sie Ihre Augen, lauschen Sie Ihrem Atem.
- Sagen Sie leise das Wort, das Sie sich ausgesucht haben. Lauschen Sie dem Klang Ihrer Stimme. Finden Sie einen Rhythmus, der Ihnen angenehm ist, und wiederholen Sie das Wort immer und immer wieder.
- Nun hören Sie es sich sagen, ohne daß Sie einen Laut von sich geben. Hören Sie, wie das Wort aus dem Inneren Ihres Kopfes kommt, von einer Stelle direkt hinter den Augen.
- Lassen Sie das Wort innerlich wieder und wieder erklingen, für mindestens zwanzig Minuten. Wenn Sie abschweifen, führen Sie sich sanft wieder zurück zu Ihrem Wort. Zwingen Sie sich nicht. Machen Sie sich keine Gedanken, wenn es nicht richtig klappt. Das spielt keine Rolle.
- Nach etwa zwanzig Minuten bringen Sie Ihre Aufmerksamkeit allmählich zurück in die Gegenwart. Bleiben Sie sitzen, und warten Sie noch ein paar Minuten, bis Sie wieder etwas wacher und munterer geworden sind.

Über den Autor

Das Leben von *Paul Wilson* spielt sich in mehreren streßbelasteten Bereichen ab: Er ist Leiter einer Werbeagentur in Sydney, Unternehmensberater für einige der größten australischen Konzerne, Vater dreier Kinder und Direktor einer Klinik mit internationalem Ruf.

Sein eigenes streßreiches Leben war Anlaß für Paul Wilson, das Geheimnis der Ruhe zu ergründen. Sein erstes Buch *The Calm Technique – meditation without magic or mysticism* zählt in den anglo-amerikanischen Ländern inzwischen zu den einflußreichsten Büchern dieses Genres. Seine unverkrampfte Art, sich diesem Thema zu nähern, machte ihn zu einem gefragten Referenten in Managerseminaren und Selbsthilfekreisen. Außerdem schrieb Paul Wilson zwei Novellen.